老年健康评估
与康复护理常规

主编 曹 英 曾小红 胡 伟

科学出版社

北 京

内 容 简 介

本书分为两篇，涵盖了老年疾病诊疗护理的关键内容。第一篇为老年健康评估，内容包括概述、老年人躯体功能健康评估、老年人精神心理状态评估、老年人社会健康评估及老年康复评估等；第二篇为老年专科护理与康复护理常规，介绍了老年常见症状护理常规、老年常见疾病护理常规、老年康复护理常规等。本书将老年临床护理行为规范与新技术、新理念有机结合，融入护理评估、护理关键点、护理措施及健康指导各环节，加强临床护士诊疗技术的规范化和标准化，实用性强。

本书可供临床护理人员参考，也可作为老年护理规范化培训用书。

图书在版编目（CIP）数据

老年健康评估与康复护理常规 / 曹英, 曾小红, 胡伟主编. -- 北京：科学出版社, 2025.3. -- ISBN 978-7-03-081510-1

Ⅰ.R161.7；R473

中国国家版本馆CIP数据核字第2025DA1122号

责任编辑：高玉婷 / 责任校对：张　娟
责任印制：师艳茹 / 封面设计：龙　岩

科 学 出 版 社 出版

北京东黄城根北街 16 号
邮政编码：100717
http://www.sciencep.com

三河市春园印刷有限公司印刷
科学出版社发行　各地新华书店经销

*

2025 年 3 月第 一 版　开本：787×1092　1/16
2025 年 3 月第一次印刷　印张：14 1/4
字数：338 000

定价：110.00 元
（如有印装质量问题，我社负责调换）

编者名单

主　编　曹　英　曾小红　胡　伟
副主编　张庚华　张　琪　李　雪　何晓华　甘　娜　万艳娜
编　者（按姓氏汉语拼音排序）

曹　英	南昌大学第一附属医院
曹祖光	南昌大学第一附属医院
陈　娅	上海交通大学医学院附属第九人民医院
陈欣欣	哈尔滨医科大学附属第二医院
陈蔚臣	南昌大学第一附属医院
崔馨元	哈尔滨医科大学附属第二医院
窦　瑛	广西医科大学第一附属医院
付　玲	北京大学人民医院
付云霞	南昌大学第一附属医院
甘　娜	南昌大学第一附属医院
何　许	哈尔滨医科大学附属第一医院
何晓华	南昌大学第一附属医院
胡　伟	南昌大学第一附属医院
黄红芳	广西医科大学第一附属医院
李　雪	重庆医科大学附属第三医院
李三云	南昌大学第一附属医院
李素兰	郑州大学第一附属医院
李伟航	哈尔滨医科大学附属肿瘤医院
李玉梅	中国医学科学院北京协和医院
李子怡	南昌大学护理学院
梁俊丽	广西医科大学第一附属医院
刘　昕	哈尔滨医科大学附属第二医院
刘咸英	安徽医科大学第一附属医院
隆海红	北京大学人民医院
马秀秀	南昌大学护理学院

彭会珍　河南省人民医院

秦　楠　郑州大学第一附属医院

尚　健　天津医科大学总医院

孙小红　安徽医科大学第一附属医院

谭宇添　中国医学科学院北京协和医院

唐　慧　中南大学湘雅医院

万晓芳　鹰潭市人民医院

万艳娜　南昌大学第一附属医院

汪　慧　南昌大学护理学院

王冬梅　海军军医大学第二附属医院

王送琴　南昌大学第一附属医院

王晓霞　安徽医科大学第一附属医院

温细平　赣州市石城县人民医院

吴燕燕　海军军医大学第二附属医院

肖书萍　华中科技大学同济医学院附属协和医院

熊丹丹　南昌大学第一附属医院

熊娟娟　南昌大学第一附属医院

杨　璨　南昌大学第一附属医院

杨　艺　南昌大学第一附属医院

曾小红　南昌大学第一附属医院

张　璨　南昌大学护理学院

张　琪　南昌大学第一附属医院

张庚华　南昌大学第一附属医院

张洪芝　中国医学科学院北京协和医院

赵　雷　昆明医科大学第一附属医院

赵　丽　中国医科大学附属第一医院

朱江珍　南昌大学第一附属医院

随着全球人口老龄化进程的加速，老年群体的规模日益庞大，其健康与福祉已成为社会关注的焦点。老年群体不仅要承受身体上的病痛，还要应对心理上的落差与孤独，老年健康问题因此变得日益复杂多样。近年来，国务院印发的《"十四五"国家老龄事业发展和养老服务体系规划》中，明确指出了需完善老年人健康支撑体系的重要性，特别强调了加强老年人健康教育与预防保健的紧迫性。

老年人常呈现出多病共存，且认知、运动及感官等功能下降，营养、心理等方面的健康问题也日益凸显。专业的老年护理康复犹如黑暗中的明灯，为他们照亮恢复健康、回归生活的道路。《老年健康评估与康复护理常规》系统阐述了老年人健康评估的内容、方法及常见病护理等，通过标准化的评估指标体系和护理干预，多维度地掌握老年人的身体、心理、社会功能及生活质量等方面的状况，有助于提升护理照顾的安全性和统一性。此外，该书还深入探讨了老年人常见疾病及症状的护理策略，以及老年人康复护理常规，全面而详尽地介绍了各类老年疾病的专科护理要点、观察重点及指导原则。旨在引导护理人员在临床实践中实现护理工作的规范化与标准化，为老年人提供更加优质的、贴心的护理。

该书编撰团队由长期深耕老年护理领域的资深专家组成，基于临床实践中遇到的护理问题，旨在为规范老年护理人员的工作提供参考依据。该书汇聚了国内各大医院在老年护理领域的新技术、临床实践经验及科研成果，在编写过程中，始终遵循"三基五性"的原则，即强调基础理论、基本知识和基本技能的传授，同时注重科学性、先进性、适用性、创新性和规范性的统一，力求将理论与实践紧密结合，实现两者的深度融合与创新。

希望通过这本书，能够唤起社会各界对老年护理康复事业更多的关注与支持，让更多的人认识到这一领域的意义与价值。也期待无论是初入行业的护理新人，还是经验丰富的从业者，都能从该书中汲取新的知识和灵感，并将这些知识转化为实际行动，为身边的老年人送去关爱与帮助，共同为他们构筑一个充满尊严与温暖的晚年生活环境。

李春燕

中华护理学会副理事长

前　言

在全球人口老龄化的背景下，老年人健康问题已逐步上升为国家战略需求。随着增龄老化，身体功能衰退，导致多系统多器官疾病发生，从而出现多病共存，多重功能障碍等状况。随之而来的功能残疾的老年人不断增加，老年健康评估与康复护理在临床和养老机构中的作用将变得越来越重要。

老年健康评估作为全面了解老年人健康状态的重要手段，对于制订个性化护理方案具有关键意义。而康复护理旨在通过科学的方法，最大限度地恢复老年人的日常生活能力，并贯穿于其整个生命周期的关怀与支持之中，能够有效减缓疾病进展，提高生活质量。

《老年健康评估与康复护理常规》分为两篇：第一篇聚焦于老年健康评估，涵盖了概述、老年人躯体功能健康评估、老年人精神心理状态评估、老年人社会健康评估及老年康复评估多个护理常规领域；第二篇转向为老年专科护理与康复护理常规，详细介绍了老年常见症状护理常规、老年常见疾病护理常规及老年康复护理常规。在本书的编写过程中，汇聚了国内老年护理、康复护理等多个领域的权威专家，共同梳理并提炼了老年健康评估与康复护理领域的最新研究成果与实践经验。本书内容翔实、全面，既涵盖了老年健康评估的基本原则、常用工具及评估流程，也针对各类老年常见疾病提出了具体、可行的康复护理措施。

在此，我们衷心感谢每一位参与本书编写的护理专家及护理骨干，是你们的辛勤付出和无私奉献，为本书的顺利出版奠定了坚实的基础。同时，我们也要向所有参考、引用及借鉴的文献资料作者致以诚挚的谢意！

本书虽然在筹备编写前经过几次讨论、修订和多方面审核，但由于各地区老年护理与康复护理管理经验及知识层面的差异，书中难免存在疏漏、欠缺及不妥之处。因此，我们恳请广大临床护理工作者在应用本书时能够不吝赐教，提出宝贵的批评与建议，以便我们不断完善与提升本书的质量与水平。我们期待与各位同仁携手共进，共同推动老年护理事业的蓬勃发展！

南昌大学第一附属医院

曹　英　曾小红　胡　伟

目 录

第一篇　老年健康评估

第二篇　老年专科护理与康复护理常规

第一篇

老年健康评估

第1章 概　述

随着社会经济的不断发展及公共卫生和医疗技术水平的不断提高，人类的预期寿命不断增加，人口老龄化已成为世界各国面临的重要问题。根据 2020 年第七次全国人口普查结果显示，我国现有超过 14.1 亿的总人口，60 岁及以上的老年人口占总人口的 18.70%（其中 65 岁及以上的老年人占 13.50%），表明我国已进入老龄化社会。人口老龄化带来的问题日益凸显，老年人常见问题日益增多，慢性疾病的发病率明显上升，对老年护理需求也不断增加。同时，随着年龄的增长，老年人会出现各种不同的机体功能衰退，老年人在身体、心理和社会支持等方面对家庭的依赖性增加。积极健康老龄化是全球应对人口老龄化的共识，对老年健康状态进行全面、综合、有效的评估，能早期识别老年人高风险因素，给予干预，做好老年人健康管理。因此，健康评估已成为老年护理的重要组成部分。

健康评估（health assessment）是系统地收集和分析护理对象的健康资料，以明确其健康状况、所存在的健康问题及其可能的原因，明确其护理需要，进而做出护理诊断的过程。健康评估是实施整体护理的基础和保证，是护士执行护理程序所必备的能力。护理人员在护理实践中与相关理论知识紧密结合，通过对老年人进行健康评估，确认老年患者对健康问题的生理、心理及社会等方面的反应，从而获得老年人全面、客观的评估资料，掌握老年人的健康状况及功能状态，制订个体化的护理计划，促进老年人身心健康，改善生活质量。

第一节　老年健康评估对象

老年健康综合评估的对象适用于所有 60 岁及以上老年人，包括住院老年患者、门诊老年患者、居家老年人、护理之家或疗养院的老年人等。

1. 存在伴有老年健康风险的人群　①患有多病共存或多重用药的 60 岁及以上的老年人；②已经存在老年功能下降或潜在老年功能下降的老年人；③具有跌倒、痴呆、尿失禁、晕厥、谵妄、抑郁症、慢性疼痛、睡眠障碍和帕金森综合征等常见老年综合征的老年人；④存在压疮、便秘、营养不良、运动功能障碍或肢体残疾等常见老年照护问题的患者；⑤存在不良生活方式风险或疾病风险的老年人等。

2. 功能状态接近老年人　趋于正常功能状态的老年人，在面临巨大健康风险（如感染、心脑血管疾病、肿瘤、手术等）时，及时、准确的评估显得尤为重要。

第二节　老年健康评估内容

老年综合评估（comprehensive geriatric assessment，CGA）又称"老年健康综合评估"，是采用多学科方法评估老年人的身体健康、功能状态、心理健康和社会环境状况等，并据此制订和启动以保护老年人健康和功能状态为目的的治疗计划，最大限度地提高老年人的生活质量。老年综合评估作为筛查老年综合征的核心手段，目前已成为从事老年医学相关专业人士必备技能之一，是老年综合征的临床识别和多学科多模式联合管理的基石。完整的老年综合评估内容涵盖一般情况、躯体功能状态、营养不良、认知功能、谵妄、老年抑郁、老年衰弱、肌少症、疼痛、共病、多重用药、睡眠障碍、视力障碍、听力障碍、口腔问题、尿失禁、压力性损伤、社会支持和居家环境问题等。

1. **一般情况**　是老年综合评估不可缺少的依据，包括性别、年龄、身高、体重、文化程度、职业、家庭类型等。

2. **躯体功能状态**　包括日常生活活动能力、平衡和步态、跌倒风险的评估。

3. **营养不良**　老年人营养不良是影响老年患者结局的主要负面因素之一，采用营养风险筛查2002（NRS-2002）或微型营养评定简表（MNA-SF）进行评估。

4. **认知功能**　早期识别老年人认知功能障碍，给予积极干预，延缓痴呆进展，首选简易智力状态检查量表（MMSE）进行评估。

5. **老年衰弱**　衰弱的老年人会出现无意识或不自觉的体重下降、疲劳、握力减低、行走速度减慢、身体活动能力降低等。

6. **肌少症**　表现为骨骼肌肌量减少、肌力下降和骨骼肌功能减弱，从而导致机体功能减弱和生活质量下降。

7. **共病**　老年人同时存在两种及以上慢性疾病。

8. **精神症状评估**　①谵妄是老年人常见的严重疾病之一，由多种因素引起的急性的可逆性的脑器质性疾病综合征，会引起一系列不良临床事件，如认知功能下降、住院时间延长等；②老年抑郁会影响老年人身体健康，导致老年人身体虚弱，增加意外事故风险；③睡眠障碍表现为入睡困难，觉醒次数增多，严重影响老年人生活质量。

9. **其他症状评估**　①疼痛是老年人常见症状之一，是一种与组织损伤或潜在损伤相关的、不愉快的主观感觉和情感体验；②压力性损伤是长期卧床患者的常见症状，严重影响生活质量，导致感染，危及生命。

10. **感官功能症状评估**　①视力评估；②听力评估；③口腔评估等。

第三节　老年健康评估方法

老年健康评估的方法有以下几种：

1. **访谈法**　医务人员运用有效的沟通技巧，通过与老年人、家属、照护者面对面交谈，获取老年人的健康情况。

2. **观察法**　医务人员通过视、触、叩、听等，来观察老年人的身体状况、体征、精神状态、心理反应等，及时发现潜在的健康问题。

3.体格检查　医务人员通过视、触、叩、听等体格检查方式，对老年人进行全面检查。

4.量表评定法　采用标准化的量表或问卷检测老年人的身心状况。

第四节　老年健康评估原则

1.评估以老年人为中心，本着尊重老年人的原则　评估过程中使用的指导用语、评估时间、地点均应考虑老年人的需求。

2.评估以客观、准确为原则　评估者应具有认真、客观的态度，应对老年人认知、语言表达、情绪及周围环境有所了解，做到心中有数，避免评估内容与老年人实际情况不符。评估过程中，发现不明确的问题，应反复询问并仔细观察确认。

3.动态评估原则　入院、出院评估；病情变化及功能状态改变应评估；手术后应评估；生活环境发生重大改变应评估。

4.遵循个体差异原则　老年人随着年龄的增长，出现疾病非典型的临床症状，其症状、体征不明显，因此要根据老年人实际情况进行评估。

第五节　老年健康评估注意事项

1.提供适宜的环境　老年人基础代谢下降，感觉功能下降，血流缓慢，体温调节功能降低，畏寒，耐力差，皮肤干燥，视力和听力下降。所以，在评估过程中要注意保温，室内以温度 18 ～ 26℃、湿度 40% ～ 60% 为宜。环境安静、安全，光线柔和、适度，必要时应在私密的环境下进行。

2.合理安排评估时间　老年人由于年龄增长，感官功能逐渐减退，表现为反应较慢、行动迟缓、思维能力下降、容易感到疲乏等，因此在评估过程中耗费的时间较长。医务人员应根据老年人的精神状态、配合程度，合理安排评估时间，确保评估的准确性和有效性。

3.注重老年人的主观感觉　随着年龄的增长，老年人机体会出现退行性的生理性或病理性变化，通常在多数老年人身上同时存在，相互影响，有时难以严格区分，使老年人主观感受增强。因此，在健康评估采集病史过程中应注意老年人的主观感受，学会辨别生理性与病理性的健康问题。

4.重视功能状态的评估　老年人是慢性疾病的高发人群，常伴有多病共存，老年人的健康状态多由功能状态的评估来反映。

5.充分运用沟通技巧　与老年人沟通过程中，可使用语言或非语言进行沟通。一些老年人由于视力、听力等感觉功能下降，智力和思维能力改变，记忆力，尤其是近期记忆明显下降，反应速度减慢，在限定的时间内接受新知识和新事物的能力较年轻人差。因此，在采集病史资料时，医务人员需采用简单明了、通俗易懂的语言与老年人交流，应注意语速减慢、语音清晰，并可运用肢体语言如手势、写字等方式与老年人进行沟通，收集健康资料。

6.保证评估的客观性、准确性、真实性　对老年人健康评估应在全面收集资料的基础上，坚持实事求是的原则，进行客观准确的分析，切不可主观臆断引起评估结果偏差。

第2章 老年人躯体功能健康评估

第一节 日常生活能力评估

日常生活活动能力（activities of daily living，ADL）是指老年人维持生活自理所需的活动能力，是国内外衡量老年人躯体功能状况的重要指标，在一定程度上决定了老年人的生活质量、社会功能及所需要的生活照护水平。老年人独立生活所需要完成的日常活动一般分为基础性日常生活自理能力、工具性日常生活自理能力及高级日常生活能力三个层次。据统计，我国60岁以上老年人ADL受损率为34%。ADL受损不仅给老年人自身带来身体和精神上的痛苦，也给家庭和社会带来极大的照料负担。

一、基本知识

1. **基础性日常生活自理能力**（basic activities of daily living，BADL） 是指人基本的自身照顾能力，包括维持基本生活需要的自我照顾能力和最基本的自理能力，如更衣、进食、修饰、如厕、洗澡和大小便等自理活动和转移、行走、上下楼梯等身体活动。BADL是反映老年人生活质量最基本的指标之一，如果此层次的功能状态下降，将影响老年人基本生活的满足，需要外界提供持续的、及时的服务支持。

2. **工具性日常生活自理能力**（instrumental activities of daily living，IADL） 是指老年人在家中或寓所内进行自我护理活动的能力，包括购物、家庭清洁和整理、使用电话、付账单、做饭、洗衣、旅游等，这一层次的功能提示老年人是否能独立生活并具备良好的社会适应能力。IADL评定反映较精细的功能，是在BADL的基础上发展起来的体现人的社会属性的一系列活动。

3. **高级日常生活能力**（advanced activities of daily living，AADL） 可反映老年人的智能能动性和社会角色功能，包括主动参加社交、娱乐、职业活动等。随着老年期生理变化及疾病的困扰，这种能力可能会逐渐丧失。AADL的丧失比BADL和IADL的缺失出现得早，一旦出现，将预示着更严重的功能下降，需要做进一步的功能性评估。

二、评估要点

1. **病史收集** 包括了解患者的既往史、家族史、用药史等，了解躯体原发疾病或药物不良反应对日常功能的影响。

2. **临床观察** 包括患者外表、行为、语言、情绪状态、面部表情、姿势、步态等。

3. **神经系统检查** 包括检查神经系统的运动功能、感觉功能、平衡功能等，如检查瞳孔对光反射、肌力、肌张力、反射弧等。

4.心理评估 包括患者的心理状态和情绪，如焦虑、抑郁等，此类因素可能会影响患者认知功能和个人应对能力。

5.影像学检查 包括 X 线、CT 或 MRI 等影像学检查，用于排除骨骼结构性病变或颅内损伤等病因。

6.血液检查 包括常规血液检查、生化指标检查等，用于排除其他疾病对认知功能的影响。

三、评估措施

1.BADL 的评估 目前最常使用的 BADL 评估工具主要包括 Katz 指数、Barthel 指数等。

（1）Katz 指数（Katz index，KI）：由 Katz 在 1963 年提出，是目前应用最广泛的功能评价指数，包括洗澡、穿着、如厕、转移、大小便控制和进食。将患者的这些活动能力分为 A ～ G 共七级，评分越高表示日常生活活动能力越好。Katz 指数因操作简单、标准单一且便于施测，在国际上得到了广泛的认可和使用。

（2）Barthel 指数（Barthel index，BI）：是美国物理治疗师 Barthel 和 Mahoney 于 1965 年首次研制，包括进食、洗涤、修饰、穿衣、控制大便、控制小便、如厕、转移、步行和上下楼梯，评定简单、可信度高，是目前临床应用最广、研究最多的一种 ADL 评定方法。该量表的总分为 100 分，得分越高，说明老年人独立性越好，依赖性越小。

2.IADL 的评估 Lawton 功能性日常生活能力量表由美国的 Lawton 和 Brody 于 1969 年制定，用于评估社区独立生活所需的较高级技能，包括使用电话、购物、备餐、整理家务、洗衣、乘坐交通工具、服药及理财八个条目，得分越高，独立性越好，依赖性越小。

3.AADL 的评估 AADL 因人而异，其测评项目多且包含在其他量表内，暂无针对性较高的量表可用，可通过了解老年人一天的活动安排知晓其大致情况。

四、相关护理诊断／问题

1.自理能力缺陷 与体力或耐力下降有关。

2.躯体移动障碍 与医疗限制或长期卧床有关。

3.社交障碍 与患者疾病引起肢体活动不便有关。

4.活动无耐力 与躯体功能障碍或长期卧床有关。

5.焦虑 与躯体功能缺陷有关。

6.有废用综合征的危险 与无力活动或缺乏正确训练有关。

第二节 平衡与步态评估

步态（gait）是指人类步行的行为特征，正常步态需要中枢神经系统、周围神经系统及骨骼肌肉系统等多个系统的共同协调与配合，具有周期性、稳定性、协调性的特点。当老年人神经系统、骨骼、关节及肌肉病变时会形成异常步态。平衡能力指人体在静止或动态状态下，通过感觉输入系统（视觉、前庭觉和本体感觉）、中枢神经系统，以及肌肉骨骼系统的协同工作，将身体重心维持在支撑面内，以保持某种姿势稳定，或在运动、受到外力作用时自动调整并维持自身稳定的能力，是人体重要的生理功能，更是维持人们完成坐、立、行的基础，对于人类的生命活动有着十分重要的意义。老年人身体的各项功能逐渐衰退，活动能力下降，严重者可出现步态与平衡障碍，易导致跌倒、脑部损伤等意外事件。

一、基本知识

1. **静态平衡**　即一级平衡，是指老年人在不需要帮助的情况下能维持所要求的体位（坐位或立位）。

2. **自动态平衡**　即二级平衡，是指人体在运动过程中调整和控制身体姿势稳定性的能力。自动态平衡从另一个角度反映了人体随意运动控制的水平。人体坐位或立位进行各种作业活动、站起和坐下、行走等动作都需要具备动态平衡能力。

3. **他动平衡**　即三级平衡，也称反应性平衡，是指当身体受到外力干扰而使平衡受到威胁时，人体做出保护性调整以维持或建立新的平衡，如保护性伸展反应、迈步反应等。

4. **偏瘫步态**　多见于各种原因所致的脑损伤，行走时患侧腿摆动向前迈步时下肢由外侧回旋向前，故又称划圈步态。

5. **截瘫步态**　多见于脊髓损伤、痉挛性截瘫患者，双下肢因肌张力高而始终保持伸直，行走时出现剪刀步，甚至足着地时伴有踝痉挛，而使行走更感困难，又称交叉步或剪刀步。

6. **脑瘫步态**　见于脑性瘫痪，由于髋内收肌痉挛，导致行走过程中两膝常互相摩擦，步态不稳，呈剪刀步或交叉步。

7. **蹒跚步态**　见于小脑损伤导致的共济失调，行走时摇晃不稳，不能走直线，状如醉汉。

8. **慌张步态**　见于帕金森病或基底节病变，行走时上肢缺乏摆动动作，步幅短小，并出现阵发性加速，不能随意停止或转向，称慌张步态或前冲步态。

9. **醉酒步态**　多见于小脑疾病、内耳眩晕症、酒精或巴比妥类中毒，行走时躯干重心不稳，步态紊乱，身体摇晃和前后倾斜，似欲失去平衡而跌倒，不能通过视觉纠正，如醉酒状。

二、评估要点

1. **病史收集**　包括了解患者的既往病史、家族史、用药史等，以及患者对目前异常步态或平衡失调症状的描述和持续时间。

2. **临床观察**　嘱老年人先以其习惯的步行姿态及速度来回步行数次，观察其步行时全身姿势是否协调、下肢各关节的姿态及动幅是否正常、速度及步幅是否匀称、上肢摆动是否自然。然后再嘱老年人做快速及慢速步行、坐下、站起、缓慢踏步或单足站立、闭眼站立等动作。对于步态不稳的老年人，评估人员或照护人员需随时应对老年人因失衡而致跌倒的风险。

3. **体格检查**　包括检查神经系统的运动功能、感觉功能、前庭功能、脑神经功能等，如肢体围度、各肌群肌力及肌张力评估、关节活动度评估、下肢长度测定及脊柱与骨盆的形态评估等。

4. 心理评估 包括患者的心理状态和情绪，如焦虑、抑郁等，此类因素可能会影响患者认知功能。

5. 仪器测量 精确测量人体重心位置、移动面积和形态，描绘和分析静立时重心在水平面连续变化的轨迹，以此来测定老年人的静态平衡能力；采用足印测量法测定步行参数，同时记录步频、步速、步幅、步宽和足偏角等参数。

6. 影像学检查 包括颅脑 CT 或 MRI 等影像学检查，用于排除颅内结构性病变或中枢神经系统病变。

7. 血液检查 包括常规血液检查、生化指标检查等，用于排除其他疾病对认知功能的影响。

三、评估措施

1. 步态的评估

（1）动态步态指数（dynamic gait index，DGI）：由 Shumway-Cook 等研制，用于评估 60 岁以上老年人调整步态变化的能力及跌倒风险。该量表包括正常步态、改变步行速度步态、水平转头步态、垂直转头步态、旋转头部步态、避让障碍物步态、跨行障碍步态及上下台阶步态 8 个项目。每个项目得分 0 ~ 3 分，满分 24 分，得分越高表示老年人平衡及步行能力越好，分数低于 19 分提示有跌倒风险。

（2）功能性步态评价（functional gait assessment，FGA）：因 DGI 在预测前庭功能障碍的老年人跌倒风险时存在天花板效应，使其应用受到一定限制。为扩大应用范围，Wrisley 等于 2004 年在 DGI 基础上进行修订和完善，形成了 FGA。FGA 保留了 DGI 中的正常步态、改变步行速度步态、水平转头步态、垂直转头步态、旋转头部步态、跨行障碍物步态和上下台阶步态 7 个项目，新增了狭窄支撑面步行、闭眼行走、向后退 3 个项目，共 10 项内容，每个项目得分 0 ~ 3 分，总分 30 分，分数越高表示老年人平衡及步行能力越好。该量表简便、具有较好的信效度，应用时无天花板效应，适用于社区、养老机构老年人群步态与平衡功能的评定，且可用于前庭功能障碍患者跌倒风险的预测。

2. 平衡能力的评估

（1）Berg 平衡量表（Berg balance scale，BBS）：由 Berg 等于 1989 年研制，量表原本包含 38 个项目，金冬梅等将其汉化并进行信度检验，最终共筛选出由坐到站、独立站立、独立坐、由站到坐、床椅转移、闭眼站立、双足并拢站立、站立位上肢前伸、站立位从地上拾物、转身向后看、转身一周、双足交替踏台阶、双足前后站立及单腿站立 14 个评定项目，每个项目得分 0 ~ 4 分，得分越高表示机体平衡功能越好。该量表应用广泛，可用于评估社区老年人、住院老年患者及帕金森病患者的平衡功能，具有较好的信效度，此外该量表能有效预测跌倒风险。

（2）简易平衡评价系统测试（mini-balance evaluation systems test，mini-BES Test）：平衡评价系统测试（Balance Evaluation Systems Test，BESTest）由 Horak 等于 2009 年研制，包括 6 部分共 36 个条目。由于 BESTest 条目较多，使用时较为烦琐、复杂。为简化其条目、

缩短测试时间，Franchignoni 等于 2010 年提出 mini-BESTest，涵盖预订姿势调整、姿势反应、方位觉和步态稳定 4 个维度，包括坐 - 站测试、踝背屈、单足站立、向前迈步反应、向后迈步反应、侧方迈步反应、睁眼双足站立、闭眼双足站立、闭眼斜坡站立、变速走、行走时转头、行走时转身、跨越障碍及 3m 步行测试 14 个条目，每个条目 0 ~ 2 分，总分 28 分。该测试系统简便、准确性高，可用于评估老年人平衡功能及预测跌倒发生的可能性，且不存在天花板效应，在我国应用较为广泛。

3. 步态与平衡的综合评估　Tinetti 平衡与步态量表（Tinetti performance oriented mobility assessment，Tinetti POMA）：该量表由 Tinetti 于 1986 年研制而成，包括平衡测试和步态测试两部分，平衡测试部分有 10 个条目，总分 16 分；步态测试部分有 8 个条目，总分 12 分。Cobbs 等于 1999 年对此量表进行改良，改良后平衡测试部分有 9 个条目，总分 16 分；步态测试部分有 7 个条目，总分 12 分，量表满分仍为 28 分。得分越高，表示机体平衡及步行能力越好。

四、相关护理诊断／问题

1. 躯体活动障碍　与患者疾病引起肌张力增高、步态不稳有关。
2. 自理能力缺陷　与患者肢体僵硬、自理能力下降有关。
3. 有跌倒坠床的风险　与患者疾病所致运动障碍有关。
4. 有外伤的风险　与患者疾病引起肢体活动不便有关。
5. 社交障碍　与患者疾病引起肢体活动不便有关。
6. 自尊紊乱　与患者自身步态姿势异常和生活依赖他人有关。

第三节　跌倒风险评估

跌倒（fall）是指个体突发的、不自主的、非故意的体位改变，倒在地上或者更低的平面上，但不包括由于瘫痪、癫痫发作或外界暴力作用引起的跌倒。跌倒是导致全球意外伤害死亡的第二大原因，我国中老年跌倒发生率为 13.5% ~ 34.9%，已成为重要的护理安全不良事件问题，严重危害老年患者的健康。老年人群跌倒由多种因素相互作用导致，涉及生理、心理、环境、社会等各个方面。

一、基本知识

1. 机会性发现跌倒风险是指医护工作者在提供日常医疗保健服务时主动询问老年人跌倒情况或在有条件情况下查询电子健康记录了解老年人的跌倒情况。

2. 跌倒相关诊疗风险是指老年人因跌倒或跌倒损伤就医而被医护工作者识别风险。

3. 跌倒伤害是指住院患者跌倒后造成不同程度的伤害甚至死亡。轻度（严重程度 1 级）指住院患者跌倒导致青肿、擦伤、疼痛，需要冰敷、包扎、伤口清洁、肢体抬高、局部用药等。中度（严重程度 2 级）指住院患者跌倒导致肌肉或关节损伤，需要缝合、使用皮肤胶、夹板固定等。重度（严重程度 3 级）指住院患者跌倒导致骨折、神经或内部损伤，需要手术、石膏、牵引等。跌倒死亡指住院患者因跌倒受伤而死亡，而不是由于引起跌倒的生理事件本身而致死。

二、评估要点

1. **病史收集** 包括了解患者的既往病史、家族史、用药史等，对所有跌倒的老年患者均应重点询问跌倒史：①既往有无与跌倒相关的慢性疾病，如直立性低血压、心脏病、帕金森病、慢性肌肉骨骼疼痛、贫血、认知障碍和糖尿病及影响视力的眼部疾病等；②跌倒时的活动情况、发生的地点和时间；③是否存在前驱症状（头晕、头昏、不平衡）；④跌倒时有无意识丧失；⑤有无服用精神类药物、心血管药物及降糖药、镇痛药、抗帕金森病药物等与跌倒相关的药物。

2. **临床观察** 包括老年人外表、神志、行为、语言、面部表情、姿势、步态等。

3. **体格检查** 包括血压测量、视力检测、四肢关节活动度和足底部畸形的检查、神经系统的运动功能和感觉功能的检查等，如检查步态、平衡、肌力、肌张力、痛觉、触觉等。

4. **心理评估** 包括沮丧、抑郁、焦虑、情绪不佳及其导致的社会隔离，此类因素均可增加跌倒的危险。

5. **社会因素评估** 包括老年人的教育和收入水平、卫生保健水平、享受社会服务和卫生服务的途径、室外环境的安全设计，以及老年人是否独居、与社会的交往和联系程度等，都会影响跌倒的发生。

6. **影像学检查** 对于有心脏病史的患者，可行超声心动图和动态心电图。脊柱 X 线片或 MRI 可用于步态障碍、神经系统检查异常、下肢痉挛或反射亢进的患者。

7. **血液检查** 包括血红蛋白浓度、血清尿素氮、肌酐、葡萄糖浓度、维生素 D 水平等，用于鉴别排除因贫血、脱水、低血糖、维生素 D 缺乏等引起的跌倒。

三、评估措施

1. **Morse 跌倒评估量表（Morse fall scale，MFS）** 由美国宾夕法尼亚大学的 Morse 等于 1989 年研制，通过观察多种功能活动来评价评定对象重心主动转移的能力，对评定对象动态、静态、平衡进行全面检查，是一个标准化的评定方法。现已在多个国家的医疗机构广泛用于成年住院患者跌倒风险的评估。2010 年，该量表由我国学者周君桂汉化并用于住院老年人跌倒风险评估，量表共包括 6 个条目，分别为跌倒史、超过 1 个医学诊断、行走辅助、静脉输液治疗或使用肝素、步态和认知状况。总分为 125 分，得分越高表示跌倒风险越大，得分大于 45 分代表存在高跌倒风险。该量表评估简便易行，计分原则明确清晰，耗时 2 ～ 3min，能够实现快速评估。

2. **托马斯跌倒风险评估工具（St.Thomas's risk assessment tool in falling elderly inpatients，STRATIFY）** 由 Oliver 等于 1997 年研制该量表，包括伴随跌倒入院或在住院期间发生过跌倒、烦躁不安、视力障碍对日常生活功能造成影响、频繁如厕、转移 / 活动 5个项目，总分为 5 分，得分大于 2 分表明跌倒风险高。该量表条目较少，在运用中出现较低的内部一致性，且条目仅考虑患者内在因素而缺乏外在环境因素对跌倒的影响。

3. **约翰•霍普金斯跌倒风险评定量表（John Hopkins fall risk assessment tool，JHFRAT）** 由美国约翰•霍普金斯医院研发，主要用于评估老年住院患者的跌倒风险。该量表分为两部分，第一部分 3 个条目不计分，可直接进行跌倒风险分类；第二部分由年龄、跌倒史、用药史、认知能力、医疗照护设备、大小便排泄情况和活动能力 7 个条目组成，总分 35 分，共划分为 3 个等级：小于 6 分为低风险，6 ～ 13 分为中风险，大于 13 分为高风险。该量表细化了患者的内在危险因素，同时兼顾老年住院患者跌倒的外在因素，具有更好的信效度。

4. Hendrich 跌倒风险评估量表（Hendrich Ⅱ fall risk model，HFRM） 由美国纽约大学哈特福德老年护理研究院于 2003 年研发，包括意识模糊 / 定向力障碍 / 行为冲动、抑郁状态、排泄方式改变、头晕 / 目眩、男性、服用抗癫痫类药物、服用苯二氮䓬类药物、起立 - 行走测试 8 个条目。量表总分 0 ～ 16 分，评分越高，跌倒风险越大，评分 ≥ 5 分提示存在跌倒风险。中文版 HFRM 由张聪聪于 2010 年汉化，包括意识状态、排泄形态和步态不稳 3 个维度，8 个条目。该量表相关条目较少，评估耗时 3 ～ 5min，可用作临床上住院老年患者跌倒风险的初步筛查工具，作为临床判断的辅助工具。

四、相关护理诊断 / 问题

1. 有受伤的危险   与跌倒后损伤有关。
2. 急性疼痛   与跌倒后损伤有关。
3. 如厕自理缺陷   与跌倒后损伤有关。
4. 恐惧   与害怕再跌倒有关。
5. 移动能力障碍   与跌倒后损伤导致活动范围减小有关。
6. 健康维护能力低下   与缺乏疾病预防、跌倒后处理的知识有关。

第四节　衰　弱　评　估

衰弱（frailty）是由身体多个系统功能衰退导致的机体抵御能力下降的一种状态。随着人口老龄化的加剧，老年人健康问题已成为老龄化社会中最突出的问题。衰弱是导致老年人功能下降和死亡的主要因素。我国 60 岁及以上的社区老年人中约有 10% 患有衰弱，75 ～ 84 岁老年人约 15%，85 岁以上老年人约 25%，住院老年人约 30%。衰弱老年人在应激状态下可导致一系列临床不良事件的发生，如功能下降、跌倒、行动不便、失能、住院和死亡的风险增加，同时也造成了医疗资源的消耗和家庭社会负担的加重。

一、基本知识

1. 疾病   老年人疾病的特点是多病共存，部分慢性疾病和某些亚临床问题与衰弱的患病率及发病率呈显著相关性，如高血压、冠状动脉粥样硬化性心脏病、脑卒中、糖尿病、慢性肾病、慢性疼痛、关节退行性变、骨质疏松、急性感染、手术、痴呆、住院和医源性问题等均可促进衰弱的发生。

2. 营养状况   机体的营养状况与衰弱密切相关，营养不良相关的不良结局如肌少症、认知障碍、跌倒等，易促进衰弱的发生和发展。衰弱老年人出现食欲下降、进食和吞咽问题的可能性更大。衰弱与营养不良相互影响、相互促进，形成了恶性循环。

3. 多重用药　老年人不合理的多重用药情况可增加衰弱的发生。研究证实，抗胆碱能药物和抗精神病药物与衰弱有关，过度使用质子泵抑制剂可引起维生素 B_{12} 缺乏、减少钙吸收，增加衰弱的发生率。

4. 心理疾病　焦虑、抑郁、睡眠障碍等是老年人中常见的心理疾病状态，严重影响老年人的生活质量，在一定程度上可增加衰弱的发生率。

5. 社会经济状况　社会经济状态、社会地位、婚姻状况均可影响衰弱的发生。未婚、独居、社会孤立和经济状况差的人群中，衰弱患病率较高。

二、评估要点

1. 一般情况　患者的年龄、性别、婚姻状况、教育程度、职业、饮食习惯、生活方式等。

2. 病史收集　了解患者的疾病史、家族史、有无多重用药史。

3. 跌倒评估　包括患者行走的步态及肢体平衡能力。

4. 日常生活能力评估　包括生活自理能力、社交能力、财务管理能力等。

5. 心理社会状况评估　评估患者心理状态、情绪（如焦虑、抑郁、睡眠障碍等）、患者的经济状况及社会地位等。

三、评估措施

1. Fried 量表　2001 年 Fried 等基于 5317 例年龄 ≥ 65 岁社区老年人的心血管健康研究数据，在衰弱循环模型基础上提出 5 项定义衰弱的标准，适用于医院和养老机构，目前在临床和研究中应用较广泛。该量表主要从体重降低、步速下降、虚弱、运动量降低、疲乏 5 个维度进行评估，上述指标满足 1 项计 1 分，分数越高表示衰弱程度越严重，3 分及以上为衰弱，1 ～ 2 分为衰弱前期，0 分为无衰弱（附表 1）。

2. FRAIL 量表　由国际营养、健康和老年工作组专家于 2008 年提出，从疲乏、耐力减退、自由活动下降、疾病情况、体重下降 5 个维度进行评估，每项内容测得"是"为 1 分，"否"为 0 分，总分范围为 0 ～ 5 分。FRAIL 量表评价标准：0 分为无衰弱，1 ～ 2 分为衰弱前期，3 分及以上为衰弱（附表 2）。

3. 临床衰弱量表（CFS-09）　是 Rockwood 等开发的一种快速、可靠、基于临床判断的衰弱筛查工具，纳入了疾病负担、工具性日常生活自理能力和基础性日常生活自理能力 3 个方面的评估内容。根据衰弱程度将患者从高到低分别分为 9 个等级：非常健康、健康、维持健康、脆弱易损伤、轻度衰弱、中度衰弱、严重衰弱、极严重衰弱、终末期。1 ～ 3 级定义为健康，4 ～ 5 级为衰弱中期，6 级以上为衰弱（附表 3）。

4. 老年人衰弱调查问卷（VES-13）　老年人衰弱调查问卷：由隶属美国 Rand 公司的学者于 2001 年编制，用于评估老年人衰弱程度的工具，通过特定问题了解老年人健康状况，预测功能下降、死亡等风险，为干预提供依据。老年人衰弱调查问卷，从年龄、健康自评、活动状况及功能状态 4 个方面，13 个条目进行评估。总分为 0 ～ 10 分，得分 ≥ 3 分者被认为存在风险状况，分数越高表示功能下降或死亡的风险越大。

四、相关护理诊断／问题

1. 活动无耐力　与衰弱导致的疲劳感有关。
2. 自理缺陷　与增龄、多种疾病共存有关。
3. 营养低于机体需要量　与日常能量摄入不足有关。
4. 有跌倒的危险　与平衡功能和步态受损有关。

第五节　肌少症评估

肌少症（sarcopenia）是指与增龄相关的骨骼肌质量和肌肉力量或躯体功能下降，多见于老年人，又称肌肉衰减综合征、肌肉减少症、少肌症。2010年欧洲老年肌少症工作组（EWGSOP）将老年人肌少症定义为与年龄增长相关的进行性、广泛性肌量减少和（或）肌强度下降及肌肉生理功能减退，导致老年人功能状态及生活质量下降的一种老年综合征。随着人口老龄化的加剧，肌少症发病率逐年增高，已成为常见的老年综合征之一，尤其是长期居住于养老机构的老年人，发生率为14%～33%。肌少症不仅导致肌肉功能下降，活动受限，跌倒和骨折风险及焦虑抑郁风险增加，而且会增加老年患者的再入院率、延长患者的住院时间、增加其医疗花费和死亡风险，加重个人及社会的经济负担。

一、基本知识

1. 骨质疏松症　是一种以骨质量低下、骨微结构损坏，使骨脆性增加、易发生骨折为特征的全身性骨病，常伴有肌肉质量和（或）功能低下。
2. 慢性阻塞性肺疾病　是以持续性呼吸症状和气流阻塞为特征，在发病过程中，全身的多种炎性因子上调，导致肌肉蛋白的降解增加，肌肉蛋白的储存减少。
3. 糖尿病　机体长期处于慢性高血糖状态会导致胰岛素抵抗、炎症、晚期糖基化终末产物（AGE）积累和氧化应激，都显著影响蛋白质代谢、线粒体功能障碍和肌肉质量与力量。
4. 认知障碍　是一个或多个认知领域的认知能力下降，如定向性、记忆力、注意力、回忆和语言。在肌少症患者中，缺乏运动、衰老会导致炎症因子升高，从而增加认知障碍的风险。

二、评估要点

1. 一般情况　患者的年龄、性别、婚姻状况、教育程度、职业、饮食习惯、生活方式等。
2. 病史收集　了解患者的疾病史、家族史、有无多重用药史。
3. 跌倒评估　包括患者行走的步态及肢体平衡能力。
4. 日常生活能力评估　包括生活自理能力、社交能力、财务管理能力等。
5. 心理社会状况评估　评估患者心理状态、情绪（如焦虑、抑郁、睡眠障碍等）、患者的经济状况及社会地位等。

三、评估措施

1. SARC-F 问卷方法　欧洲老年肌少症工作组（EWGSOP）推荐使用 SARC-F 问卷方法，简单易行，便于早期识别肌少症患者，该方法由 5 项问卷组成，由患者自我报告肌肉力量、辅助行走、站起能力、爬楼梯能力、跌倒次数情况进行评分，总分为 0 ～ 10 分，评分 ≥ 4 分为可疑肌少症，评分 < 4 分为无肌少症。该方法适用于社区和其他临床场所。

2. 肌肉量评估　四肢骨骼肌数量和功能的下降是老年人肌少症最主要的特征，因此四肢骨骼肌量（ASM）是肌肉量评价的重要指标。双能 X 射线吸收法（DXA）是目前被广泛使用测量 ASM 的金标准，准确性高，可被用于临床和科研；但 DXA 设备昂贵，不可移动，不能在社区中广泛使用。亚洲肌少症工作组（AWGS）和欧洲老年肌少症工作组（EWGSOP）均建议应用生物电阻抗（BIA）测量 ASM 评估肌肉量，推荐使用多点接触式电极、多频率、可获得人体节段数据的测量仪器。

3. 肌肉力量评估　是指一个或多个肌肉群所能产生的最大力量。①握力测试：具有操作简便、可靠性高等多重优势，是反映肌肉力量和强度的重要评估指标。推荐握力阳性诊断阈值：男性 < 28kg，女性 < 18kg。② 5 次起坐试验：人在不使用手臂的情况下，从一个坐着的位置站起来 5 次所需的时间，推荐诊断阈值 ≥ 12s 为阳性。

4. 肌肉质量评估　MRI 和 CT 技术可通过测定肌肉中的脂肪浸润程度来评估肌肉质量；磁共振波谱（MRS）则进一步通过测定肌肉代谢和组成来评价肌肉质量。肌肉超声不仅可以直接测量肌肉结构，包括肌肉厚度、横截面积、肌纤维长度、羽状肌的肌翼夹角，而且可以通过测量灰度值来评价肌肉脂肪浸润的程度，是一种更方便、快捷的肌肉质量评估方法，便于在社区开展。

5. 躯体功能评估　包括步速、简易体能状况量表（SPPB）、起立 - 行走计时测试（TUG）等。①步速是最为简单、快速、安全的躯体功能评估方法。测量时指导受试者以常规步行速度通过 6m，中途不加速不减速，至少测量 2 次，计算其平均数值。步速 < 0.8m/s，表示肌肉功能欠佳。② SPPB 是一项综合性的躯体功能测试工具，包含 3 个部分：三姿测试，即双足并拢站立、双足前后半串联站立和双足前后串联站立，每个姿势测试 10s；步速测试；5 次起坐试验。单项测试分值为 4 分，总分为 12 分，分数越高者体能越好。③ TUG 可综合反映个体的平衡能力和步行能力。测量受试者从高度约 46cm 的座椅上起立，以最快、最稳的速度完成 3m 往返步行，最后重新坐回椅子上的时间，测量至少重复 2 次，记录最短时间。时间 > 10s，表示肌肉功能减退。

四、相关护理诊断／问题

1. 活动无耐力　与肌少症导致的疲劳感有关。
2. 自理缺陷　与肌少症导致的生活自理能力下降有关。
3. 营养失调：低于机体需要量　与日常能量摄入不足有关。
4. 有跌倒的危险　与平衡功能和步态受损有关。

第六节　营养评估

《中国居民膳食指南科学研究报告（2021）》和《中国居民膳食指南（2022）》指出，我国老年人群的营养状况面临严峻挑战。该群体普遍患有慢性疾病，衰弱发生率较高，因此成为营养不良的高风险群体。老年人营养不良会显著影响其机体功能和日常生活能力，导致住院时间延长、医疗保健费用增加，以及死亡率上升，对身体健康和生活质量产生重大负面影响，同时给家庭和社会带来沉重的负担。

一、基本知识

1. **营养不良**　是指由于摄入不足或利用障碍引起能量或营养素缺乏的一种状态，伴有或不伴有炎症，导致身体成分和身体细胞质量发生改变，从而对躯体和心理乃至临床结局产生不良影响。

2. **营养筛查**　采用简便的手段，在健康人群中发现有疾病而没有症状的患者。

3. **营养风险**　现存或潜在的、与营养因素相关的、导致患者出现不利临床结局的风险。

4. **营养评估**　通过人体组成测定、人体测量、生化检查、临床检查及多项综合营养评定方法等手段，判定人体营养状况。

二、评估要点

首次营养筛查应当在患者入院后 24h 内与问诊、体格检查等同时进行。经筛查存在营养风险的患者应及时进行营养评估。营养筛查和评估应由有相关执业资质并经过相关培训的医务人员完成，并及时将结果规范记录在病案首页上；经筛查暂无营养风险者，若住院时间较长，建议 1 周后再次筛查。

1. **病史收集**　收集老年人的年龄、性别、体重、身高、腰围等基本信息。询问老年人是否患有慢性疾病及其用药史。

2. **饮食习惯**　详细询问老年人的饮食习惯，包括每日食物种类、摄入量、频率、饮食偏好、是否使用营养补充剂等。了解是否存在偏食、厌食、吞咽困难或咀嚼困难等问题。

3. **体格检查**　定期监测体重，测量皮下脂肪厚度，计算体重指数（BMI），评估总体营养状况。评估肌肉质量和力量，以判断是否存在肌少症。检查是否存在水肿，特别是下肢水肿，其可能是营养不良或疾病引起的体液潴留。

4. **心理状况**　评估老年人的心理健康状况，包括是否有孤独、抑郁、焦虑等情绪问题，这些情绪问题可能会影响食欲和饮食习惯。

5. **实验室检查**　包括生化指标（人血清白蛋白、前白蛋白、血红蛋白、维生素 D、钙等营养相关指标）和微量元素以评估营养水平。检测炎症标志物以评估是否存在炎症 / 疾病。

三、评估方法

1. **单一指标**　即客观指标，包括评估 BMI、去脂体质量（FFM）、生化指标，目前尚无一种单一指标可准确反映患者营养状况。

（1）BMI：测量体重（kg）和身高（m），即 BMI = 体重（kg）/ 身高（m）的平方，是衡量人体胖瘦程度及是否健康、营养状况的常用指标，缺点是不能反映机体肌肉的损耗状况及脂肪、非脂肪成分（表 2-1）。

表 2-1　BMI 的测量　　　　　　　　　　　　　　　　　　　　　　　（单位：kg/m²）

BMI 分类	偏瘦	正常	超重	中度肥胖	重度肥胖	极重度肥胖
WHO 标准	< 18.5	18.5 ～ 24.9	25.0 ～ 29.9	30.0 ～ 34.9	35.0 ～ 39.9	≥ 40.0
亚太标准	< 18.5	18.5 ～ 22.9	23.0 ～ 24.9	25.0 ～ 29.9	≥ 30	
中国标准	< 18.5	18.5 ～ 23.9	24.0 ～ 27.9	≥ 28		

（2）FFM：能反映机体非脂肪成分（肌肉、骨骼、水分、内脏等）含量，目前已作为临床上某些疾病的营养评估方法，如慢性阻塞性肺疾病（COPD）等。常用的测量方式是通过测量二头肌、三头肌、肩胛下、髂前上棘的皮褶厚度，进而估算体脂含量。

1）三头肌皮褶厚度：选择左手肩胛峰与尺骨鹰嘴连线的中点为测量点，测量时用左手拇指和其余 4 指将皮肤连同皮下组织捏起呈皱褶，用皮褶测量器测量距拇指 1cm 处的皮褶根部的宽度（正常值：男性 8.3mm，女性 15.3mm）。

2）上臂肌围：用皮尺测定左手肩胛峰与尺骨鹰嘴连线的中点周径，上臂肌围计算公式：上臂肌围（cm）= 周径（cm）－ 三头肌皮褶厚度（cm）× 3.14，正常值：男性 25.3cm，女性 23.2cm。

（3）血清生化指标：国内临床一般采用血清生化指标反映老年人营养状况，如清蛋白（PA）、前清蛋白（PAP）、血红蛋白（Hb）、淋巴细胞计数、转铁蛋白、视黄醇结合蛋白等，是不受体位、主观因素影响得到的客观指标。

2. 复合指标

（1）营养风险筛查 2002（NRS 2002）：该量表包含 3 个部分内容。①营养受损方面评估：记录患者 BMI、近 1 个月内体重变化，患者摄取食物方面的变化。②疾病营养所需程度评估：明确患者正常营养需求量，明确轻度、中度及重度营养需求量的增加评估。③年龄：是否患者年龄 > 70 岁。本量表的总评分共计 7 分，评分 > 3 分提示患者存在营养不良或者存在营养方面的风险。作为国内学术界认可的一种简便、有效的营养风险初筛工具，该评估工具针对人体测量、近期体重变化、膳食摄入情况和疾病严重程度进行评分，总分 ≥ 3 分提示营养风险，其优点在于可客观反映患者营养状态变化、提供准确及时的营养调整方案。目前 NRS 2002 已广泛应用于临床不同疾病患者的营养风险评估，同时也是许多患者入院营养风险筛查的首选工具。

（2）微型营养评估量表（MNA）：是推广应用于临床 20 余年的一种针对老年人的营养状况筛查量表，目前在护理院、社区及住院、门诊老年人中均可使用，是一种简单、可行性高的营养评估方法。其评价内容：基本人体测量指标（近 1 ～ 3 个月 BMI 变化范围、上臂围、小腿围等）、药物、精神心理、活动能力变化、患病情况、饮食习惯、摄食习惯及食物类型等 18 项，总计 30 分，耗时 10 ～ 15min，评定标准：总分 < 17 分提示营养不良，总分 17 ～ 24 分提示存在营养不良风险，总分 ≥ 24 分提示营养状况良好。MNA 内容

全面，阳性检出率较高，适用于科学研究，但它存在量表条目多、实际应用比较费时的问题。MNA 存在主观性问题，需要经过专业培训才可测评完成评估。

（3）微型营养评定法简表（MNA-SF）：适用于 65 岁以上老年人的营养风险筛查，该量表包含 6 个方面的内容：① 3 个月内是否存在受咀嚼、吞咽、食欲缺乏等问题引起的食物摄取量降低；② 3 个月内是否出现体重降低；③是否存在患者自身活动能力受限（是否卧床）；④是否存在心理压力或者出现急性疾病；⑤是否出现痴呆、抑郁等神经性疾病或心理问题；⑥ BMI。该量表的总分为 14 分，其中评分 ≥ 12 分提示无营养不良风险；> 8 ~ 11 分提示存在营养不良风险；≤ 7 分提示存在营养不良。该筛查工具对于识别营养不良具有良好的价值，尤以老年人群为主，当体重及 BMI 无法测量时，可用小腿围替代。优点是避免造成评定结果假阳性的主观因素，通过照料者协助完成，耗时 < 5min，MNA-SF 对社区及医疗机构老年人营养风险筛查特异度达 100%，缺点是敏感度不稳定，因此为减少漏诊率，需结合人体测量及生化检测指标，从而对老年住院患者进行早期营养风险客观、准确评估。

（4）主观全面营养评价法（SGA）：是一种包括患者体重变化、进食量改变、日常活动能力、消化道症状、肌肉消耗状况、有无踝部水肿等 7 项指标的营养评估量表，评定结果为 A、B、C 3 个等级，即营养正常、中等营养不良、严重营养不良。SGA 是一种可结合患者既往病史简单易行的评估工具，依赖于疾病晚期表现的营养不良症状，适用于慢性营养不足的疾病，如肿瘤、慢性阻塞性肺疾病（COPD）。

（5）老年营养风险指数（GNRI）：是关于评估老年患者营养状况的工具，主要用于老年住院患者营养风险评估，评估指标由人血清白蛋白、体重和身高 3 个营养客观指标构成，评估方式易于操作，能用于意识不清、卧床老年患者。

1）GNRI=1.489× 血清蛋白（g/L）+41.7×[体重（kg）/ 理想体重（kg）]，若体重大于理想体重，体重 / 理想体重按 1 计算。男性理想体重 =0.75× 身高（cm）− 62.5；女性理想体重 =0.60× 身高（cm）− 40。直立困难无法测量身高的患者，通过测量膝高估算身高，男性身高 =2.02× 膝高（cm）− 0.04× 年龄 +64.19；女性身高 =1.83× 膝高（cm）− 0.24× 年龄 +84.88。评定结果分为高营养风险（GNRI < 82 分）、中营养风险（82 分 ≤ GNRI < 92 分）、低营养风险（92 分 ≤ GNRI ≤ 98 分）、无营养风险（GNRI > 98 分）。

2）该评估方法优点涉及理想体重、膝高，避免老年患者无法获知的日常体重，适合极度衰弱无法站立、认知障碍的老年患者。

（6）营养不良通用筛查工具（MUST）：是英国肠外肠内营养学会（BAPEN）营养不良咨询组制订的，应用范围包括医院病房、门诊、社区及其他照护机构的成人患者。2017 年 ESPEN 在营养不良术语的定义指南中，建议将 MUST 和 NRS 2002 同用于成人患者的营养风险筛查中。

3. 营养不良诊断（GLIM）

（1）第一步：应用任何一种经过临床有效性验证的筛查工具进行营养风险筛查。

（2）第二步：对营养风险筛查阳性者，应用 GLIM 标准进行营养不良诊断，其包含 3 项表型指标（非自主性体重减轻、低 BMI、肌肉质量减少）和 2 项病因学指标（食物摄入减少或消化吸收障碍、疾病负担或炎症），见表 2-2。诊断营养不良至少需要符合上述 1 项表型诊断标准和 1 项病因学诊断标准，再根据 3 个表型指标对营养不良的严重程度进行分级（表 2-3）。

表 2-2　GLIM 诊断标准表

表型标准	非自主性体重减轻	6 个月内体重减少 > 5% 或者 6 个月以上体重减少 > 10%
	低 BMI	70 岁以下 BMI < 20kg/m^2 或者 70 岁以上 BMI < 22kg/m^2（亚洲人群：70 岁以下 BMI < 18.5kg/m^2 或者 70 岁以上 BMI < 20kg/m^2）
	肌肉质量减少	人体成分分析提示肌肉质量减少
病因学标准	食物摄入减少或消化吸收障碍	摄入量 < 50% 能量需求超过 1 周或者任何摄入量减少超过 2 周，或者存在任何影响消化吸收的慢性胃肠状况
	疾病负担或炎症	急性疾病或创伤，或慢性疾病如恶性肿瘤、慢性阻塞性肺疾病、充血性心力衰竭、慢性肾衰竭或任何伴随慢性或者复发性炎症的慢性疾病

表 2-3　GLIM 营养不良分期（级）

营养不良分级	表型标准		
	非自主体质量减轻	低 BMI	肌肉质量减少
1 级中度营养不良（至少符合 1 个标准）	6 个月内体重减少 5% ~ 10%，或者 6 个月以上体重减少 10% ~ 20%	70 岁以下 BMI < 20kg/m^2，或者 70 岁及以上 BMI < 22kg/m^2	轻到中度减少
2 级重度营养不良（至少符合 1 个标准）	6 个月内体重减少 > 10%，或者 6 个月以上体重减少 > 20%	70 岁以下 BMI < 18.5kg/m^2，或者 70 岁及以上 BMI < 20kg/m^2	重度减少

四、相关护理诊断／问题

1. 营养失调　与摄入的营养物质不足，不能满足机体代谢需要有关。
2. 体液不足　与摄入不足和（或）体液丢失过多有关。
3. 有废用综合征的危险　与重度营养不良无力或不能活动致肌肉运动系统退化有关。
4. 活动无耐力　与营养不良或高代谢疾病有关。
5. 知识缺乏　缺乏有关疾病预防和营养的相关知识。

第七节　疼痛评估

疼痛（pain）是一种与实际或潜在组织损伤相关或类似的不愉快的感觉和情绪体验。疼痛既是一种生理感觉，又是对这一感觉的情感反应。前者即痛觉，是个人的主观知觉体验，受性格、情绪、经验及文化背景等因素的影响；后者又称为痛反应，是机体对疼痛刺激所产生的生理及心理变化，如呼吸急促、血压升高和不愉快的情绪等。疼痛通常具有警示作用，提示机体做出保护性的行为，寻求帮助和避免进一步的损伤，而不愉快的情绪体验则会对个体的生理、心理和社会功能产生不利影响。

一、基本知识

1. **按疼痛原因** 分为伤害性疼痛（nociceptive pain）、炎性疼痛（inflammatory pain）、神经病理性疼痛（neuropathic pain）、癌痛（cancer pain）和精神（心理）性疼痛（psychogenic pain）。

2. **按疼痛持续时间** 分为急性疼痛和慢性疼痛。①急性疼痛：起止时间明确，不超过3个月，多为数分钟、数小时或数天；②慢性疼痛：持续时间3个月以上，若持续2年以上一般认为其属于永久性疼痛。

3. **按受累部位** 可分为头痛、胸痛、腹痛、腰背痛和关节痛等。此外，根据受累部位及支配神经的种类可分为：①躯体痛（somatic pain），与躯体感觉神经受到刺激有关，一般定位明确；②内脏痛（visceral pain），与支配内脏的自主神经受到刺激有关，定位模糊，多为钝痛，累及躯体感觉神经时，可出现牵涉痛；③中枢痛（central pain），由于中枢神经系统本身受损所造成的自发痛（spontaneous pain）和诱发痛（evoked pain）。

4. **按疼痛性质** 分为刺痛、灼痛、酸痛、刀割样痛和压榨样痛等。

5. **按疼痛程度** 分为微痛、轻度疼痛、中度疼痛、重度疼痛和剧烈疼痛。

6. **综合分类法** 国际疼痛研究会提出的慢性疼痛五轴分类法是目前最为综合的慢性疼痛分类方法，其目的在于标准化地描述相关的疼痛综合征。五轴分类法按疼痛部位、病变系统、发生类型和特征、时间和强度、病因五个轴进行综合分类。

二、评估要点

1. **疼痛的特点** 起病缓急、持续时间、疼痛部位、疼痛性质、疼痛程度、发作情况；有无牵涉性、放射性或转移性疼痛；有无加重或缓解因素等。必要时，可借助上述的疼痛测评工具进行评估。

2. **病因与诱因** 有无与疼痛有关的疾病史、外伤史、手术史、药物过敏史、传染病接触史等；有无诱发因素，如搬重物、湿冷天气、感染、过劳、情绪激动、体位性疲劳、饮食习惯等；有无心理功能障碍，如焦虑、抑郁、恐惧等。

3. **疼痛对患者的影响** 有无因疼痛影响休息、睡眠、日常生活、工作和社会交往；有无因疼痛引起的应激反应、加重原发病情；有无疼痛所致的肢体功能障碍或强迫体位；有无恐惧、焦虑、抑郁或愤怒等情绪；有无滥用镇痛药或镇痛药依赖等。

4. **诊疗与护理经过** 已接受的诊断性检查项目及结果。已采用的治疗或护理措施，包括是否使用镇痛药，药物的名称、剂量、给药途径、疗效与不良反应；是否采用其他镇痛措施及疗效。

三、评估措施

疼痛是患者的一种感觉与情绪体验，主观性强，临床上多采用患者自述式的疼痛评估工具。

1. **视觉模拟评分法（visual analogue scale，VAS）** 在一张纸上画一条10cm的横线，横线的一端为"0"，表示无痛；另一端为"10"，表示剧痛；中间部分表示不同程度的疼痛。

让受检者根据自我感受在横线上相应位置做一标记，检查者测量"无痛"端至标记点的距离即为疼痛的程度。目前常用的一种改良版 VAS 疼痛测量尺，有正（受检者视面）反（检查者视面）两面，正面有从"无痛"至"剧痛"之间可移动的标尺，背面有"0 ～ 10"的数字，当受检者移动标尺确定自己疼痛强度位置时，检查者在尺的背面看到具体数字。

2. 数字分级评分法（numerical rating scale，NRS）　是临床常用的测量疼痛程度的方法。直接用 "0 ～ 10" 这组数字表示疼痛的程度，"0"表示无痛，"10"表示剧痛。患者根据自我感受选择一个数字代表其疼痛的程度。

3. 语言分级评分法（verbal rating scale，VRS）　受检者根据自我感受选择不同程度的形容词，口述描绘疼痛的程度，如无痛、轻微痛、中度痛、重度痛和极重度痛等。该量表有 4 级评分、5 级评分、6 级评分、12 级评分和 15 级评分。临床常用的是 4 级评分（无痛、轻微痛、中度痛、重度痛）和 5 级评分（无痛、轻微痛、中度痛、重度痛、极重度痛）。

4. 简版麦吉尔疼痛问卷（short-form McGill pain questionnaire，SF-MPQ）　在麦吉尔疼痛问卷的基础上简化而成，敏感可靠且费时较少。该问卷由疼痛评级指数（pain rating index，PRI）、VAS 和即时疼痛强度评分（present pain intensity，PPI）三部分组成，其中 PRI 包括对疼痛描述的 11 个感觉类词和 4 个情感类词，受检者根据，0（无痛）、1（轻度痛）、2（中度痛）、3（重度痛）逐一做标记，并结合 VAS 和 PPI 的分数，三部分的总和即为疼痛的程度，分数越高疼痛越重。

四、相关护理诊断／问题

1. 急性／慢性疼痛　与各种伤害性刺激作用于机体引起的不适有关。

2. 睡眠型态紊乱　与疼痛有关。

3. 焦虑　与疼痛频繁发作有关，亦与长期慢性疼痛有关。

4. 恐惧　与剧烈疼痛有关。

第八节　尿失禁评估

尿失禁（urinary incontinence）是指尿液不自主地漏出，主要由盆底肌肉松弛或损伤、尿道括约肌功能障碍、膀胱逼尿肌过度活动、尿道支配神经障碍引起，不同亚型的病因不完全一致。尿失禁可以发生在任何年龄和性别的人，以女性及老年人多见。

一、基本知识

1. 压力性尿失禁　见于老年女性及有盆腔或尿路手术史者。其发生与尿道括约肌张力减低或骨盆底部尿道周围肌肉和韧带松弛，导致尿道阻力过低有关。

2. 反射性尿失禁　见于脊髓外伤、脊髓肿瘤、多发性硬化等所致的脊髓低级排尿中枢水平以上脊髓完全性损伤等疾病的患者。

3. 急迫性尿失禁　见于中枢神经系统疾病，如脑血管意外、脑瘤、多发性硬化和帕金森病，以及膀胱局部炎症或激惹所致的膀胱功能失调等。

4. 功能性尿失禁　见于罹患严重关节炎、脑血管病变、痴呆或使用利尿剂、抗胆碱能等药物者,其泌尿器官并无器质性损害。

5.溢出性尿失禁 见于下尿路梗阻,如前列腺增生、膀胱颈梗阻、尿道狭窄等,以及神经系统病变,如脊髓损伤早期的脊髓休克阶段、脊髓肿瘤及糖尿病等导致的膀胱瘫痪。

二、评估要点

1.危险因素 评估有无泌尿系统感染、尿道狭窄、前列腺增生、脑动脉硬化、脑卒中、谵妄、老年痴呆症、糖尿病和充血性心力衰竭等疾病;有无使用利尿剂、抗精神疾病类药物、镇静药、麻醉药、解痉剂、抗组胺类药物和钙通道阻滞剂等;女性分娩、阴道手术史;饮食习惯,包括使用咖啡因、饮酒、进食辛辣食物等。

2.排尿情况 主要采取问诊的方法,评估有无尿频、尿急、尿痛、阴道瘙痒等症状;排尿型态、频率、尿量是否有改变;有无相关诱发因素,如咳嗽、大笑、打喷嚏等。亦可通过阅读老年人的排尿日记了解排尿时间、每次排尿的量及相关伴随症状等。

3.尿失禁的类型

(1)急性尿失禁:一般为可逆的,评估有无急性泌尿系统感染、阴道感染、急性意识障碍、心理异常、粪便嵌顿、膀胱过度充盈、药物不良反应等情况。

(2)慢性尿失禁:由于多种原因导致的膀胱功能障碍,从而出现的持久性尿失禁。慢性尿失禁共包括以下5种类型。①压力性尿失禁:以老年女性多见,评估老年人在腹腔压力增加时,如咳嗽、打喷嚏、大笑、上楼梯或跑步时,尿液有无不自主地流出。②急迫性尿失禁:评估老年人是否会突然出现强烈的排尿感后尿液不自主地流出,以及是否伴有尿频、尿急、尿痛、腹部膨胀感和下腹部等不适。③充盈性尿失禁:评估老年人是否有膀胱颈和尿道狭窄、中枢神经系统损失,近期是否服用影响排尿功能的药物。④功能性尿失禁:常见于老年痴呆症和药物不良反应等,导致无法独立如厕;评估老年人认知功能是否正常,活动能力是否受限。⑤混合性尿失禁:由多种类型尿失禁同时存在的一类尿失禁。

4.其他方面的评估

(1)活动能力:评估老年人在移动、转移、如厕等方面是否有独立能力。

(2)排尿环境:包括卫生间是否靠近卧室、照明条件是否良好、卧室至卫生间沿途是否有障碍及使用何种接便器等。

三、相关护理诊断／问题

1.压力性尿失禁 与老年退行性改变(尿道括约肌松弛)、骨盆底部肌肉和韧带松弛有关。

2.急迫性尿失禁 与老年退行性改变、中枢神经系统和膀胱局部病变所致膀胱收缩不受控制有关。

3.情境性低自尊／有情境性低自尊的危险 与不能自主控制尿液排出有关。

4.皮肤完整性受损／有皮肤完整性受损的危险 与尿液刺激局部皮肤,辅助工具使用不恰当等有关。

5.有跌倒的危险 与尿急有关。

6.社会交往障碍 与尿频、异味引起的不适、困窘和担心等有关。

7. **知识缺乏**　缺乏尿失禁治疗、护理及预防等知识。

第九节　压力性损伤评估

压力性损伤（pressure injury，PI）是皮肤和（或）潜在皮下软组织的局部损伤，通常发生在机体骨突出部位或相关医疗或其他医疗器械压迫部位的损伤，可表现为局部组织损伤、皮肤完整或开放性溃疡，可能伴有疼痛。老年人由于皮肤感觉反应迟钝、皮下脂肪萎缩变薄和皮肤弹性下降等因素，导致皮肤易损性增加。因此，在同等压力及受压时间作用下，老年人更易发生 PI。相关研究显示，国外老年人 PI 的发生率为 4.1%～32.2%。在我国，长期卧床的老年患者 PI 发生率为 25.7%，年龄在 80 岁以上的患者 PI 现患率为 5.33%，这不仅严重影响了老年人的生存质量，而且还增加了他们的经济负担。

一、基本知识

1. **1 期压力性损伤**　是指皮肤完整，伴有压之不褪色的局限性红斑。

2. **2 期压力性损伤**　部分皮层缺失表现为浅表性的开放性溃疡，创面层粉红色，无腐肉，亦可表现为完整的或开放／破损的浆液性水疱。

3. **3 期压力性损伤**　全层皮肤缺损，可见皮下脂肪，但骨骼、肌腱和肌肉尚未显露或不可探及。

4. **4 期压力性损伤**　全层皮肤组织缺损，伴骨骼、肌腱或肌肉显露，可见腐肉或焦痂、窦道或潜行。

5. **深部组织损伤**　完整或破损的局部皮肤出现持续的指压不变白，深红色、栗色或紫色，或表层分离呈现黑色的伤口或充血水疱。

6. **不可分期**　全层组织缺损，被腐肉或焦痂覆盖，无法确认组织缺损的深度。

二、评估要点

1. **危险因素评估**　主要从局限性和全身性因素进行评估。

（1）局限性因素：压力是首要因素，还应重视对摩擦力、剪切力、大小便失禁等局部皮肤危险因素的评估。

（2）全身性因素：移动和活动因素、高龄、营养、感觉受损、吸烟等。

2. **好发部位评估**　主要取决于患者的体位。

（1）仰卧位：好发于枕部、肩胛部、肘、脊柱、骶尾部、足跟等处。

（2）俯卧位：好发于耳、颊部、肩部、女性乳房、男性生殖器、髂嵴、膝部、足趾等处。

（3）侧卧位：好发于耳廓、肩峰、肘、肋骨、髋部、膝关节内外侧、足跟、内踝、外踝等处。

（4）坐位：好发于坐骨结节等处。

3. **局部伤口评估**　重点评估压力性损伤分期、伤口情况、伤口尺寸、疼痛、窦道、是否发生感染、伤口边缘情况、伤口周围皮肤情况。

4. **心理评估**　应当评估和记录患者的心理社会状况，明确与压力性损伤预防和管理相关的影响因素。

5. 基础疾病及并发症评估　评估是否合并其他基础疾病，如神经损伤、脑卒中、糖尿病、营养不良或昏迷等。

三、评估措施

1. Braden 量表　该量表是以压力性损伤病因概念为架构拟定的，对压力性损伤的 6 个临床风险因素进行评估，包括感觉、皮肤潮湿、活动度、移动力、营养状况及摩擦力和剪切力。根据总分将压力性损伤的风险程度分为低危、中危、高危和极高危。该量表总分为 23 分，得分越高，说明压力性损伤发生风险越低；分值越低，发生压力性损伤的危险性越高；累计得分 9 分及以下为极度危险，10 ～ 12 分为高度危险，13 ～ 14 分为中度危险，15 ～ 18 分为低度危险，18 分以上无风险。

2. Norton 量表　该量表有很高的使用率，而且容易操作，采用 4 级评分法对压力性损伤的 5 个临床风险进行评估，包括生理因素、精神因素、活动度、移动度和失禁。总分为 20 分，表示无任何压力性损伤风险因素存在。得分≤ 14 分属于有压力性损伤危险的人群，得分为 12 ～ 14 分表示中度危险，得分＜ 12 分表示高度危险。

3. Waterlow 量表　该量表主要对 10 个临床风险因素进行评分，每个因素都包含对各选项的简要说明，得分科学评估患者是否处于发生压力性损伤的危险、高度危险和非常危险状态。评估标准：总分≥ 10 分，处于危险状态；总分≥ 15 分，高度危险状态；总分≥ 20 分，极度危险。得分越高，发生压力性损伤的风险越大。

四、相关护理诊断／问题

1. 皮肤完整性受损的风险　与皮肤长期受压及缺乏脂肪组织保护、无肌肉包裹等有关。

2. 疼痛　与受损处皮肤形成水疱或全层皮肤破坏等有关。

3. 潜在并发症　感染。

第十节　吞咽功能评估

吞咽（swallowing）是指人体从外界经口摄入食物并经食管传输到达胃的过程。吞咽障碍（deglutition disorder）是指由多种原因引起的、发生于不同部位的吞咽困难。吞咽障碍可影响摄食及营养吸收，还可导致食物误吸入气管引发吸入性肺炎，严重者可危及生命。吞咽障碍在 65 岁以上的老年人中发生率较高，且随着增龄风险增高，吞咽障碍致死率可发生在任何年龄阶段，约 75% 为老年人。

一、基本知识

1. 年龄因素　年龄是老年人吞咽障碍的重要危险因素。老年人肌肉退行性变化、牙齿松动、咀嚼能力下降，吃大块的食物时，不易嚼碎，只能囫囵吞下，易造成吞咽障碍。

2. 疾病因素　脑血管疾病、多器官的慢性病变、老年性痴呆、慢性阻塞性肺疾病等。

3. 进食情况　神志不清、谵妄、痴呆等可能导致老年人注意力下降，影响进食，老年人进食过快、吞食、边进食边说话、精神疲惫时，易出现吞咽障碍。

4.鼻饲因素 由于体位不当或注入鼻饲液时速度过快，量过大造成鼻饲液反流引起误吸。

5.食物的性状 诸如汤圆、馒头、蛋糕、果冻等食物较黏稠，喂食时易发生吞咽障碍。

二、评估要点

1.病史收集 包括了解患者的主诉、病史、用药史等一般情况。

2.主观评估 患者精神状态、合作度、沟通能力。

3.认知功能评估 了解患者的判断力、定向感、记忆力、抽象思维和计算能力等。临床上通常使用蒙特利尔认知评估量表、简易精神状态检查量表进行认知整体测试。

4.营养评估 患者的体重变化、食物的摄入量、何种营养方式（经口、鼻饲或其他）等。

5.口腔卫生 检查口腔内是否有痰液黏附、食物残留，是否有溃疡、出血等。

6.呼吸功能 评估气道的通畅性、是否气管插管等。

7.一般运动功能评估 头颈部关节活动度及吞咽相关的姿势保持与平衡能力。

三、评估措施

1.反复唾液吞咽测试 是一种评定吞咽反射能否诱导吞咽功能的方法。其检查方法：被检查者采取坐位，卧床时采取放松体位。首先，用人工唾液或 1ml 水让被检查者口腔湿润，检查者将手指放在被检查者的喉结处或舌根处，让其尽量快速反复吞咽唾液，观察 30s 内喉结或舌骨随着吞咽越过手指且向前上方再复位的次数。

2.饮水试验 临床上应用广泛的是洼田饮水试验。洼田饮水试验是由日本学者洼田俊夫提出的评定吞咽障碍的试验方法，具有分级明确清楚，操作简单的优点，临床应用广泛，通过评价试验时相关指标变化来判断患者吞咽功能，从而指导患者合理的喂食方法。

3.吞咽功能判断标准 30s 内吞咽 3 次属正常，30s 内吞咽 2 次或小于 2 次则有吞咽障碍。

（1）第一步评定：患者神志清楚，可配合检查。嘱患者端坐位，饮 30ml 温开水，观察所需时间及呛咳情况。Ⅰ级：可一次饮完，无噎呛；Ⅱ级：分两次以上饮完，无噎呛；Ⅲ级：能一次饮完，但有噎呛；Ⅳ级：分两次以上饮完，且有噎呛；Ⅴ级：常呛住，难以全部饮完。

（2）第二步评定：根据第一步评定结果判断患者是否存在吞咽障碍：①正常（无吞咽障碍）：第一步评定为Ⅰ级且可以在 5s 之内完成为正常，即无吞咽障碍发生的危险；②可疑：第一步评定为Ⅰ级且需在 5s 以上完成或评定为Ⅱ级者为可疑，即可能发生吞咽障碍；③异常：第一步评定为Ⅲ～Ⅴ级者为有吞咽障碍。

（3）注意事项：①专人负责。②做饮水试验时，尽量不告知被检查者，以免被检查者紧张，影响结果。③测试时，温开水用量要准确，并根据患者平时呛咳的情况决定饮水的方法，以免给患者造成不适感或引起不必要的误吸。

4.容积 - 稠度测试

（1）主要用于吞咽障碍安全性和有效性的风险评估，帮助患者选择摄取液体量最合适的容积和稠度。测试时选择的容积分为少量（5ml）、中量（10ml）、多量（20ml），稠度分为低稠度（水样）、中稠度（糖浆状）、高稠度（布丁状），按照不同组合，完整测试共需9口进食。观察患者吞咽的情况，根据安全性和有效性的指标判断进食有无风险。

（2）注意事项：观察患者是否能保持坐姿；一般选择风险程度居中的糖浆状食物开始，依次喂食 5ml、10ml、20ml；要求患者进食前后说自己的名字或发声，可以观察口腔内有无食团残留及其残留量；观察吞咽反射是否顺利启动，有无呛咳情形等；观察唾液分泌量是否正常，进食后痰液是否增多。

四、相关护理诊断／问题

1. 吞咽障碍　与诱因、病程长短，以及伴随症状等有关。
2. 营养失调　与吞咽困难导致的进食量减少有关。
3. 有体液不足的危险　与吞咽困难所致饮水量不足有关。
4. 急性疼痛　与口咽炎症有关；与食管病变等有关。
5. 焦虑　与慢性吞咽困难迁延不愈有关。
6. 有误吸的危险　与吞咽功能障碍导致饮水呛咳有关。
7. 潜在并发症　窒息。

第十一节　感官功能评估

感官功能（sensory function）主要包括视觉、听觉、味觉、嗅觉、触觉等，感官功能障碍是诊断大脑从生理状态向病理状态转变的重要指标，由于生存条件优化，人类的平均寿命不断增加，人口结构老龄化日益严重，老年人口的健康问题已经成为公共卫生关注的热点。随着年龄的增长，感官功能等身体功能逐渐减退，感官功能下降在老年人中非常常见，并严重影响老年人的生活质量。

一、基本知识

1. 眼和视觉的改变

（1）眼睑：眼睑的皮肤、皮下组织、肌肉都随年龄的增长出现老化，如皮肤弹性减弱，水分减少，便会变得松弛。皮下脂肪组织减少，眼部肌肉张力减退，出现眼睑松垂、眼袋等现象。由于血液循环障碍、内分泌及交感神经系统失调等原因，老年人可出现眼球下陷。

（2）结膜：由于血管硬化、变脆，老年人容易发生结膜出血，表现为白眼球上大片红色出血。

（3）角膜：随着老化，角膜表面的微绒毛显著减少，导致角膜上皮干燥及角膜透明度减低，角膜变平，屈光能力降低，引起远视及散光；此外，角膜老化后，边缘可形成灰白色环状类脂质沉积，称"老年环"。

（4）虹膜：老年人由于瞳孔括约肌的张力相对增强，瞳孔缩小，对光反应欠灵敏。

（5）晶状体：体积增大，弹性明显降低，调节功能和聚焦功能逐渐减退，视近物能力下降，出现"老视"。晶状体中非水溶性蛋白逐渐增多，使晶状体的透光度减弱，部分老年人出现白内障。此外，晶状体悬韧带张力降低，晶状体前移，可使前房角关闭，房水回流受阻，眼压升高，发生青光眼。

（6）玻璃体：由于玻璃体老化，会导致玻璃体的萎缩而发生脱离，同时玻璃体随老化出现混浊，引起"飞蚊症"，即感觉眼前有黑点在晃动。

（7）视网膜：血管变窄、硬化，色素上皮质细胞及其细胞内的黑色素减少，脂褐质增多，视力显著下降。

（8）泪器：老年人的泪腺萎缩，使眼泪分泌减少，眼发干。

2.听觉的改变

（1）由于机体逐渐衰老，老化的过程严重影响内耳及耳蜗。感受器和耳蜗管萎缩、内淋巴畸变、螺旋神经节萎缩，导致老年人对高频音的听力衰减，造成老年人在沟通时出现困难，而渐渐地一些中、低频率的声音也会受到影响，这种现象称为老年性重听，在 50 岁以后变得较明显。

（2）中耳的耳垢嵌塞可造成传导性听力逐渐丧失。由于老年人的耳垢稠厚，含有高角质素，不易软化，堆积阻塞，造成传导性听力逐渐丧失。老年人听力下降，早期通常自己未能觉察。

3.味觉和嗅觉的改变

（1）味觉的改变：由于味蕾数目减少及唾液腺分泌减少而引起，对于甜和咸的感受器影响最大。

（2）嗅觉的改变：有关老年人嗅觉方面的研究较少，主要见于老年人的鼻腔中感受气味的感受器萎缩，使得老年人的嗅觉敏感度降低，不太能分辨不同的气味。由于嗅觉在味觉上扮演着重要的角色，故可能会影响食欲。此外，嗅觉丧失也会对一些危险环境（如有毒气体、烟味等）的敏感度降低，使老年人辨别危险处境的能力较差。

4.触觉的改变　知觉功能的老化主要表现在对温度、压力、疼痛等感受力减弱。

二、常见感官疾病评估要点

（一）老年性耳聋

1.健康史

（1）由于高血压、冠心病、高脂血症、糖尿病等慢性疾病均可导致听觉感受器和（或）蜗后听神经系统受损，评估老年人是否患有此类疾病。

（2）评估老年人近期是否服用庆大霉素、卡那霉素、多黏菌素、万古霉素、奎宁、阿司匹林等药物，以及是否对听神经有损伤。

（3）评估老年人噪声接触情况，询问有无噪声接触史。长期接触高分贝的噪声可引起局部血流改变或缺血，使听觉器官供血不足而致耳聋。

（4）评估老年人有无烟、酒嗜好，有无耳硬化病、中耳炎等病史。

2.身体状况

（1）症状：评估 60 岁以上的老年人是否出现原因不明的双侧对称性听力下降，以高频听力下降为主。

（2）体征：评估老年人耳部是否有压痛，耳道有无充血、肿胀。

3. 心理 - 社会状况   听力下降，严重影响老年人的正常交流，导致老年人性情急躁、抑郁寡欢或产生与社会隔绝感和孤独感，对生活失去信心，严重损害老年人的身心健康。

（二）老年人白内障

1. 健康史

（1）评估老年人有无渐进性、无痛性视力下降及视力下降的程度等。

（2）评估老年人是否出现视物模糊，光感或手动感等。

（3）评估老年人生活自理能力，能否自行进食、如厕、沐浴等。

2. 身体状况

（1）症状：视力呈渐进性、无痛性减退，最后只剩光感。早期患者眼前出现固定不动的黑点，亦可有单眼复视或多视、屈光改变等症状。

（2）体征：晶状体呈混浊、屈光改变。

3. 心理 - 社会状况   视觉功能改变，视力减退，会影响老年人的日常生活，使老年人自信心降低，甚至产生消极、悲观情绪。

（三）老年人青光眼

1. 健康史

（1）评估老年人是否有青光眼家族史，有无高血压、近视、糖尿病、吸烟等。

（2）评估近期眼部疼痛程度，有无过度劳累，以及长时间阅读书籍等。

2. 身体状况

（1）原发性开角型青光眼：主要表现为眼压增高合并视野缺损，评估老年人是否伴有头痛、头晕、眼胀、雾视等症状，活动时是否出现碰伤或跌倒。

（2）原发性闭角型青光眼：评估老年人是否出现剧烈眼痛、头痛、虹视，有无伴有恶心、呕吐、视力急剧减退等。

3. 心理 - 社会状况   老年人由于视力突然下降，正常生活受到很大影响，容易产生紧张、焦虑的心理表现。

三、相关护理诊断／问题

（一）老年性耳聋

1. 感知改变、听力下降   与血供减少，听觉器官退行性病变有关。

2. 社交障碍   与听力下降有关。

3. 知识缺乏   与缺少信息、缺乏正确指导有关。

（二）老年人白内障

1. 感知改变、视力减退   与晶状体混浊有关。

2. 自理缺陷   与晶状体混浊导致视力减退有关。

3. 潜在并发症   继发性闭角型青光眼。

（三）老年人青光眼

1. 疼痛   与眼压升高有关。

2. 感知改变   与眼压升高致角膜水肿有关。

3. 自理能力减退   与视力障碍有关。

第十二节　睡眠障碍评估

睡眠障碍（sleep disorder）是常见的身体功能障碍，表现为睡眠 - 觉醒过程中的各种功能紊乱，根据《国际睡眠疾病分类（第三版）》（ICSD-3），睡眠障碍包括失眠、睡眠相关呼吸障碍、中枢性嗜睡障碍、昼夜节律睡眠 - 觉醒障碍、异态睡眠、睡眠相关运动障碍和其他睡眠障碍。研究显示，我国 60 岁以上老年人睡眠障碍的患病率达 35.1%～46.1%。

一、基本知识

1.机体老化的影响　随着年龄的增长，老年人大脑皮质功能减退、调节睡眠的能力下降，机体新陈代谢减慢，日常活动量减少，对睡眠时间的需求也减少，容易出现入睡困难、早醒、睡眠实际维持时间短等。

2.躯体疾病　老年人常患多种疾病，因为疾病或伴随症状如疼痛、咳嗽、夜尿增多、呼吸困难等影响睡眠。常见疾病如脑血管病、脑肿瘤、帕金森病、抑郁症、甲状腺功能异常、慢性阻塞性肺疾病、冠心病、心功能不全、肝肾疾病、类风湿关节炎、骨质增生、瘙痒症、夜间肌痉挛等。

3.药物影响　使用中枢性抗高血压药物、抗精神病药物、支气管舒张剂、甲状腺素、催眠药（戒断反应）等可能会对神经系统造成刺激，影响睡眠。

4.其他因素　不良的睡眠习惯（如睡前饮酒、含咖啡因的饮料、浓茶，晚餐过饱等）、精神刺激、心理因素、环境改变等可影响老年人的正常睡眠。

二、睡眠障碍特点

1.入睡困难和维持睡眠困难　老年人常较难入睡，睡眠潜伏时间较长，有效睡眠时间较短，导致白天、夜晚节律混乱，以致白天昏昏欲睡，夜晚异常清醒。

2.睡眠呼吸障碍　老年人因睡眠可能会引起呼吸障碍，如睡眠呼吸暂停、睡眠加重呼吸疾病、夜间吸入性呼吸困难、夜间阵发性呼吸困难等。

3.嗜睡　老年人睡眠障碍的常见症状是嗜睡，可能与脑部疾病（脑动脉硬化、脑萎缩、脑血管疾病、脑肿瘤）、药物因素（催眠药）、环境因素（噪声、光照、严寒、高温、卧具不适）、全身病变（心力衰竭、肺部感染、甲状腺功能减退）等有关。由于老年人的身体功能较差，对身体存在的病变反应较为迟钝，因此相关症状的表现不够明显，有时会表现为嗜睡。

三、评估要点

1.健康史　了解发病诱因，病程，有无心理、环境影响因素，有无导致失眠的疾病存在或药物应用史；评估老年人睡眠障碍是老化引起的生理现象还是疾病或药物所致，多数老年患者睡眠障碍的发生与躯体疾病有关。

2.身体状况　评估睡眠障碍的类型及程度。了解老年患者入睡和起床时间，有无易醒、早醒，睡眠中觉醒次数和时间，总睡眠时间是否充足，是否多梦，睡眠中是否有伴随症状或异常表现，对同室睡眠者有无影响，睡眠质量如何，是否在晨起后头痛、头晕、乏力、反应迟钝、情绪不稳；是否打鼾在睡眠中出现呼吸暂停，整晚睡眠中呼吸暂停时间和次数；是否有睡眠瘫痪现象，偶尔出现还是经常发生，有无白天嗜睡现象，发作性睡眠时是否有跌倒、睡前幻觉等。

3. 心理 - 社会状况　由于正常的睡眠规律被打乱，患者多会出现不同程度的焦虑、烦躁或表现为抑郁。

四、相关护理诊断／问题

1. 睡眠型态紊乱　与正常的睡眠规律被打乱有关。
2. 疲乏　与睡眠时间不足、睡眠质量下降有关。
3. 焦虑　与睡眠紊乱干扰日常工作、生活有关。
4. 潜在并发症：阿尔茨海默病　与长期睡眠紊乱有关。

第 3 章 | 老年人精神心理状态评估

第一节 认知功能评估

认知（cognition）是指个体认识和理解事物的心理过程。认知过程（cognitive process）是指人们获得知识或运用知识的过程，即信息加工的过程，是人最基本的心理过程，其中思维是认知过程的核心。我国 65 岁以上老年人轻度认知障碍的发病率为 41.5%，每年 10%～15% 的轻度认知障碍患者进展为阿尔茨海默病（AD），轻度认知障碍已成为影响老年人健康和生活质量的重要问题。

一、基本知识

1.**阿尔茨海默病** 是最常见的老年人认知障碍，表现为记忆力减退、思维能力下降、判断力减退等。随着病情进展，个体可能出现迷失、语言障碍和行为异常等症状。

2.**血管性痴呆** 由脑血管疾病引起的认知功能损害，表现为记忆力减退、思维迟缓、注意力不集中等症状。症状可能会随着病情的严重程度而波动。

3.**帕金森病** 除了运动功能障碍外，帕金森病患者还可能出现认知功能障碍，如记忆力减退、思维迟缓等。

4.**老年痴呆症** 是指不属于阿尔茨海默病或血管性痴呆的其他类型的老年人认知障碍，包括额颞叶痴呆、小脑痴呆等。

5.**轻度认知障碍** 是一种介于正常老化和痴呆症之间的状态，患者表现出轻微的认知功能损害，但尚未达到痴呆症的标准。

二、评估要点

1.**病史收集** 包括了解患者的既往史、家族史、用药史等，以及对患者目前症状的描述和持续时间。

2.**临床观察** 包括患者外表、行为、语言、情绪状态、面部表情、姿势、步态等。

3.**神经系统检查** 包括检查神经系统的运动功能、感觉功能、脑神经功能等，如检查瞳孔对光反射、肌张力、反射弧等。

4.**心理评估** 包括患者的心理状态和情绪，如焦虑、抑郁等，此类因素可能会影响患者认知功能的表现。

5.**日常生活能力评估** 包括生活自理能力、社交能力、财务管理能力等，这些能力反映了患者的认知功能状态。

6. 影像学检查 包括颅脑 CT 或 MRI 等影像学检查，用于排除颅内结构性病变或其他病因。

7. 血液检查 包括常规血液检查、生化指标检查等，用于排除其他疾病对认知功能的影响，如甲状腺功能异常、维生素缺乏等。

三、评估措施

1. 轻度认知障碍的评估 可采用蒙特利尔认知评估量表（MoCA），用于快速筛查轻度认知障碍的工具，包括注意与集中、执行功能、记忆、语言、视结构技能、抽象思维、计算和定向力 8 个认知领域检查，项目总分 30 分，完成 MoCA 评估大约需要 10min。该量表的敏感度较高，覆盖重要的认知领域，测试时间短，适合临床运用。

2. 阿尔茨海默病的评估 可采取认知分量表（ADAS-cog），用于评估阿尔茨海默病患者的认知功能，是目前运用最广泛的认知评价量表，该量表包括定向、语言、结构、观念的运用、词语即刻回忆与词语再认，共 11 题，评估时间 15～30min，满分 70 分。该量表是轻中度痴呆治疗药物疗效评估的常用量表，通常将改善 4 分作为治疗显效的判定标准，现得到临床广泛使用。

3. 痴呆患者的评估 可应用临床痴呆评定量表（CDR），是医师通过与患者和其家属交谈中获得信息，加以提炼，完成对患者认知受损程度的评估，继而快速评定患者病情的严重程度。评定领域包括记忆、定向力、判断与解决问题的能力、工作与社会交往能力、家庭生活与个人业余爱好、独立生活自理能力。

四、相关护理诊断／问题

1. 有急慢性意识障碍的危险 与相关疾病所致的大脑综合功能障碍有关。

2. 记忆功能障碍 与脑血管疾病、慢性酒精中毒等所致的脑器质性病变有关。

3. 思维过程受损 与认知功能受损导致注意力不集中、思维迟缓等有关。

4. 言语沟通障碍 与语言中枢受损或构音器官功能障碍有关。

5. 知识缺乏 与缺乏疾病预防、康复的相关知识有关，主要与认知功能障碍有关。

6. 有沟通增强的趋势 与导致沟通障碍的疾病逐渐好转有关。

第二节 焦虑评估

焦虑（anxiety）是老年人最常见、最需要干预的情绪状态之一。焦虑在老年人中较为普遍，65% 老年人出现焦虑症状，近 1/4 的老年人报告的焦虑水平与广泛性焦虑症患者相似。老年人自身的健康状况、生活环境、社交关系等变化均可能与老年人焦虑有关，其对老年人群的生活质量产生较大影响。

一、基本知识

1. 焦虑症（anxiety disorder） 是以焦虑情绪为主的神经症，表现为紧张、不安、急躁、失眠等，但又无法说出明确的焦虑对象。其常伴有自主神经功能紊乱、肌肉紧张与运动性不安。两种主要的临床形式为广泛性焦虑障碍和惊恐障碍。

2. 广泛性焦虑障碍（generalized anxiety disorder，GAD）　以经常或持续的、全面的、无明确对象或固定内容的紧张不安及过度焦虑感为特征。这种焦虑症一般是由过度的担忧引起，常使患者感到难以忍受，但又无法摆脱；通常伴有自主神经功能亢进、运动性紧张和过分警惕。

3. 惊恐障碍（panic disorder，PD）　又称急性焦虑障碍，主要症状特点是反复出现的、突然发作的、不可预测的、强烈的惊恐体验，一般历时 5 ～ 20min，伴濒死感或失控感，患者常体会到濒临灾难性结局的害怕和恐惧。

二、评估要点

1. 病史收集　包括了解患者的健康史、既往病史、家族史、用药史等，以及对患者目前症状的描述、发作和持续时间。

2. 临床观察　包括患者的情绪、外表、行为、语言、情绪状态、面部表情、姿势、步态、睡眠、营养状况等。

3. 神经系统检查　包括检查神经系统的运动功能、感觉功能、脑神经功能等，如肌张力、反射弧等。

4. 心理 - 社会状况评估　包括个性特点、负性生活事件、心理应对方式、家庭状况、经济状况、婚姻、子女、生活环境及社会支持系统等。

5. 日常生活能力评估　包括生活自理能力、社交能力、财务管理能力等，对患者的治疗康复有影响，为制订长期医疗计划和进行预后估计提供参考信息。

6. 影像学检查　包括超声、心电图、X 线、颅脑 CT、MRI、脑电图（EEG）等排除可能引起焦虑的身体器质性病变。

7. 血液检查　包括全血细胞分析、肝功能、肾功能、血糖、电解质、甲状腺功能、维生素 B_{12} 和叶酸浓度、人血清白蛋白等。

三、评估措施

1. 访谈与观察　通过询问、观察，综合评估老年人有无焦虑情绪存在。

2. 量表评定　常用于焦虑评估的量表包括汉密尔顿焦虑量表、状态 - 特质焦虑问卷、Zung 焦虑自评量表和贝克焦虑量表等，其中汉密尔顿焦虑量表和状态 - 特质焦虑问卷在老年人焦虑评估中使用较多。①汉密尔顿焦虑量表（Hamilton anxiety scale，HAMA）：由 Hamilton 于 1959 年编制，是广泛用于评定焦虑严重程度的他评量表（附表 5）。该量表包括精神性和躯体性两大类，各 7 个条目，共 14 个条目，均采用李克特 5 级评分法。总分超过 7 分即表明患者可能存在不同严重程度的焦虑。②状态 - 特质焦虑问卷（state-trait anxiety inventory，SRAI）：由 Spieberger 等编制的自我评价问卷，能直观地反映被测者的主观感受（附表 6）。该量表包含 Cattell 和 Spieberger 提出的状态焦虑和特质焦虑两个概念，状态焦虑描述一种不愉快的情绪体验，如紧张、恐惧、忧虑和神经质，伴有自主神经系统功能亢进，一般为短暂性的；特质焦虑描述相对稳定的，作为一种人格特质且具有个体差异的焦虑倾向。共 40 个条目，常采用李克特 4 级评分法，总分越高，表示焦虑程度越严重。

3.焦虑可视化标尺技术 是指运用可视化标尺，让被测者在上面标出能表明其焦虑程度的位点（图 3-1）。该方法操作简单，可对被测者进行焦虑的快速筛查。

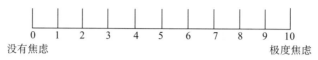

图 3-1 焦虑可视化标尺技术
指导语：请在可视化标尺相应位点上标明其焦虑程度

四、相关护理诊断／问题

1.焦虑 与情感缺失、心理压力、自身疾病等有关。

2.情绪控制失调 与自身疾病、角色转变适应不良等有关。

3.无望感 与过度担忧情绪有关。

4.生活自理能力下降 与个人应对能力失调、焦虑发作时自我保护能力下降等有关。

5.睡眠型态紊乱 与环境不熟悉、心理压力、幻觉等有关。

6.有自残或自杀的危险 与情绪控制失调、角色冲突等有关。

7.舒适度减弱 与出现胸闷、气短、头痛等症状有关。

8.思维过程紊乱 与心理压力大、精神衰弱等有关。

第三节 抑郁评估

除焦虑外，抑郁也是老年人常见不良情绪状态的一种，对老年人的身心健康产生的潜在威胁同样不容忽视。相关研究表明，中国老年人抑郁症状的总患病率为 20%，空巢老年人更容易遭受抑郁的折磨，值得关注的是，8.7% 的老年人存在抑郁和焦虑共病症状，并且随着老龄化社会的进展，其患病率日趋上升。抑郁症可反复发作，使患者丧失劳动能力和日常生活能力，导致精神残疾，甚至出现自杀企图和自杀行为。当前老年期抑郁症已构成全球性的严重精神卫生保健问题，其评估显得尤为重要。

一、基本知识

1.抑郁（depression） 是个体失去某种其重视或追求的东西时产生的情绪状态，其特征是情绪低落，甚至出现失眠、悲哀、自责、性欲减退等表现。

2.老年期抑郁症（geriatric depression） 是指年龄在 55 岁或 60 岁以上的老年人出现以情绪低落、思维迟缓、意志活动减退、语言活动减少、兴趣减退、自我价值感降低等为主要临床表现的老年期抑郁相关症候群。躯体表现为全身慢性疼痛、恶心、嗳气、便秘和腹泻等消化系统症状，心悸、胸闷等心血管系统症状等。严重者可产生自杀倾向。

二、评估要点

1. **病史收集**　包括了解患者的健康史、既往病史、家族史、用药史等，以及对患者目前症状的描述、发作和持续时间。

2. **临床观察**　包括观察患者的外表、行为、语言、情绪状态、面部表情、姿势、步态、睡眠、营养状况等。

3. **症状学评估**　通过认知功能筛查量表如 MMSE、蒙特利尔认知功能评估量表，可以初步了解患者认知功能，为抑郁与痴呆的鉴别诊断提供线索。另外，每例患者均需评价自杀风险，询问患者的自杀意念、自杀计划、自杀准备、目前及既往的自杀行为、自杀手段的便利性及可及性、自杀的危险因素及保护因素等。

4. **神经系统检查**　包括检查神经系统的运动功能、感觉功能、脑神经功能等，如肌张力、反射弧等。

5. **心理 - 社会状况评估**　评估退休、丧偶、独居、家庭纠纷、搬迁等生活事件对情绪和生活的影响，并需要特别关注持续负性生活事件的影响。另外，还应评估老年人的教育文化背景、工作经历、人际关系、人格特征、宗教信仰、丧偶等应激事件，以及应对方式、主要照顾者、被照顾感受等情况。

6. **日常生活能力评估**　包括评估患者生活自理能力、社交能力、财务管理能力等，对患者的治疗康复有影响，为制订长期医疗计划和进行预后估计提供参考信息。

7. **影像学检查**　包括颅脑 CT、MRI、EEG 等，以便观察是否存在脑室扩大和皮质萎缩，排查颅内结构性病变或其他病因。

8. **血液检查**　包括全血细胞分析、肝功能、肾功能、血糖、电解质、甲状腺功能、维生素 B_{12} 和叶酸浓度、人血白蛋白等。

三、评估措施

1. **访谈与观察**　通过询问、观察，综合评估老年人有无抑郁情绪存在。

2. **量表评定**　常用于老年人抑郁评估的量表包括汉密尔顿抑郁量表、老年抑郁量表、患者健康问卷、Zung 抑郁自评量表、流调中心抑郁量表和贝克抑郁量表等，其中汉密尔顿抑郁量表和老年抑郁量表应用便捷且在临床上被广泛应用。①汉密尔顿抑郁量表（HAMD）：由 Hamilton 于 1960 年编制，是临床上应用便捷且已被广泛接受的量表（附表7）。该量表已经过多次修订，有 3 个版本，分别包含条目数 17、21、24 项，在此主要介绍条目数为 24 项的版本。量表中大部分条目采用李克特 5 级评分法，少数项目采用李克特 3 级评分法。主要评估被测者近几天或近一周的情况，总分能较好地反映疾病的严重程度，按照 Davis JM 的划界分，总分≥ 8 分则存在不同程度抑郁。②老年抑郁量表（geriatric depression scale，GDS）：由 Brink 等于 1982 年编制，是专门用于老年人的抑郁筛查量表（附表 8）。该量表包括情绪低落、活动减少、易激惹、退缩痛苦的想法、对过去与现在及将来的消极评分，共 30 个条目。但关于该量表的临界值仍然存在疑问，通常用于一般筛查目的时建议采用：总分 0 ～ 10 分，正常；11 ～ 20 分，轻度抑郁；21 ～ 30 分，中重度抑郁。

3. 抑郁可视化标尺技术　是指运用可视化标尺，让被测者在上面标出能表明其抑郁程度的位点（图 3-2）。该方法操作简单，可对被测者进行抑郁的快速筛查。

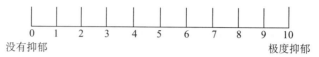

图 3-2　抑郁可视化标尺技术

指导语：请在可视化标尺相应位点上标明其抑郁程度

四、相关护理诊断／问题

1. 悲伤　与环境改变、自身疾病不适感等有关。

2. 持续性悲伤　与自身性格、社交减少、退休、衰老等有关。

3. 无能为力感　与个体应对能力降低、消极心理等有关。

4. 个人应对无效　与社会参与改变、对将来丧失信心、使用心理防卫机制不恰当有关。

5. 思维过程紊乱　与心理压力大、精神衰弱等有关。

6. 睡眠型态紊乱　与精神压力大、悲观情绪等有关。

7. 有自残或自杀的危险　与严重抑郁、悲观情绪、自责自罪观念、有消极观念、有自杀企图和无价值感有关。

第4章 老年人社会健康评估

人均具有社会属性，全面认识和衡量老年人综合健康水平，除生理、心理健康外，还应评估其社会健康状况。老年人社会健康评估包括角色评估、社会功能评估、家庭功能评估和环境评估等方面。良好的角色适应、社会和家庭支持及正常的社会接触是老年人健康的重要组成部分。

第一节 角色功能评估

人的一生在不同阶段会扮演着不同的角色，老年人由于退休、年龄、健康等多种原因发生了一系列变化，包括社会角色变更、家庭角色变更、角色期望变更。角色变更是否成功关系着一个人的自尊和自信，也维系着一个人的社会身份。老年人角色功能评估的目的在于明确被评估者对角色的感知、有无角色适应不良等，以便及时采取干预措施，避免角色功能障碍给老年人带来的生理和心理两方面的不良影响。

一、基本知识

1. 角色　是社会交往和互动中成套的行为期待，是人与人之间一种稳定的相互关系。角色不能独立存在，需要存在于他人的相互关系中，在社会生活中与一个个体同时扮演着多重角色。

2. 角色变更　老年人社会角色变更主要是指社会政治、经济地位的变化所带来的角色改变。典型的角色变更如由父母、工作人员、配偶等转变为祖父母、退休人员、丧偶等，也就是说其会失去一些承担的角色，同时也会扮演一些新的角色。

3. 角色功能　是指从事正常角色活动的能力，包括正式的工作、社会活动、家务活动等。老年人躯体健康不佳、心理障碍、功能退化等可以使角色功能下降。

二、评估要点

1. 角色的承担　老年人承担的角色主要可分为以下3类：①一般角色，是指由每个人的年龄、性别所赋予的角色，是人们为完成每个生长发育阶段中的特定任务所必须承担的，由所处社会情形和职业所确定的角色。②家庭角色，是指家庭成员在家庭中的特定身份，反映其在家庭中的相对位置和与其他成员的相互关系，还代表了老人在家庭中应该承担的职能。评估时要求护理人员持客观评价、尊重事实的态度。③社会角色，是指与人的社会地位、身份相一致的一整套权利、义务和行为模式。社会关系形态的评估，可提供有关自我概念和社会支持资源的信息。

2.**角色的认知** 是个体认知自己和他人身份、地位及各种社会角色的区别与联系的过程。评估要点：①准确的角色认知。个体应清楚自己被赋予的具体任务与职责，以及这些任务和职责的重要性，此外，还需要知道完成任务的首选方法。②角色期望与角色行为的匹配。老年人对自己的角色期望是否与实际扮演的角色相符，包括评估老年人是否清楚自己的角色定位，以及是否能按照期望履行职责。③他人对角色的评价。他人对个体角色扮演的评价与反馈，包括他人对个体角色期望是否认同，以及个体是否能够有效地与他人沟通自己的角色和职责。

3.**角色的适应** 是指个体为达到自己认知的角色要求而采取行动的过程。若个体角色表现与角色期望不协调或无法达到角色期望要求时，则出现角色的不适应。角色适应不良常见表现：生理上表现为头晕、头痛、睡眠障碍、乏力、心悸、肾上腺素升高、胆固醇升高等；心理上表现为紧张、焦虑、抑郁、伤感、易激惹、自责，甚至绝望等。

三、评估措施

老年人角色评估主要通过观察和交谈进行评估，也可通过量表进行评估，如 Barry 角色评估量表（附表9）、角色功能评估量表（附表10）等。

1.**角色承担的评估** 询问老年人过去及现在的情况，评估分析角色的变更。通过询问老年人过去的职业、离退休年份、现在的工作状况、最近一周内做了什么事情、什么事情最重要、什么事情很困难等评估老年人一般角色的承担情况；通过询问是否照顾孙辈、配偶在否、对家庭是否满意等评估家庭角色的承担情况；而对社会角色的评估可通过收集老年人每日活动的资料，对其社会形态进行分析，如果被评价者对每日活动不能明确表达，提示社会角色的缺失或不能融入社会活动中。不明确的反应，也可提示可能有认知或其他精神障碍。

2.**角色认知的评估** 请老年人描述自己角色的感受，询问老年人自己的角色期望是否相符、别人对其所承担的角色的期望、老年期对其生活方式及人际关系方面的影响等。同时，还应询问别人对其角色的期望是否认同，并观察老年人是否能够有效地与他人沟通自己的角色和职责。

3.**角色适应的评估** 通过观察，可以了解老年人在家庭、工作和社会生活中所承担的角色、对角色的感知与满意情况，以及有无角色适应不良的心理、生理反应。通过交谈，可以了解被评估者对角色的理解和适应情况，以及他们在角色变更过程中可能遇到的困难和挑战。

四、相关护理诊断／问题

1.**无效性角色行为** 与年龄增长、退休等导致的心理适应不良、角色认知不正确等有关。

2.**社会交往障碍** 与退休、子女独立、社交圈缩小等有关。

3.**应对无效** 与个体角色认知不清、不能满足角色期望、功能下降等有关。

4.**睡眠型态紊乱** 与角色适应不良有关。

5.**疲乏** 与角色适应不良有关。

6. 有孤独的危险　与角色认知不清、社交圈缩小等有关。

7. 自我认同紊乱　与自我角色定位不清晰、角色期望过高等有关。

第二节　社会功能评估

社会功能（social function）是全面康复的核心问题，完整健全的社会功能能够客观地反映个体的生活质量，也是评价个体身心健康的重要组成部分，社会功能缺陷可导致患者出现社会应尽职能紊乱和人际交往行为障碍。老年人的社会功能对其身心健康状况产生十分重要的影响。

一、基本知识

1. 社会功能　是指个体为完成人生任务而在与社会环境发生的适应、改变、创造等互动关系中发挥的作用和效应。人生任务的分量和个体完成人生任务的能力同时影响着人的社会功能的发挥。通俗地说就是一个人以一个社会成员的身份，通过与周围的环境和人互动来达到解决生活中遇到问题的能力。例如，解决肚子饿需要我们学会使用炊具和食材来做一顿饭，或者通过手机程序点外卖等。不管通过哪种方式解决肚子饿的问题，相同点都是需要与周围的环境和环境中的人互动。

2. 社会功能分类　①高级社会功能：理想和信念、责任和承诺、影响他人和团体思想和行为的能力、管理决策和领导才能、创造与革新；②基本社会功能：能在社会生存、获得薪酬和支持、能拥有并保持基本的人际关系、能对社会有所贡献。

二、评估要点

1. 精神心理评估　包括对老年人认知功能和情绪状态等的评估。

2. 社会支持评估　社会支持是一个人从他人或家庭及其他社会网络中获得的物质及精神上的支持，包括客观支持、主观支持及支持利用度 3 个方面。

3. 自我照料评估　包括基本日常生活能力评估、功能性日常生活能力评估及高级日常生活能力评估等。

三、评估措施

老年人社会功能评定可采用量表进行评估，常用量表工具：①情绪和社会功能障碍量表（附表 11），包括愤怒、情绪失控、无助、惰性和疲劳、淡漠及精神兴奋 6 个方面，共 27 个条目，具有较高的可靠性和代表性；②社会支持评定量表（social support rating scale，SSRS）（附表 12）由肖水源于 1986 年编制，包括主观支持、客观支持和支持利用度 3 个方面，共 10 个条目，现已被临床广泛应用；③ Barthel 指数评定量表（Barthel index，BI）（附表 13）由美国学者 Mahoney 和 Barthel 于 1965 年正式发布，包含大便控制、小便控制、修饰、如厕、进食、转移、步行、穿衣、上下楼梯、洗澡 10 个条目，是目前世界上公认的最为常用的评估日常生活能力的量表。

四、相关护理诊断／问题

1. 社会交往障碍　与社交能力减弱、社交活动减少、缺乏兴趣等有关。
2. 应对无效　与肌力下降、社会支持不足、慢性疾病、不良情绪等有关。
3. 独立决策能力减弱　与功能退化、思维紊乱、疾病等有关。
4. 记忆功能障碍　与功能退化、脑部萎缩、慢性疾病等有关。
5. 躯体活动障碍　与长时间卧床、缺乏运动、营养不良等有关。

第三节　家庭功能评估

家庭（family）作为社会最基本、最重要的生活单位是老年人身心健康保障的重要场所，家庭功能反映了家庭作为一个整体满足家庭成员需求的能力。评估老年人的家庭功能可以帮助老年人家庭早期发现其存在的问题，及时采取干预措施，对保障老年群体高质量的晚年生活、实现老有所养和积极老龄化尤为重要。

一、基本知识

1. 家庭功能　是指家庭作为一个社会基本单位对家庭成员的生存和发展所发挥的作用。
2. 家庭照护能力　是指家庭成员在照顾其他家庭成员，特别是老年人或需要特殊照顾的成员时具备的能力和资源。

二、评估要点

1. 家庭功能　主要评估内容包括家庭成员的基本资料、家庭类型与结构、家庭成员之间的互动、家庭对个体的支持、家庭在社会中的角色，以及家庭压力等。
2. 家庭照护能力　主要评估内容包括日常生活的照料、健康管理、情感支持等方面，涉及家庭成员的专业知识、技能及资源的使用，以确保家庭成员得到适当的照顾和关怀。

家庭功能关注的是家庭的整体结构和作用，而家庭照护能力则侧重于家庭成员特别是老年人或残疾人的具体照顾能力和服务提供，两者共同影响着家庭成员的生活质量。

三、评估措施

1. 家庭功能的评估　老年人家庭功能评定可采用量表进行评估，常用量表工具：①家庭关怀度指数量表（family adaptation, partnership, growth, affection, resolve index, APGAR）（附表 14）涵盖了适应度 A（adaptation）、合作度 P（partnership）、成熟度 G（growth）、情感度 A（affection）和亲密度 R（resolve）家庭功能的 5 个重要部分，通过评分可以了解老年人对家庭功能的主观满意度。②家庭支持量表（perceived social support from family scale, PSS-Fa）：由 Procidano 等编制，包含 15 个条目，用于评估个体所感受到的家庭支持水平。③家庭功能评定量表（family assessment scale, FAD）是根据 McMaster 的家庭功能理论（McMaster model of family functioning, MMFF）编制而成的，MMFF 将家庭功能概括为问题解决（problem solving, PS）、沟通（communication, CM）、角色（roles, RL）、情感反应（affective response, AR）、情感介入（affective involvement, AI）、行为控制（behavioral control, BC）、

总的功能（general functioning，GF）7 个方面，从整体上全面地对家庭功能进行评定。

2. 家庭照护能力的评估　家庭照护能力的评估可采用家庭照护能力量表（family caregiver task inventory，FCTI）。FCTI 由 Clark 和 Rakowski 编制，包括 3 个维度 45 个条目，用于评估成年照顾者照顾技能水平。鉴于原量表缺少对照顾者主观感知方面的评估，Lee 和 Mok 于 2011 年对原量表进行修订，形成中文版 FCTI（附表 15），该版本包含适应照顾角色、应变及提供协助、处理个人情绪需要、评估家人及社区资源、调整生活以满足照顾需要 5 个维度，共 25 个条目。该量表被用于评估家庭照顾者在照顾患者过程中的能力和负担情况，通过该量表可以了解照顾者在照顾过程中的感受和挑战，以及他们所承担的任务和责任。

四、相关护理诊断／问题

1. 家庭应对无效　与老年人语言沟通障碍、家庭缺乏沟通等有关。
2. 照顾者角色紧张　与长期照顾负担重、心理压力大、专业知识缺乏等有关。
3. 焦虑　与自我照护能力下降、照护需求未满足、照顾负担过重等有关。

第四节　环境评估

老年人的健康与其所处的环境有着密切的关联，如果环境的变化超过了老年人机体的调节范围和适应能力，即会引发疾病。环境评估能为老年人选择一个良好的独立生活的养老环境，是老年综合评估的重要内容。

一、基本知识

1. 环境　广义的环境是指人类生存的空间及其中可以直接或间接影响人类生活和发展的各种自然因素，狭义的环境则是指环境中个人的区域，如病房、居室等。环境可进一步分为物理环境和社会环境。

（1）物理环境：是指一切存在于机体外环境的物理因素的总和。

（2）社会环境：是指人类生存及活动范围内的物质与精神条件的总和。

2. 文化休克（culture shock）　又称文化冲击或文化震荡，是指进入到不熟悉的文化环境时，因为失去自己熟悉的所有社会交流的符号和手段而产生的一种迷失、疑惑、排斥甚至恐惧的感觉。

二、评估要点

1. 物理环境的评估　受传统家庭聚居观念的影响及对熟悉的环境等多层面的需求，老年人更倾向于选择居家养老，而且随着正常老化，老人的视觉、听觉和肢体协调都会出现转变，容易导致老人跌倒。因此，在物理环境评估中需要对老年人居家环境进行评估，尤其是居家环境安全。

2. 社会环境的评估　包括经济环境、生活方式、社会关系和社会支持、文化等诸多方面，这些因素与老年人的健康有着密切关系，尤以经济状况对老年人的健康和角色适应影响最大。鉴于经济状况是一个相对隐私的问题，医护人员在进行评估时要加强沟通技巧，注意语言的组织。

三、评估措施

1. **居家环境评估**　主要评估居家危险因素和居家生活条件。通过交谈和观察评估楼梯、浴室、卧室等区域是否存在跌倒和滑倒等事故易发因素，空间布局是否合理，设施设备是否适应老年人的生活需要和生理特点，居家设施的维护状况，周边环境，老年人被照顾情况及照顾者情况等。另外，可采用量表进行评估，如费立鹏等家庭环境量表汉化版（family environment scale-Chinese version，FES-CV）（附表 16）、《老年人跌倒干预技术指南》、居家环境致跌倒危险因素评估量表（home fall hazards assessment，HFHA）及居家环境安全评估量表等。

2. **经济状况评估**　工具主要以自制的评估问卷为主，主要从以下几个方面了解经济状况。①家庭经济状况：有无经济困难，家庭固定月收入水平如何，收支是否平衡，医疗、饮食、文化等各方面消费构成比，家中是否有固定存款，是否存在负债情况等；②经济支持情况：主要经济来源有哪些，子女收入情况，退休后工资福利如何等；③医疗费用支付形式：医保类型，是否购买疾病相关保险。

3. **生活方式评估**　通过交谈或直接观察，评估饮食、睡眠、排泄、活动、娱乐等方面的生活习惯及有无吸烟、酗酒等不良嗜好。若有不良生活方式，应进一步了解其对老年人带来的影响。

4. **社会关系与社会支持评估**　通过交谈与观察评估老年人是否有支持性的社会关系网络和社区资源，如各种相处关系（家庭关系是否稳定，家庭成员是否相互尊重，与邻里、挚友、老同事之间相处是否和谐，家属间的互动情况等）、可得到的支援与帮助（家庭成员向老年人提供帮助的能力及对老年人的态度、养老设施等）、当遇到困难能否主动寻求帮助等。另外，可采用量表进行评估，如由肖水源编制的社会支持评定量表（social support rating scale，SSRS）（附表 12）包含客观支持、主观支持和支持利用度 3 个维度，共 10 个条目；Zimet 等编制的领悟社会支持量表（perceived social support scale，PSSS）（附表 17）包含家庭支持、朋友支持和其他支持（老师、同学、亲戚）3 个分量表，共 12 个条目；陆斌社会网络量表（social networks scale，SNS）等。

5. **文化环境评估**　通常通过自制的问卷进行评估，评估的主要内容包括价值观、信念、宗教信仰、风俗习惯、教育水平等，这些因素与健康密切相关，决定着人们对健康、疾病、老化和死亡的看法和信念。应注意的是，文化休克需结合观察进行询问；如果老年人独居，应详细询问是否有亲近的朋友、亲属。

四、相关护理诊断／问题

1. **有跌倒的危险**　与适老化环境设计不到位、老年人功能退化等有关。
2. **睡眠型态紊乱**　与环境不熟悉等有关。
3. **焦虑**　与不适应环境、社会支持不足等有关。
4. **照顾者角色紧张**　与担心被照顾者的健康状况、长期高强度的照顾工作等有关。

第5章　老年康复评估

第一节　肌力评估

肌力（strength）是肌肉收缩时产生的最大力量。肌力评估是患者按照评估者的指令在特定的体位下完成标准动作，评估者通过触摸患者肌肤、观察患者完成动作及肌肉对抗肢体自身重力和由评估者施加阻力的能力，评估所测肌肉或肌群最大自主收缩能力的方法。随着年龄增长，老年增龄性的骨骼肌丢失是导致老年人跌倒的主要原因，准确地评估老年人的肌肉功能，对于减少跌倒、降低骨折风险至关重要。肌力评估常用来判断患者有无肌力低下及肌力低下的范围与程度。发现导致肌力低下的原因，协助进行神经肌肉疾病的损伤定位诊断，为制订治疗、康复训练计划提供依据，可检验治疗训练的效果。

一、基本知识

1. **脑血管疾病**　是指脑血管病变引起的脑功能障碍的一类疾病总称，包括由于脑动脉粥样性硬化、脑血栓形成、脑血管狭窄或闭塞、脑血管破裂等引起的一系列脑部疾病，分为缺血性脑血管病和出血性脑血管病。患者表现为一侧肢体偏瘫无力、言语吞咽障碍、认知障碍等。

2. **帕金森病**　又称为"震颤麻痹"，是一种常见的老年神经系统退行性疾病，具有特征性运动症状，包括静止性震颤、运动迟缓、肌强直和姿势平衡障碍等。

3. **肌少症**　是指因持续骨骼肌量流失、强度和功能下降而引起的综合征。骨骼肌是人体运动系统的动力，肌肉的衰老和萎缩是人体衰老的重要标志，非常容易引起骨折及关节损伤等问题。患有肌少症的老年人站立困难、步履缓慢、容易跌倒骨折。肌少症还会影响人体器官功能，可能会引发心脏和肺衰竭，甚至死亡。

4. **重症肌无力**　是一种获得性自身免疫性疾病，由神经肌肉传递障碍引起的骨骼肌收缩无力为主要症状，也就是附着在骨骼上且能够做出动作的肌肉逐渐失去力量。起初患者容易疲劳，在活动后感觉更加劳累，休息后能得到缓解，可表现为上睑下垂、吞咽困难、讲话无力，甚至呼吸困难。

5. **失用性肌萎缩**　如老年人随着年龄增长和活动减少，四肢肌肉会出现失用性肌萎缩。

二、评估要点

1. **病史收集**　包括了解患者的既往病史、家族史、用药史等，以及对患者目前症状的描述和持续时间。

2. 临床观察　包括患者外表、行为、语言、情绪状态、面部表情、姿势、步态等。

3. 神经系统检查　包括检查神经系统的运动功能、感觉功能、脑神经功能等，如检查瞳孔对光反射、肌张力、反射弧等。

4. 心理评估　包括评估患者的心理状态和情绪，如焦虑、抑郁等。

5. 认知评估　包括评估患者的听理解、执行能力、时间地点定向力等认知功能，认知功能可能会影响患者的肌力评估表现。

6. 日常生活能力评估　包括生活自理能力、社交能力、财务管理能力等。

7. 影像学检查　包括颅脑 CT 或 MRI 等影像学检查，用于排除颅内结构性病变或其他病因。

8. 血液检查　包括常规血液检查、生化指标检查等，用于排除其他疾病对肌力的影响。

三、评估措施

1. 目前肌力评估按照是否使用器械分为徒手肌力评估与器械肌力评估，按照肌肉收缩类型可分为等长肌力评估、等张肌力评估与等速肌力评估（表 5-1）。

表 5-1　肌肉收缩运动形式区别

项目	等长运动	等张运动
肌肉长度	不发生变化	肌肉变长或缩短
肌肉张力	加强	不变
关节运动	无	有
适用情况	骨折后石膏固定、疼痛、肿胀	主动运动、抗阻运动
测定方法	肌肉全力收缩并维持数秒	肌肉反复收缩、放松

2. 国际上普遍应用的肌力分级方法是 6 级（0 ～ 5 级）（表 5-2），由美国哈佛大学矫形外科学教授 Robert Lovett 于 1916 年提出。之后，在此基础上改良的肌力分级，多应用于康复科医师的专科评估。

表 5-2　肌力分级标准

肌力分级	评级标准
0 级	不能触及肌肉的收缩
1 级	可触及肌肉的收缩，但不能引起关节的活动
2 级	解除重力的影响，完成全关节范围的活动
3 级	不施加阻力，能抗肢体重力，完成全关节活动范围的运动
4 级	能抗重力及轻度阻力，完成全关节活动范围的运动
5 级	能抗重力及最大阻力，完成全关节活动范围的运动

四、注意事项

1. 评估前应向患者说明评估目的、步骤、方法和感受，消除患者的紧张情绪，取得最大合作。

2.动作应标准化、方向正确，近端肢体应固定于适当体位，防止代偿动作，同时注意尽量减少受试者体位的变化。

3.避免手法粗暴造成损伤，测试时应做左右两侧对比，尤其在 4 级和 5 级肌力难以鉴别时，更应做健侧对比观察。

4.重复检查同一块肌肉的最大肌力时，间隔 2min，在锻炼后、疲劳时或饱餐后不做肌力测试。

五、相关护理诊断／问题

1.躯体移动障碍　与疾病导致肢体功能障碍有关。

2.生活自理缺陷　与疾病和治疗限制有关。

3.营养失调：低于机体需要量　与疾病所致缺乏食欲、吞咽困难等有关。

4.有废用综合征的危险　与肌肉无力、长期卧床及患肢制动，活动受限和减少有关。

5.有受伤的危险　与运动障碍、感觉缺失、大脑功能受损有关。

6.焦虑、恐惧　与意外受伤，担心不良预后有关。

7.知识缺乏　与角色突变，未接受相关知识有关。

第二节　肌张力评估

肌张力（muscle tone）是指肌肉组织在静息状态下的一种不随意的、持续的、微小的收缩。肌张力是维持身体各种姿势和正常活动的基础，是维持肢体位置、支撑体重所必需的，也是保证肢体运动控制能力、空间位置、进行各种复杂运动所必需的条件。随着社会老龄化的加剧，中国的老年人口比例迅速增加，至 2017 年底 60 岁以上人口已达 2.4 亿。中枢神经系统损伤是导致老年人死亡率增高和遗留身体残疾的最常见病因，所导致的肢体偏瘫及肌肉痉挛严重影响了肢体功能的恢复，是康复治疗的重点和难点，同时也严重影响了老年人的生活质量。

一、基本知识

1.脑血管意外　老年人脑血管意外后，初始阶段可表现为反射和自主运动降低、肌张力弛缓；数天至数周后开始恢复反射，再过数周至数月变为活动过强；伴随自主运动恢复其活动过强程度降低，但这种恢复可能暂停于某一时间点，从而残留肌力弱和反射亢进。老年人脑血管意外后痉挛的特点包括腱反射亢进和阵挛。与脊髓损伤相反，脑血管意外后的下肢屈肌痉挛和其他皮肌反射亢进不占优势。

2.脊髓损伤　老年人由于功能退化，颈腰椎稳定性下降，外伤后易导致脊髓损伤。完全脊髓损伤后，损伤平面下的脊髓反射减弱或消失，这一现象称为脊髓休克；数天至数周，各种神经机制增加反射应激性；6 个月以上脊髓反射变为完全的活动过强。不完全脊髓损伤后，脊髓反射的恢复速度较完全脊髓损伤快，伴随自主运动的恢复，可出现早期的反射过强。在这些伴有自主运动微小活动的情况下，肌张力缓慢地增高形成痉挛，并进一步造成失能。

3. 脱髓鞘疾病 老年人多发性硬化症易发生痉挛，且严重程度较高，但其表现不一，阵挛、屈肌痉挛或伸肌痉挛、去大脑强直或去皮质强直均可发生，同时还可伴有挛缩、共济失调、肌力弱和疲劳等现象。下肢痉挛可增加行走时的能量消耗。

4. 脑外伤 老年人脑外伤后可出现各种类型的张力过强。去皮质强直和去大脑强直常为其急性表现，当存在肾上腺素能亢进"症状骤增"（呼吸急促、心动过速、高血压、多汗等）时则更为突出；伴随恢复，强直可在数天或数周内消退，但严重外伤后可不确定地持续存在。在初始脑休克后可发生速度依赖的张力过强、腱反射亢进和阵挛。

5. 去皮质强直和去大脑强直 若由于老年人脑外伤、脑血管意外、肿瘤、缺氧或严重代谢疾病导致中脑或双侧前脑损害，引起两个刻板的运动反应：去皮质强直和去大脑强直。前者与双侧前脑损害有关，后者与间脑或双侧中脑损害有关。它们的发展情况与痉挛不同，可在损害后迅速出现，可持续存在或盈亏式地出现，并常因有害刺激而激惹。这些强直姿势与意识的损害程度有关，昏迷程度减轻可使之趋于缓解。

二、评估要点

1. 病史收集 病史可以反映痉挛对患者的影响，需要了解的问题包括痉挛发生的频率和程度；受累的肌肉有哪些；痉挛是有益的还是有害的；现在痉挛是否较往常频发或严重等。痉挛频率和程度的增加可能是膀胱感染、尿路结石、急腹症或其他问题导致的早期表现。

2. 临床观察 作为最初的评估项目，评估者应特别注意肢体或躯体异常的姿态。刻板样运动模式（异常协同）常表明存在肌张力异常；不自主的波动样运动变化表明张力障碍；而自发性运动的完全缺失则表明张力弛缓。

3. 神经系统检查 包括检查神经系统的运动功能、感觉功能、脑神经功能等，应特别注意检查是否有腱反射亢进、屈肌回撤反射亢进或其他皮肌反射亢进。

4. 心理评估 包括患者的心理状态和情绪，如焦虑、抑郁等，此类因素可能会影响患者肌张力评估结果。

5. 日常生活能力评估 包括生活自理能力、社交能力、财务管理能力等，这些能力也反映了患者的肌张力情况。

6. 影像学检查 包括颅脑 CT 或 MRI 等影像学检查，用于排除颅内结构性病变或其他病因。

7. 血液检查 包括常规血液检查、生化指标检查等，用于排除其他疾病对肌张力的影响。

三、评估措施

在痉挛的定量评估中，不使用仪器的徒手评估方法在临床上仍然为主要手段。徒手评估是一种根据关节进行被动运动时所感受的阻力来分级评估的方法。临床中，常采用改良 Ashworth 分级法。

1. 改良 Ashworth 分级法 自 1964 年 Ashworth 原始痉挛 5 级分级法建立以来，原理与 PROM 检查法相似的 Ashworth 分级法在临床上广泛应用，以对痉挛的严重程度进行分级评估。但是，Ashworth 原始痉挛 5 级分级法评估时易出现集束效应，即大部分患者集中在低、中级评分水平，因此存在一定缺陷。为此，改良 Ashworth 分级法在 1 级和 2 级之间添加了一个中间等级，以降低处于中间级别附近的集束效应。

2. 评估标准（表 5-3，图 5-1 ～图 5-3）

表 5-3　改良 Ashworth 分级法评估标准

级别	评估标准
0 级	无肌张力的增加
1 级	肌张力略微增加：受累部分被动屈伸时，在关节活动范围之末时呈现最小的阻力或出现突然卡住和释放
1⁺ 级	肌张力轻度增加：在关节活动范围后 50% 范围内出现突然卡住，然后在关节活动范围的后 50% 均呈现最小的距离
2 级	肌张力较明显增加：在关节活动范围的大部分中，肌张力均较明显增加，但受累部分仍能较容易被移动
3 级	肌张力严重增高：被动运动困难
4 级	僵直：受累部分被动屈伸时呈现僵直状态，不能活动

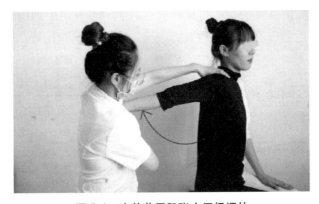

图 5-1　肩关节屈肌张力零级评估

引自：逢冬，刘昕，2022. 脑卒中后肩 - 手综合征康复护理技术操作手册 . 北京：人民卫生出版社

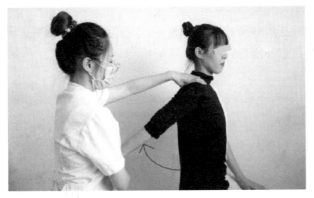

图 5-2　肩关节屈肌张力 1 级评估

图来源同图 5-1

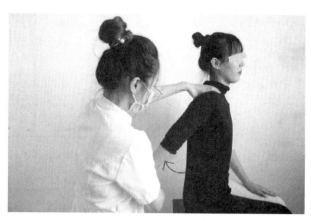

图 5-3 肩关节屈肌张力 1$^+$ 级评估

图来源同图 5-1

3. 注意事项

（1）评估前摆放好患者的体位，充分显露检查部位，应首先检查健侧同名肌，再检查患侧，以便两侧比较。

（2）应避免在运动后、疲劳时及情绪激动时进行检查。

（3）除神经肌肉反射弧上的病变可能导致肌张力的变化外，肌腱的挛缩、关节的僵硬等都会影响肌张力的检查。肌张力的检查必须在温暖的环境下进行，检查时室温应保持在 22～24℃。

四、相关护理诊断／问题

1. 躯体移动障碍　与肌张力改变所致活动受限有关。

2. 生活自理缺陷　与疾病和治疗限制有关。

3. 舒适的改变　与张力增高、肌痉挛有关。

4. 营养失调：低于机体需要量　与疾病导致营养素摄入不足有关。

5. 有废用综合征的危险　与肌肉张力增高及患肢制动，活动受限和减少有关。

6. 有受伤的危险　与大脑功能受损所致肌肉张力增高、感觉缺失有关。

7. 睡眠型态紊乱　与疾病引起的不适有关。

8. 自我形象紊乱　与疾病所致肌张力改变，如异常步态等有关。

9. 焦虑、恐惧　与意外受伤，担心不良预后有关。

10. 知识缺乏　与角色突变，未接受相关知识有关。

11. 潜在并发症　如肺部感染、泌尿系感染、压力性损伤、深静脉血栓、便秘等。

第三节　关节活动度评估

关节活动度评估（evaluation of joint mobility）是测定某一关节活动的范围，即远端骨所移动的度数。关节活动度评估是针对引起关节活动受限的身体功能障碍性疾病的首要评估过程，如关节炎、骨折、烧伤、手外伤及神经系统疾病等。随着年龄的增长，老年人骨质疏松成为一个普遍而严重的健康问题，患者极易因为轻微的碰撞或跌倒而发生骨折，从而影响关节活动度的改变。因此，通过对患者关节活动度的有效评估，能够为患者制订个性化、整体性的康复计划及治疗方案提供重要依据。

一、基本知识

1. 骨质疏松症　是一种以骨质量低下、骨微结构损坏，使骨脆性增加，易发生骨折为特征的全身性骨病。骨质疏松症可发生于任何年龄，但多见于绝经后女性和老年男性。多数老年骨质疏松症患者没有明显的临床症状，随着病情的进展，患者感觉到乏力、腰痛，甚至全身骨痛。患者在跌倒、摔落时，更容易发生骨折，老年人骨折后长期卧床易发生关节活动受限、肌肉萎缩、压力性损伤、坠积性肺炎等并发症。

2. 骨性关节炎　又称为退行性关节炎，是一种常见的关节疾病，主要影响中老年人群。它主要表现为关节软骨的磨损和关节边缘的骨质增生，导致关节疼痛、肿胀、僵硬和活动受限。其特征是早期表现为关节炎症、疼痛，终末期可因日常活动受限造成肢体残疾，严重时可影响患者生活及生存质量。

3. 脑血管疾病　多见于中老年人，流行病学脑血管疾病的发病率、死亡率、患病率和致残率均较高。肢体运动功能障碍是脑血管疾病最常见、最重要的功能障碍。在脑卒中痉挛期导致的各个关节在不同程度上的活动度受限严重影响了患者的运动功能。

4. 帕金森病　是一种常见于中老年人群的神经系统疾病。随着年龄增长发病率也逐渐升高，主要表现为运动迟缓、静止性震颤、肌强直、姿势不稳定等运动症状，以及认知功能减退、睡眠不足、抑郁、疲劳等非运动症状。患有帕金森病的老年人在日常生活中出现以上运动症状时，其四肢躯干肌肉变得僵硬，影响正常关节活动范围，同时容易失去平衡而跌倒，继而发生骨折等并发症。

5. 痛风症　是由于嘌呤代谢紊乱和（或）尿酸排泄障碍导致血液中尿酸水平升高而引起的一组疾病，主要表现为关节红肿、疼痛、活动受限，部分伴有发热。随着年龄的增长，老年人的肝肾功能逐渐下降、尿酸排泄能力减弱，容易导致痛风的发生。如未经治疗或治疗不当，常反复发作，发展为多个关节受累，关节肥厚、畸形、僵硬。

二、评估要点

1. 病史收集　包括了解患者的既往病史、家族史、用药史等，以及对患者目前症状的描述和持续时间。

2. 临床观察　包括患者外表、行为、语言、情绪状态、面部表情、姿势、步态等。

3. 神经系统检查　包括检查神经系统的运动功能、感觉功能、脑神经功能等，如检查瞳孔对光反射、肌力、肌张力、关节活动度等。

4. 心理评估　包括患者的心理状态和情绪，如焦虑、抑郁等，此类因素可能会影响患者运动功能的表现。

5. 日常生活能力评估　包括生活自理能力、社交能力、财务管理能力等，这些能力也反映了患者的运动功能。

6.影像学检查　包括 X 线，肌骨超声等影像学检查，用于排除肌肉、内脏、骨骼结构性病变或其他病因。

7.血液检查　包括常规血液检查、生化指标检查等，用于排除其他疾病对关节活动的影响。

三、评估措施

1.测量工具 - 量角器　根据所测量关节的大小选择合适的量角器。如测量膝关节、髋关节等大的关节时应选择 40cm 的长臂量角器，而测量手或趾关节时，应选用 7.5cm 的短臂量角器。在测量时应严格按照规定，固定臂与构成关节的近端骨长轴平行，移动臂与构成关节的远端骨长轴平行。当患者有特殊运动障碍时可以变化。量角器的轴心一般应与关节的运动轴一致。检查者应熟练掌握各关节测量时固定臂、移动臂、轴心的具体规定。

2.电子量角器　测量时将固定臂和移动臂的电子压力传感器与肢体的长轴重叠，用固定带固定在肢体表面，活动关节，显示器所显示的数字即为该关节的活动范围。四肢与脊柱测量方法（表 5-4 ～表 5-7）。

（1）上肢关节（表 5-4）

表 5-4　上肢主要关节活动度的测量方法（180° 方式）

关节	活动	受检者体位	量角器放置方法			正常活动范围
			轴心	固定臂	移动臂	
肩	屈、伸	坐或立位，臂置于体侧，肘伸直	肩峰	与腹中线平行	与肱骨纵轴平行	屈：0°～180° 伸：0°～50°
	外展、内收	坐或立位，臂置于体侧，肘伸直	肩峰	与身体中线（脊柱）平行	与肱骨纵轴平行	外展：0°～180° 内收：0°～45°
肘	内、外旋	仰卧，肩外展 90°，肘屈 90°	鹰嘴	与腹中线平行	与前臂纵轴平行	外旋：0°～90° 内旋：0°～70°
	屈、伸	仰卧或坐或立位，臂区解剖零位	肱骨外上踝	与肱骨纵轴平行	与桡骨纵轴平行	屈：0°～150° 伸：0°
桡尺	旋前、旋后	坐位，上臂置于体侧，屈肘 90°	尺骨茎突	与地面垂直	腕关节背面（侧旋前）或掌面（侧旋后）	各 0°～90°
腕	屈、伸	坐或立位，前臂完全旋前	尺骨茎突	与前臂纵轴平行	与第 2 掌骨纵轴平行	掌屈：0°～90° 背伸：0°～70°
腕	尺、桡侧偏移(尺、桡侧外展)	坐位，屈肘，前臂旋前，腕中立位	腕背侧中点	前臂背侧中线	第 3 掌骨纵轴线	桡偏：0°～25° 尺偏：0°～55°

（2）手指关节（表5-5）

表 5-5　手指关节活动度的测量方法

关节	活动	受检者体位	量角器放置方法			正常活动范围
			轴心	固定臂	移动臂	
掌指关节	屈、伸	坐位，腕中立位	掌指关节背侧	掌骨背侧中线	指骨背侧中线	屈：0°～90° 伸：0°～45°
	外展、内收	坐位，腕中立位，前臂旋前	掌指关节背侧	掌骨背侧中线	指骨背侧中线	0°～20°
近端指间关节	屈、伸	坐位，腕中立位	近端指间关节背侧	近节指骨背侧中线	中节指骨背侧中线	屈：0°～20° 伸：0°
远端指间关节	屈、伸	坐位，前臂和手背置于桌面	远端指间关节背侧面	中节指骨背侧中线	远节指骨背侧中线	屈：0°～90° 伸：0°～10°
拇指腕掌关节	屈、伸	坐位，前臂和手置于桌面，前臂旋后	拇指腕掌关节掌侧	桡骨掌侧中线	第1掌骨掌侧中线	屈：0°～15° 伸：0°～20°
	外展	坐位，前臂和手置于桌面，前臂、腕中立位	腕关节	第2掌骨桡侧中线	第1掌骨桡侧中线	0°～70°
	对掌	坐位，前臂和手置于桌面，前臂旋后	用直尺测量拇指指尖与小指指尖（或小指掌指关节）的距离			拇指末端与小指末端接触
拇指掌指关节	屈、伸	坐位，前臂和手置于桌面，前臂旋后	拇指掌指关节背侧面第1掌骨背侧中线	近节指骨背侧中线		屈：0°～60° 伸：0°～10°
拇指指间关节	屈、伸	坐位，前臂和手置于桌面，前臂旋后	拇指指间关节背侧面	近端指骨背侧中线	末节指骨背侧中线	屈：0°～80° 伸：0°～10°

（3）下肢关节（表5-6）

表 5-6　下肢主要关节活动度的测量方法（180°方式）

关节	活动	受检者体位	量角器放置方法			正常活动范围
			轴心	固定臂	移动臂	
髋	屈	仰卧或侧卧，对侧下肢伸直	股骨大转子	与身体纵轴平行	与股骨纵轴平行	0°～125°
	伸	侧卧，被测下肢在上	股骨大转子	与身体纵轴平行	与股骨纵轴平行	0°～15°
	内收、外展	仰卧	髂前上棘	左右髂前上棘连线的垂直线	与肱骨纵轴平行	外展：0°～45° 内收：0°～30°
	内旋、外旋	仰卧，两小腿于床缘外下垂	髌骨中心	通过髌骨中心的垂线	与胫骨纵轴平行	各0°～45°
膝	屈、伸	俯卧或仰卧或坐在椅子边缘	股骨外髁	与股骨纵轴平行	与胫骨纵轴平行	0°～150°

续表

关节	活动	受检者体位	量角器放置方法			正常活动范围
			轴心	固定臂	移动臂	
踝	背屈跖屈	仰卧，膝关节屈曲，踝处于站立位	腓骨纵轴线与足外缘交叉处	与腓骨纵轴平行	与第5跖骨纵轴平行	背屈：0°～20° 跖屈：0°～45°

（4）脊柱（躯干）（表5-7）

表5-7 脊柱关节活动度的测量方法

关节	活动	受检者体位	量角器放置方法			正常活动范围
			轴心	固定臂	移动臂	
颈部	前屈	坐位，在侧方测量	外耳道中点	与地面垂直	与鼻底部延长线一致	0°～45°
	后伸	坐位，在侧方测量	外耳道中点	与地面垂直	与鼻底部延长线一致	0°～45°
	左、右旋	坐位，于头顶测量头顶中心点	与两侧肩峰连线平行	头顶与鼻尖连线		各0°～60°
	左、右侧屈	坐位，于后方测量	第7颈椎棘突	沿胸椎棘突与地面垂直	头顶中心与第7颈椎棘突连线	各0°～45°
胸腰部	前屈	站立位	第5腰椎棘突	通过第5腰椎棘突的垂线	第7颈椎与第5腰椎棘突连线的平行线	0°～80°
	后伸	站立位	第5腰椎棘突	通过第5腰椎棘突的垂线	第7颈椎与第5腰椎棘突连线的平行线	0°～25°
	左、右旋	坐位，臀部固定	头顶部中点	双侧髂嵴上缘连线的平行线	双侧肩峰连线的平行线	0°～45°
	左、右侧屈	站立位，于后方测量	第5腰椎棘突	两侧髂嵴连线中点的垂线	第7颈椎与第5腰椎棘突的连线	各0°～35°

（5）图片展示以肩关节为例（图5-4～图5-6）。

3. 注意事项

（1）熟悉关节的解剖位置、中立位和关节的运动方向。

（2）熟练掌握各关节测量时轴心、固定臂、移动臂的具体规定。

（3）测量时充分显露被测量关节，先确定骨性标志，再放置量角器。

（4）同一对象应由专人测量，每次测量应取相同位置，用同一种量角器，便于比较。

（5）若关节活动受限，先测量关节主动活动，后测量被动活动，分别记录。

（6）避免在按摩、运动及其他康复治疗后立即检查关节活动度。

（7）测量时发现患者关节周围炎症或感染、关节存在过度活动或半脱位、关节血肿、怀疑存在骨性关节僵硬、软组织损伤等情况时，测量操作应特别谨慎。

（8）在测量过程中，注意保护患者隐私。

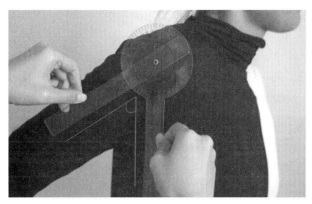

图 5-4　肩关节后伸

图来源同图 5-1

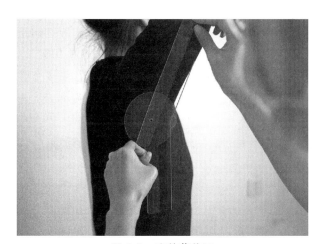

图 5-5　肩关节前屈

图来源同图 5-1

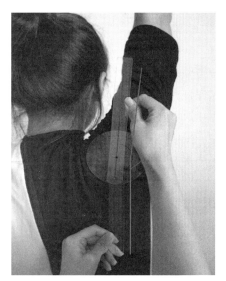

图 5-6　肩关节外展

图来源同图 5-1

四、相关护理诊断／问题

1. 躯体移动障碍　与疾病导致关节活动受限有关。

2. 生活自理缺陷　与疾病导致肢体功能受限有关。

3. 舒适的改变　与关节活动受限有关。

4. 疼痛　与关节粘连、活动受限有关。

5. 营养失调：低于机体需要量　与疾病导致营养素摄入不足有关。

6. 有废用综合征的危险　与疾病导致活动受限和减少有关。

7. 有受伤的危险　与神经功能受损等原因导致肢体活动受限有关。

8. 睡眠型态紊乱　与疾病引起的不适有关。

9. 焦虑、恐惧　与意外受伤、疼痛及担心不良预后有关。

10.知识缺乏　与角色突变，未接受相关知识有关。

第四节　心功能评估

心力衰竭（heart failure）简称心衰，是由于任何心脏结构或功能异常导致心室充盈和（或）射血能力受损而引起的一组临床综合征，其主要临床表现是呼吸困难、乏力和液体潴留。根据心衰发生的时间、速度、严重程度可分为慢性心衰和急性心衰，以慢性居多。慢性心衰是心血管疾病的终末期表现和最主要死亡原因，随着年龄的增长，心衰患病率迅速增加。70岁以上人群患病率上升至10%以上，已经成为影响老年人健康和生活质量的重要问题。我国居民心衰患病率持续升高，心衰患者的高死亡率、高住院率带来巨大的公共卫生负担。

一、基本知识

1.循环系统　由心脏、血管和调节血液循环的神经体液组成。其主要功能是为全身各器官组织运输血液，通过血液将氧、营养物质等供给组织，并将组织产生的代谢废物运走，以保证人体新陈代谢的正常进行，维持生命活动。此外，循环系统还具有内分泌功能。

2.心脏结构　心脏是一个中空的器官，其内部分为左、右心房和左、右心室4个腔。左、右心房之间为房间隔，左、右心室之间为室间隔。左心房、左心室之间的瓣膜称二尖瓣，右心房、右心室之间的瓣膜称三尖瓣。

3.心脏传导系统　心脏有节律地搏动，是由于心脏本身有一种特殊的心肌纤维，具有自动节律性兴奋的能力。

二、评估要点

1.病史收集　包括了解患者的既往病史、家族史、用药史等，以及对患者目前状况的描述、相关病史、生活史和心理 - 社会状况的评估。

2.临床观察　包括患者身体评估：①生命体征；②面容与表情；③体位；④营养状况；⑤皮肤黏膜、心肺部检查及腹部检查等。

3.实验室及其他检查

（1）血液检查：如血常规、电解质、血脂、血糖、脑钠肽、心肌坏死标志物、肝肾功能、血培养、血气分析等。不仅有利于了解循环系统疾病的危险因素，协助病因诊断，还有助于病情严重程度和病程演变的判断，了解治疗效果。

（2）心电图检查：包括普通心电图、动态心电图、运动心电图、遥测心电图、食管心电图、起搏电生理、心室晚电位和心率变异性分析等。

（3）动态血压监测（ambulatory blood pressure monitoring，ABPM）：采用特殊血压测量和记录装置，按设定的时间间隔测量并记录24h的血压，以了解不同生理状态下血压的波动变化。

（4）心脏影像学检查

1）超声心动图（echocardiography）：可用于了解心脏结构、心内或大血管内血流方向和速度、心瓣膜的形态和活动度、瓣口面积、心室收缩和舒张功能、左心房血栓、粥样硬化斑块的性质等情况。

2）胸部 X 线片：可显示心脏、大血管的外形。

3）心脏 CT：常规 CT 主要用于心包疾病和肺动脉栓塞等病变的临床诊断。近年来冠状动脉 CT 造影（CTA）发展迅速，逐渐成为评估冠状动脉粥样硬化的有效无创成像方法，是筛选和诊断冠心病的重要手段。

4）MRI 检查：对心肌病、心包疾病、主动脉瘤、主动脉夹层及大动脉炎的诊断具有较大价值。采用延迟增强技术可定量测定心肌瘢痕面积，识别存活心肌。

5）放射性核素检查（radionuclide examination）：主要用于评价心肌缺血的范围和严重程度，了解冠状动脉血流和侧支循环情况，检测存活心肌等。

（5）心导管术和血管造影：经外周血管，采用经皮穿刺技术，在 X 线透视下，将特制的导管送入右心或左心系统或分支血管内，测量不同部位的压力、血氧饱和度，测定心功能，记录心内局部电活动或注射造影剂显示心脏和血管图像，可获得准确的诊断资料。

（6）生活质量评估：运用心理学量表，对心理健康、躯体健康和社会功能等进行多维度量化评估。

三、评估措施

1. 心功能的评估

（1）心功能分级：心衰的严重程度常采用美国纽约心脏病协会（New York Heart Association，NYHA）的心功能分级方法（表 5-8）。这种分级方案简单易行，临床应用最广，但其缺点是仅凭患者的主观感受进行评价，其结果与客观检查发现并不一定一致，且个体间的差异较大。

表 5-8　NYHA 心功能分级

心功能分级	依据及特点
Ⅰ 级	患者患有心脏病，但日常活动量不受限制，一般活动不引起乏力、呼吸困难等心衰症状
Ⅱ 级	体力活动轻度受限。休息时无自觉症状，但平时一般活动可出现上述症状，休息后很快缓解
Ⅲ 级	体力活动明显受限。休息时无症状，低于平时一般活动量时即可引起上述症状，休息较长时间后症状才可缓解
Ⅳ 级	任何体力活动均会引起不适。休息时亦有心衰的症状，稍有体力活动后症状即加重。如无须静脉给药，可在室内或床边活动者为 Ⅳ a 级，不能下床并需静脉给药支持者为 Ⅳ b 级

（2）心衰分期：由美国心脏病学会及美国心脏协会（ACC/AHA）于 2001 年提出，是以心衰相关的危险因素、心脏的器质性及功能性改变、心衰的症状等为依据将心衰分为两个阶段和 4 个等级（表 5-9）。此评估方法是以客观检查发现为主要依据，揭示心衰发生发展的基本过程，有利于指导临床工作，尽早地、更具针对性地进行防治性干预，减少心衰的发生，控制其发展。例如，在心衰高危阶段的 A 期对各种高危因素进行有效治疗，在 B

期进行有效干预，才能有效减少或延缓进入有症状的心衰阶段（C 期、D 期）。

表 5-9 心衰分期

心衰分期	依据及特点
A 期（前心衰阶段）	无心脏结构或功能异常，也无心衰症状体征，但有发生心衰的高危因素如高血压、冠心病、代谢综合征等
B 期（前临床心衰阶段）	已发展成结构性心脏病，如左心室肥厚、无症状性心脏瓣膜病，但从无心衰症状体征
C 期（临床心衰阶段）	已有结构性心脏病，且目前或既往有心衰症状体征
D 期（难治性终末期心衰阶段）	有进行性结构性心脏病，虽经积极的内科治疗，休息时仍有症状，因心衰反复住院，需要特殊干预

（3）6min 步行试验（6 minutes walk test，6MWT）：让患者在平直走廊里尽可能快地行走，测定其 6min 的步行距离。步行距离 < 150m 为重度心衰；步行距离 150 ~ 450m 为中度心衰；步行距离 > 450m 为轻度心衰。该评估方法简单易行，安全方便。通过评定慢性心衰患者的运动耐力来评价心衰严重程度和疗效。

2. **血液检查** BNP 和氨基末端 B 型利钠肽前体（NT-pro BNP）是心衰诊断、患者管理、临床事件风险评估中的重要指标。未经治疗的患者若 BNP 水平正常可基本排除心衰诊断，已接受治疗者 BNP 水平高则提示预后差。但很多疾病均可导致 BNP 升高，因此特异度不高。其他检查包括血常规、肝肾功能、电解质、血糖、血脂等亦很重要。

3. **X 线检查** 心影大小及外形可为病因诊断提供重要依据，心脏扩大的程度和动态改变也可间接反映心功能状态。肺淤血的有无及其程度直接反映左心功能状态。

4. **超声心动图** 比 X 线检查更准确地提供各心腔大小变化及心瓣膜结构及功能情况，是诊断心衰最主要的仪器检查。以收缩末期及舒张末期的容量差计算左心室射血分数（left ventricular ejection fraction，LVEF），可反映心脏收缩功能，正常 LVEF > 50%，LVEF ≤ 40% 提示收缩功能障碍；超声多普勒可显示心动周期中舒张早期与舒张晚期（心房收缩）心室充盈速度最大值之比（E/A），是临床上最实用的判断舒张功能的方法，正常人 E/A 值不应小于 1.2，舒张功能不全时 E/A 值降低。

5. **放射性核素检查** 放射性核素心血池显影有助于判断心室腔大小，计算射血分数（EF）值及左心室最大充盈速率，反映心脏收缩及舒张功能，进行心肌灌注显像可评价存活 / 缺血心肌。

6. **心 - 肺运动试验** 在运动状态下测定患者对运动的耐受量，仅适用于慢性稳定性心衰患者。可测定最大耗氧量，即运动量虽继续增加，耗氧量已达峰值不再增加时的值，表明此时心排血量已不能按需要继续增加。心功能正常时此值应大于 20ml/（min·kg）。无氧阈值即患者呼气中 CO_2 的增长超过了氧耗量的增长，标志着无氧代谢的出现，此值越低说明心功能越差。

7. **有创性血流动力学检查** 对急性重症心衰患者必要时采用右心漂浮导管（Swan-Ganz 导管）在床边进行该项检查，经静脉插管直至肺小动脉，测定各部位的压力及血氧含量，计算心脏指数（CI）及肺毛细血管楔压（PCWP），直接反映左心功能。正常时 CI > 2.5L/(min·m²)，PCWP < 12mmHg。危重患者也可以采用脉搏指示连续心排血量监测（PiCCO），经外周动、静脉置管，应用指示剂热稀释法估测血容量、外周血管阻力、心排血量等指标，更好地指导容量管理，通常仅适用于具备条件的 CCU、ICU。

8. 生活质量评估　运用心理学量表，对心理健康、躯体健康和社会功能等进行多维度量化评估。生活质量量表可分为普适性量表和疾病特异性量表，前者最常使用的是 36 条简明健康问卷、世界卫生组织幸福感指数量表、欧洲 5 维健康量表。心衰特异性生活质量评估较常使用明尼苏达心衰生活质量量表和堪萨斯城心肌病患者生活质量量表。

（1）36 条简明健康问卷（SF-36）：该量表是国内外公认的、拥有较好信效度的老年人生活质量评估量表。该量表由美国波士顿健康研究所在 20 世纪 90 年代研制，后来编译成国内中文版本，经检验证明具有良好的信效度。该量表共 9 个维度，包括：生理功能（PF）、生理职能（RP）、躯体疼痛（BP）、一般健康状况（GH）、精力（VT）、社会功能（SF）、精神健康（MH）、情感职能（RE）以及健康变化（HT）。每个维度最低分 0 分，最高分 100 分，量表总分 900 分，分数越高，患者生活质量越好。

（2）世界卫生组织幸福感指数量表（WHOQOL-BREF）：是由世界卫生组织（WHO）组织多国研究人员共同研制的跨文化生存质量测量工具。其目的在于提供一种能够在不同文化和社会背景下评估个体生存质量的标准化方法。该量表的开发基于对全球不同地区人群的广泛研究和调查，以确保其具有普遍适用性和有效性。

WHOQOL 主要包括以下几个方面的内容。

1）生理领域：涉及身体的功能、疼痛、睡眠等方面。例如，对日常活动中的体力消耗感受、身体疼痛的程度及睡眠质量等问题进行评估。

2）心理领域：涵盖积极情绪、消极情绪、自尊、认知等方面，如感到愉快、焦虑或抑郁情绪的程度、对自己的评价及思考和记忆能力等。

3）社会关系领域：包括个人与家庭、朋友、社区等的关系，如与他人的沟通交流情况、获得社会支持的程度及在社交活动中的参与度等。

4）环境领域：涉及生活环境、经济状况、医疗服务等方面，包括居住条件、安全程度、获得医疗保健的便利性及对环境的满意度等。

5）总体生存质量和健康状况的自我评价：要求被试者对自己的整体生存质量和健康状况进行主观评价。

（3）欧洲五维健康量表（EQ-5D）是一种标准化的测量健康相关生活质量的工具。它由欧洲生命质量组织（EuroQol Group）开发，旨在为不同健康状况的人群提供一种简单、通用的健康评估方法。EQ-5D 由两部分组成，①健康描述系统：包括 5 个维度，即行动能力、自我照顾能力、日常活动能力、疼痛 / 不适和焦虑 / 抑郁。每个维度有 3 个水平：没有问题、有些问题和严重问题。例如，在行动能力维度方面，"没有问题"表示能够自如地行走、爬楼梯等；"有些问题"表示行走或爬楼梯时有一定困难；"严重问题"表示无法行走或需要他人帮助才能移动。②视觉模拟量表（EQ-VAS）：是一个垂直的刻度尺，从 0（代表"你能想象的最差健康状况"）到 100（代表"你能想象的最好健康状况"）。患者需要在这个刻度尺上标记出自己当前的健康状况。

（4）明尼苏达心衰生活质量量表（MLHFQ）：由 Rector 等学者于 1993 年开发，中文版由朱燕波等汉化。MLHFQ 采用 Likert 6 级评分法，每个条目得分从 0 分（最好）到 5 分（最差），代表心衰对其生活质量影响的不同程度，所有条目得分相加得总分。总分范围为 0 分（最好）至 105 分（最差），身体领域得分范围为 0 分（最好）至 40 分（最差），情绪领域得分范围为 0 分（最好）至 25 分（最差），其他领域得分范围为 0 分（最好）至 40 分（最差）。分数越高，表示患者的生活质量越差；分数越低，表示患者的生活质量越好。中文版 MLHFQ 具有躯体症状、日常活动、医疗负担、心理负担 4 个维度，可以帮助医务工作者从多角度、全方位解释疾病对患者生活质量的影响。

（5）堪萨斯城心肌病患者生活质量量表（KCCQ）：堪萨斯城心肌病问卷（KCCQ）是一份自我管理的 23 项问卷，旨在更好地描述充血性心力衰竭（CHF）患者的健康相关生活质量（HRQL）。它以疾病特异性的方式量化身体现状、症状（频率、严重程度和近期随时间的变化）、生活质量、社会干扰和自我效能感。KCCQ 的设计和测试主要以开发西雅图心绞痛问卷的方法为生活质量域的最后一项，改编自 SF-36 的心理健康量表，因为它是抑郁症的标志，是心血管疾病的重要预后变量。

四、相关护理诊断／问题

1. 气体交换障碍　与左心衰竭致肺循环淤血有关。
2. 体液过多　与右心衰竭致体循环淤血、水钠潴留、低蛋白血症有关。
3. 活动无耐力　与心排血量下降有关。
4. 潜在并发症　洋地黄中毒。

第五节　呼吸功能评估

呼吸（respiration）是空气进出肺部的过程，并在体内进行气体交换，主要在于吸入氧气及呼出二氧化碳。呼吸是重要的生命征象之一。有氧生物细胞利用氧气分解食物作为能量，并产生二氧化碳作为废物。呼吸将空气中的氧气带入肺部，通过扩散在肺泡中进行气体交换。

呼吸频率是人体极少数既能有意识的部分控制，也能无意识地自主运动的重要生理功能之一。无意识的自主呼吸主要由延髓的呼吸中枢控制。呼吸功能障碍可表现为呼吸困难、活动后气短、喘息、胸闷、咳嗽咳痰无力，以限制性通气功能障碍、弥散量降低伴低氧血症或呼吸衰竭为主要表现。

呼吸困难（dyspnea）是主观上感到换气不足、呼吸费力的现象。客观表现为呼吸运动用力，重者鼻翼扇动、张口耸肩，呼吸辅助肌也参与活动，或伴有呼吸频率、深度与节律的异常。在美国每年急诊室当中有 3.5% 的患者患有呼吸困难，其中 51% 的患者在医院接受治疗，并有 13% 的患者最终死亡。呼吸功能障碍已成为影响老年人健康和生活质量的重要问题，但 85% 的呼吸困难病例都是哮喘、肺炎、心肌缺血、间质性肺疾病、充血性心力衰竭、慢性阻塞性肺疾病或心理因素导致的。呼吸困难一般是由于心血管系统和呼吸系统紊乱造成的，神经系统、运动系统、内分泌系统或造血系统出现异常亦有可能造成呼吸困难。

一、基本知识

1.**哮喘（asthma）** 又称气喘，是与气道高反应性相关的慢性非特异性炎症性疾病，属Ⅰ型超敏反应性疾病。主要特征是出现广泛多变的可逆性气流受限，并引起反复发作性的喘息、胸闷、咳嗽等症状，常在夜间或清晨发作、加剧。多自行缓解或经治疗缓解，但也可因支气管痉挛、收缩导致严重呼吸困难。

2.**肺炎（pneumonia）** 即肺部发生的炎症，可由各种原因，如病原微生物、理化因素、免疫损伤、过敏及药物等导致，最常见的是肺泡炎症，但终末气道、肺间质亦可单独或合并炎症。肺炎常见的症状包括有痰的咳嗽、胸痛、发热及呼吸困难。

3.**急性冠脉综合征（acute coronary syndrome，ACS）** 是一组由急性心肌缺血引起的临床综合征，包括不稳定型心绞痛、急性心肌梗死、心源性猝死。ACS 成因是冠状动脉内粥样斑块破裂继而出血和血栓形成，引起冠状动脉不完全或完全梗阻，以致心肌供血严重不足。急性冠脉综合征发作时一般会伴随着胸骨后方的胸痛和呼吸困难，但有时只会表现出呼吸急促的症状。

4.**心力衰竭（heart failure，HF）** 简称心衰，是由于任何原因的初始心肌损伤（心肌梗死、血液动力负荷过重、炎症等）引起心肌结构和功能变化，导致心脏舒缩功能障碍，以心脏泵出的血液不能满足组织需求为特征的临床综合征。主要表现为呼吸困难、喘息、水肿等。

5.**慢性阻塞性肺疾病（chronic obstructive pulmonary disease，COPD）** 简称慢阻肺，是一种以持续性的气流受限为特征的阻塞性肺疾病。其主要症状为呼吸短促、咳嗽和咳痰，常被误认为感冒或气喘。COPD 是一种进行性疾病，病情会随时间逐渐恶化，具有不可逆性。

二、评估要点

1.**病史收集** 包括了解患者的既往史、家族史、用药史等，以及对患者目前症状的描述和持续时间。

2.**症状评估** 用改良的医学研究理事会呼吸困难量表（mMRC）进行评价。

3.**活动耐力评估** 即 6min 步行试验（6MWT）和心肺运动试验（CPET）评估。

4.**静态肺功能评估** 即肺通气功能和弥散功能。

5.**动脉血气分析或无创脉搏血氧饱和度评价** 即动脉氧分压和脉搏血氧饱和度等评价患者的缺氧程度。

6.**心理评估** 包括患者的心理状态和情绪，如焦虑、抑郁等，此类因素可能会影响患者呼吸功能，如一些人可能会在特定环境中非常在意自身的呼吸，因而产生呼吸困难的感受，与病理性的呼吸困难有所不同。

7.**日常生活能力评估** 包括生活自理能力、社交能力、财务管理能力等，这些能力也反映了患者的呼吸功能状态，如长期缺氧造成的认知功能障碍。

8.**影像学检查** 包括颅脑 CT 或 MRI 等影像学检查，用于了解肺内病变或脑部等病因。

三、评估措施

1. 改良的医学研究理事会呼吸困难量表（modified Medical Research Council，mMRC）是 GOLD 委员会推荐的用于 COPD 症状评估的一个替代性评估工具。mMRC 为 0 ～ 1 级为少症状，mMRC ≥ 2 级为多症状，mMRC 4 级表示患者在最轻微的活动时即出现呼吸困难。注意 mMRC 只能够用于呼吸困难患者的评估。

2. COPD 评估测试问卷（COPD assessment test，CAT） 是进行生活质量评分。数字 0 ～ 5 表示严重程度，请选择最能反映您当前情况的选项，每个问题只能选择一个选项。注意：0 ～ 10 分视为轻度，11 ～ 20 分视为中度，21 ～ 30 分视为重度，31 ～ 40 视为极重度。

3. 6MWT

（1）标准化的 6MWT 是非常重要的。6MWT 必须进行 2 次，需要记录最远的一次步行距离（m）。如果两次测试在同一天进行，测试之间至少休息 30min。体力虚弱的患者，两次测试可能需要在不同日期进行，相隔时间不超过 1 周。

（2）对于测试道的要求：测试道可以是连续的（椭圆形或长方形）或是点到点的路径，如果需要折返，测试道长度不应短于 25m，短的测试道需要患者频繁地减速转弯，会导致步行距离缩短。测试道应是水平的。所有测试都是使用同一个测试道，并应维持舒适的环境温度和湿度。

（3）6MWT 除测试道外还需准备相应的设备，包括至少有一把椅子放置在测试道一端，呼吸困难量表和主观疲劳量表，血压计、脉搏血氧仪（要一直戴在患者身上）、秒表、沿着测试道的每一米设置预先测量的标记、氧气、急救电话、应对紧急计划、便携式吸氧装置、报告表和笔等。6MWT 开始前需要详细了解患者的病史，排除禁忌证。患者应穿着舒适的衣服和鞋，测试开始前休息至少 15min。测试过程中随时监测患者的不良体征和症状。测试过程中应持续监测患者 SpO_2 和心率，记录每一分钟的数据和所观察到的 SpO_2 最低值。如果 $SpO_2 > 85\%$，每 15 秒鼓励停下来的患者恢复步行。测试过程中测试人员通常不能和患者一起走，如果必须陪同的话，应走在患者身后，以免影响患者的步频。6MWT 结束后应在停止位置放一个标志物，立即记录患者 SpO_2、心率和呼吸困难评分。测试结束后，患者应观察至少 15min。测试中患者出现以下任何情况，要立刻终止测试，包括疑似心绞痛，出现精神错乱或缺乏协调，头晕目眩，无法忍受的呼吸困难，腿抽筋或极度疲劳，SpO_2 持续低于 80%（在抢救措施不完善的情况下，$SpO_2 < 85\%$ 可停止测试）。

（4）6MWT 的预测正常值：男性的预测方程式：6MWD（m）=867 -（5.71× 年龄，岁）+（1.03× 身高，厘米）；女性的预测方程式：6MWD（m）=525 -（2.86× 年龄，岁）+（2.71× 身高，厘米）-（6.22×BMI），在疾病随访中，6MWT 的最小有意义的参考变化量为 30m。

4. CPET 是心肺功能检测的金标准。CPET 是指在逐渐递增的运动负荷下，通过收集受试者呼出的气体测量氧气消耗、二氧化碳产生和心率等关键参数，并加以分析，监测机体在运动状态下的摄氧量、二氧化碳排出量、心率、血压、血氧、心电图等一系列数据指标，对外呼吸与细胞呼吸不同水平的功能状况进行分析评价，从而综合地评价心肺等器官的整体功能和储备能力。在呼吸功能相关的疾病中主要用于慢性阻塞性肺疾病（COPD）、哮喘、间质性肺病等，也用于职业健康及在康复计划中监测和评估进展。

四、相关护理诊断／问题

1.有急性吸气性呼吸困难　与哮喘、气道梗阻等相关疾病所致的肺功能障碍有关。

2.有急慢性呼气性呼吸困难　与 COPD、出血、气道阻塞等相关疾病所致的肺功能障碍有关。

3.有运动性低氧血症　与间质性肺炎、肺动静脉畸形等气体交换障碍相关疾病所致的肺功能障碍有关。

4.有急慢性呼吸困难伴有胸痛等症状　与急性冠状动脉综合征、疾病侵及胸膜等相关疾病所致的肺功能障碍有关。

5.有呼吸困难伴发热等症状　与气管支气管或肺内感染有关，包括细菌、病毒、结核、真菌等。

第六节　神经源性膀胱评估

神经源性膀胱（neurogenic bladder，NB）是指由于控制排尿功能的中枢神经系统或周围神经受到损害而引起的膀胱尿道功能障碍。这种损害可能发生在脑桥以上水平（上运动神经元病变），也可能发生在脊髓或马尾水平（下运动神经元病变），导致膀胱逼尿肌和尿道括约肌功能失调。其主要临床表现包括尿频、尿急、尿失禁、排尿困难、尿潴留等，严重时可导致泌尿系统感染、结石、肾积水等并发症。

一、基本知识

1. 中枢神经系统

（1）脑血管意外：脑血管意外可引起各种类型的下尿道功能障碍。尿失禁（urinary incontinence，UI）是脑血管意外后的常见症状，多是短暂的，但 UI 消失后可能会出现其他形式的排尿障碍。46.7% 的患者存在膀胱储尿功能障碍，23.3% 的患者存在膀胱排尿功能障碍，持续性 UI 与脑血管意外不良预后相关。

（2）创伤性脑损伤：有 44% 的患者表现为储尿功能障碍，38% 的患者表现为排尿功能障碍，59% 的患者尿动力学检查结果异常。

（3）颅脑肿瘤：额叶皮质的肿瘤患者中有 30% 存在排尿困难。患有脑胶质瘤的儿童，尿潴留的发病率高达 71%。颅底脊索瘤患者存在逼尿肌过度活动（detrusor overactivity，DO）、低顺应性膀胱、逼尿肌 - 括约肌协同失调（detrusor sphincter dyssynergia，DSD）等一系列下尿路症状。背外侧脑桥，包括脑桥网状核和网状结构以及蓝斑等被肿瘤组织压迫或侵袭，被认为是造成颅底脊索瘤患者下尿路症状的主要原因。下丘脑病变如垂体腺瘤等可导致储尿和排尿期严重的下尿路功能障碍，反映出下丘脑在调节人类排尿功能方面的关键作用。

（4）创伤性脊髓损伤（spinal cord injury，SCI）：引起的膀胱功能障碍以骶髓为界又可划分为上运动神经元功能障碍和下运动神经元功能障碍。SCI 的损伤平面越高，DO、逼尿

肌 - 外括约肌协同失调和逼尿肌 - 膀胱颈协同失调的发生率越高。16% ～ 19% 的 SCI 患者为脊髓中央损伤综合征（central cord syndrome，CCS），为一种不完全 SCI。老年人中 CCS 的比例更高，42% 的 CCS 患者伴有 NB。临床上 SCI 合并脑损伤的发病率在近 50 年来明显增加，故需要特别注意患者是否脊髓和脑同时损伤，以便合理地对其导致的 NB 进行诊断和治疗。

（5）非外伤性脊髓损伤：约 50% 的脊发育不良患者可存在 DO 和 DSD，并由此产生上尿路的严重损害。56% 的脊髓栓系患者存在下尿路功能障碍，患者逼尿肌可以表现为收缩减弱，也可表现为 DO。脊髓栓系可导致尿动力学发生不同类型的异常改变，脊髓栓系的位置与尿动力学表现的类型及上尿路损害不相关，上尿路损害与否及损害程度是与 DO、DSD、逼尿肌压力及患儿年龄密切相关的。约 20% 脊柱转移瘤的患者合并有 SCI，进而导致 NB。在一项大规模调查中发现，22% 的肾癌脊髓转移的患者伴有 NB。

2. 外周神经系统 糖尿病：25% ～ 85% 的糖尿病患者会出现糖尿病膀胱，早期以尿频、尿急、急迫性尿失禁（urgency incontinence）等储尿期症状为主，疾病晚期表现为膀胱感觉减退和逼尿肌收缩力低下，进而引起排尿困难、残余尿量增加、慢性尿潴留等并继发不同程度的上尿路损害。糖尿病患者病程在 10 年以上时，糖尿病膀胱的患病率会明显增高。随着 2 型糖尿病自主神经病变严重程度的增加，患者发生糖尿病膀胱的概率也越来越高。

3. 感染性疾病

（1）获得性免疫缺陷综合征：感染 HIV 的单核细胞可通过血脑屏障进入中枢神经系统，直接损害大脑、脊髓和周围神经，当神经病变累及支配膀胱尿道的中枢和（或）周围神经系统时，也会导致相应的排尿异常。受累神经部位不同，排尿功能障碍的表现亦有所不同。经过抗病毒、抗感染、抗胆碱药物治疗后，AIDS 患者的排尿功能可有所改善。

（2）急性感染性多发性神经根炎：又称吉兰 - 巴雷综合征（Guillain-B arré syndrome. GBS）。患者一般神经系统症状较为严重，而下尿路症状相对较轻，排尿异常的患者多为运动麻痹性膀胱，此类患者均有大量的残余尿，急性期患者通常需留置导尿管。

4. 医源性因素

（1）脊柱手术：患者会出现 NB。因骶骨脊索瘤实施骶骨切除术后导致 NB 的发生率高达 74%，一些术前因脊柱疾病导致 NB 的患者，术后有部分病例可能恢复正常。

（2）根治性盆腔手术

1）直肠癌根治切除术：直肠癌经腹会阴直肠切除（abdominal-perineal rectal resection，APR）后导致 NB 的概率很高，有研究显示 50% 以上的经腹会阴直肠切除术患者术后会出现下尿路功能障碍。其主要原因是手术过程中损伤了盆神经支配逼尿肌的纤维、阴部神经或直接损伤了尿道外括约肌。直肠保留括约肌的手术，如经腹的低位直肠切除，比 APR 发生排尿功能障碍的概率要小。手术时神经的保留对于预防 NB 的发生非常重要。患者行直肠癌根治性切除时，术中如能保留两侧神经，术后几乎 100% 都能获得比较好的排尿功能，而仅保留单侧神经的患者则下降至 90% 左右。行双侧去神经的根治性切除患者中，术后 30% 患者需要导尿处理，若不保留神经则只有 30% 的患者能维持正常的排尿功能。术中对盆腔自主神经、Denonvilliers 筋膜等的保护都是减少直肠癌根治术后泌尿系统并发症的关键因素。

2）根治性子宫全切除：子宫的支持韧带中含有来源于下腹下神经丛的自主神经及神经节，其中子宫骶韧带的神经分布密度大于主韧带。因此，根治性子宫切除术对下尿路功能的影响较单纯性子宫切除更大。宫颈癌术后患者行放疗可能降低膀胱顺应性和膀胱容量，增加术后下尿路功能障碍的发生率。研究表明，根治性子宫全切术后、盆腔放疗后、子宫全切并放疗后和宫颈肿瘤术前患者的尿动力学检查对比发现，膀胱顺应性降低或 DO 发生率分别为 57%、45%、80% 和 24%，各组的膀胱容量都有所减少。前三组术后患者 100% 存在腹压协助排尿现象，残余尿增多发生率分别为 41%、27% 和 40%。

3）前列腺癌根治术：术后可导致下尿路功能障碍，UI 是前列腺癌根治术术后最常见的并发症。前列腺癌根治切除术中、术后引起 UI 并发症的主要原因为直接的括约肌损伤而造成的控尿功能不全，其次是前列腺侧旁神经血管束损伤导致的括约肌功能不全，以及 DO 等膀胱功能障碍。保留神经的前列腺根治切除术可以更好地保存外括约肌的功能，缩短术后达到控尿的时间。具有脑血管疾病多发性硬化和帕金森病等神经系统疾病相关的 DO 患者，前列腺癌根治术后 UI 的危险性大为增高。

二、评估要点

1. 病史采集

（1）询问患者是否有神经系统疾病史、外伤史、手术史、糖尿病等慢性疾病史。

（2）了解患者的排尿障碍特点，如尿频、尿急、尿失禁、夜尿增多、排尿困难等，以及这些症状与日常生活、情绪压力等因素的关系。

（3）询问患者是否伴有排便障碍，以及用药史，特别是可能影响神经系统的药物。

2. 体格检查

（1）进行神经系统体格检查，特别关注下肢肌力、感觉、反射及肛门括约肌功能。

（2）直肠指诊可帮助评估肛门括约肌张力和感觉，间接反映盆腔神经功能状态。

3. 实验室检查

（1）尿液分析：包括尿常规、尿培养和药物敏感试验，以排除感染、结石、肿瘤等引起的尿路刺激症状或排尿困难。

（2）肾功能检查：评估肾功能，了解病情对肾的影响。

（3）尿流动力学检查：通过导管插入膀胱，测量膀胱内压、尿流率、逼尿肌收缩力、膀胱顺应性等指标，识别不同类型的膀胱功能障碍。

4. 影像学检查

（1）膀胱超声：用于测量膀胱残余尿量，评估膀胱形态、容量及排空情况。

（2）膀胱造影：观察膀胱形态、尿道情况及排尿时的动态变化，有助于发现尿道狭窄、膀胱输尿管反流等病变。

（3）磁共振尿路造影（MRU）：详细显示泌尿系统结构，评估神经源性膀胱的病因和程度。

三、评估措施

1. 综合评估　结合病史、体格检查、实验室检查、尿流动力学检查和影像学检查的结果，进行综合分析，判断是否存在 NB 及其类型。

2. 制订个体化治疗方案 根据评估结果，制订适合患者的个体化治疗方案，包括药物治疗、非药物治疗（如行为疗法、饮水计划、膀胱功能训练、间歇导尿等）和手术治疗等。

四、相关护理诊断／问题

1. 排尿困难 与神经损伤导致膀胱收缩无力有关。
2. 尿路感染 与神经损伤导致膀胱排空不全，容易滋生细菌，引发尿路感染有关。
3. 尿路结石 与长期尿潴留和尿路感染等因素可能导致尿路结石形成有关。
4. 肾功能不全与肾衰竭 与长期排尿困难和尿潴留可能导致肾受损有关。
5. 心理问题 与长期排尿困难和不适可能导致焦虑、抑郁等心理问题有关。
6. 有体温改变的危险 与尿路感染有关。
7. 有照顾者角色障碍的危险 与家属知识缺乏，疾病恢复不佳有关。

第七节 神经源性肠道评估

神经源性肠道（neurogenic bowel）是指由于支配肠道的中枢或周围神经结构受损或功能紊乱导致的排便功能障碍。这种功能障碍常见于脊髓损伤、脑卒中、脑外伤、脑肿瘤、多发性硬化、糖尿病等疾病。神经源性肠道的主要表现为大便失禁、便秘、腹泻或大便排空困难等。

一、基本知识

1. 中枢神经系统因素 包括脑血管意外、颅脑肿瘤、基底节病变、脊髓病变、椎间盘病变及椎管狭窄等。
2. 外周神经系统因素 糖尿病、酗酒、药物滥用。
3. 感染性疾病 获得性免疫缺陷综合征、脊髓灰质炎。
4. 医源性因素 脊柱手术、根治性盆腔手术如直肠癌根治术、前列腺癌根治术、区域脊髓麻醉等。
5. 其他因素 重症肌无力、系统性红斑狼疮及家族性淀粉样变性多发性神经病变等。

二、评估要点

1. 病史采集
（1）询问患者的既往病史，胃肠道相关既往疾病史，特别是神经系统疾病史。
（2）了解患者的排便习惯、排便频率、排便量、排便难度及肠道自我管理能力。
（3）记录患者是否使用泻药或辅助排便工具，以及使用频率和效果。

2. 体格检查
（1）肛门直肠检查：包括肛门视诊（观察肛门及肛周皮肤是否正常）、肛门指诊（检查粪便嵌塞、肛门张力、肛门自主收缩反射等）。
（2）腹部检查、听诊肠鸣音、提睾反射、肛门反射和球海绵体反射等神经反射检查。

3. 实验室和影像学检查

（1）血常规、生化指标检测，如血红蛋白、白蛋白、总蛋白等，以评估患者的营养状况。

（2）肠道影像学检查，如 X 线、CT、MRI 等，了解肠道结构异常和蠕动功能。

4. 肠道专科评估　使用神经源性肠道功能障碍（NBD）评分、国际脊髓损伤肠功能数据集、Bristol 大便评分表、Cleveland 临床患者便秘评分量表、Wexner 大便失禁评分量表评估 NBD 的类型、排便次数及性状、脊髓损伤前排便模式便秘程度、腹胀腹痛程度或并发症等。

5. 专科检查

（1）肛肠测压：评估静息压、收缩压、直肠顺应性及直肠肛门抑制反射等。

（2）结肠传输试验：应用染料、放射性核素或不透 X 线标志物等，判断结肠内容物推进的速度，评估是否存在结肠传输减慢。

6. 心理社会因素评估

（1）通过焦虑、抑郁等心理量表，了解患者的心理状态及其对肠道功能的影响。

（2）评估患者的家庭、社会支持情况，以及其对肠道功能的影响。

7. 生活质量评估　使用生活质量问卷等工具，评估肠道功能对患者生活质量的影响。

三、评估措施

1. 标准化评估工具　采用经过验证的评估工具，如健康效应指数量表评估患者生活质量，Bristol 粪便性状量表评估大便情况等。

2. 综合评估方法　结合病史、体格检查、实验室和影像学检查、专科检查及心理社会因素评估，进行全面综合的评估。

3. 定期评估　建议患者每年至少进行一次系统、全面的胃肠功能评估，以及时发现和处理肠道功能障碍。

4. 自我观察日志　要求患者记录每日的活动、饮食、大便情况、应用泻剂及其他药物情况等，以便对治疗前后进行对比、分析，指导其合理饮食及用药。

四、相关护理诊断／问题

1. 便秘　与神经系统异常可能导致肠道肌肉收缩不协调有关。

2. 大便失禁　与神经系统异常可能导致肠道肌肉收缩不协调有关。

3. 心理 - 社会问题　与可能因肠道功能障碍而出现焦虑、抑郁等心理问题有关。

4. 并发症　与神经源性肠疾病可能引发多种并发症有关，如肠梗阻、肠穿孔、感染等。

5. 有照顾者角色障碍的危险　与家属知识缺乏，疾病恢复不佳有关。

第八节　老年人生活质量评估

生活质量（quality of life，QoL）亦称为生命质量或生存质量。老年人生活质量是指老年人的客观生活条件、生活行为及其主观感受的总和。在一定社会条件和文化价值体系下，老年人的生活质量包括老年人的客观生活条件和生存状态，如物质生活状态、精神心理状态、躯体功能健康等，以及老年人对此的主观感受。

一、基本知识

老年人生活质量的评估，常用的评估工具如下所述。

1. 健康调查简表（the MOS 36 item short form health survey，SF-36）　用来评估个体的总体健康状况，包括躯体功能、身体疼痛、社会交往情况等 9 个维度。

2. 世界卫生组织生活质量量表（WHOQOL）　用于评估包括身体健康、心理健康、社会关系、独立性、精神和环境 6 个方面的生活质量。

3. 生活质量综合评定问卷（generic quality of life inventory-74，GQOLI-74）　可作为我国社区普通人群和特定人群（包括老年人、慢性病人群等）的生活质量的评估工具，它从躯体功能（包括睡眠与精神、躯体不适感、进食功能、性功能、运动与感觉功能 5 个因子）、心理功能（包括精神紧张度、负性情感、正性情感、认知功能、自尊 5 个因子）、社会功能（包括社会支持、人际交往能力、工作与学习、业余娱乐生活、婚姻与家庭 5 个因子）和物质生活状态（包括住房、社区服务、生活环境、经济状况 4 个因子）共 4 个维度来评定个体与健康相关的生活质量。

4. 中国老年人生活质量指标体系　以马斯洛的需要层次理论、生命周期理论、积极老龄化政策框架为理论基础，包括五大维度和 13 个具体指标。五大维度分别是健康状况、经济状况、居住环境、精神状况和主观感受。13 个具体指标分别是慢性病发生率、失能率、抑郁倾向发生率、孤独感发生率、人均年收入、单独居住的房间拥有率、住宅适老化率、休闲娱乐活动参与率、健康自评、经济自评、住房满意度、子女孝顺评价和主观幸福感。

其中生活质量综合评定问卷（GQOLI-74），比较适合作为我国老年康复患者生活质量的评估工具，通常包括老年人的躯体功能状态评估、心理功能状态评估、社会功能状态评估、物质生活状态评估等。躯体功能状态评估主要包括日常生活能力，如睡眠、进食、躯体不适等；心理功能状态评估包括老年人记忆力、定向力、语言能力、运算能力及注意力等认知方面的评估，以及对老年人抑郁及焦虑方面的评估。社会功能状态评估主要包括角色与家庭功能评估、环境评估、文化与社会功能评估等。

二、评估要点

1. 病史收集　包括老年人过去、现在的健康状况、用药史等，以及现病史的发生、主要症状、治疗情况及对日常生活活动能力及社会活动的影响。

2. 临床观察　包括老年人的语言、行为、情绪状态、面部表情等健康状况。

3. 躯体功能评估　包括评估老年人的睡眠与精力、躯体不适感、进食功能、运动与感觉功能等。

4. 心理功能评估　包括老年人的精神紧张度、负性情感、认知功能、自尊等。

5. 社会功能评估　包括老年人的社会支持、人际交往能力、工作与学习、业余娱乐、婚姻与家庭状况等。

6. 物质生活评估　包括老年人的住房情况、社区服务、生活环境及经济状况等。

三、评估措施

1. 交谈　通过与老年人、家人、照护者等人员进行谈话沟通，了解老年人的健康情况、经济状况、生活环境等，以及老年人的主观感受。在交谈中，护理人员应运用有效的沟通技巧，与患者及相关人员建立良好的信任关系，有效获取老年人的相关健康资料和其他信息。对于有沟通障碍的老年人，如失聪、失语及失智老年人等，应认真与老年人的家人、照护者等人员进行交谈，以收集全面准确的信息。

2. 观察　可运用感官获取老年人的健康资料和信息。护理人员可通过视、听、嗅、触等多种感官，观察老年人的各种躯体症状、体征、精神状态、心理反应，以及所处的物理环境、社会环境。

3. 体格检查　可运用视诊、触诊、叩诊、听诊等体格检查的方法，对老年人的身体状况进行全面检查。

4. 阅读　是指通过查阅病历、各种医疗与护理记录、辅助检查结果及社区健康档案等资料，获取老年人的健康信息。

5. 测试　可用标准化的量表或问卷，测量老年人的躯体功能、心理功能及社会功能等。量表或问卷的选择必须根据老年人的具体情况来确定，并且需要考虑量表或问卷的信度及效度。常用的评估量表有健康调查简表（the MOS 36 item short form health survey，SF-36）、世界卫生组织生活质量量表（WHOQOL）、生活质量综合评定问卷（GQOLI-74）等。

四、相关护理诊断／问题

1. 营养摄入不足　与老年人牙齿缺失、食欲缺乏、消化功能下降等因素有关。

2. 情绪障碍　与老年人孤独、失落、无助等情绪有关。

3. 睡眠障碍　与老年人生活环境改变、心理压力、身体不适等因素有关。

4. 睡眠型态紊乱　与老年人生理、心理因素有关。

5. 知识缺乏：缺乏疾病预防、康复的相关知识　主要与认知功能障碍有关。

第二篇

老年专科护理与康复护理常规

第6章 老年常见症状护理常规

第一节 吞咽障碍护理常规

吞咽障碍（dysphagia）又称吞咽功能低下、吞咽异常或吞咽紊乱，是指食物或液体在口腔到胃的运送过程中发生障碍，常伴有咽部、胸骨后或食管部位的梗阻停滞感，是临床常见的老年综合征之一。研究发现，吞咽功能障碍发生率在老年人群中为15%，在老年住院患者中为30%～55%，需要长期照护的患者高达59%～66%。吞咽活动分为口腔准备期、口腔期、咽期、食管期四个时期，任何一个阶段发生障碍都会导致吞咽运动受阻，发生进食困难。

吞咽障碍可引起厌食、营养不良、脱水、吸入性肺炎、窒息，甚至死亡。调查显示，美国每年因吞咽障碍导致死亡的患者超过1万，加上其相关并发症导致的死亡人数可达6万，其致死率已超过糖尿病，且死亡患者中多数为老年人，吞咽障碍已严重影响老年人的身体健康。

一、常见病因

1. 衰老　研究发现，随着年龄的增长，吞咽障碍的发生率也随之增加。老年人牙病或者牙齿残缺，使其咀嚼能力显著下降，吃大块食物不易嚼碎；由于年龄和疾病的影响，老年人咽反射下降、咽喉部感觉减退、咳嗽反射减弱、胃肠蠕动减弱、体位调节能力丧失及抵御咽喉部分泌物及胃内容物反流入呼吸道的能力下降，因而出现吞咽功能失调；老年人头颈部的灵活性下降。这些变化可能会引起患者的吞咽障碍。

2. 疾病

（1）神经系统疾病：脑卒中、帕金森病和阿尔茨海默病等神经系统疾病，损伤神经传导的病变，如急性感染性神经炎等都是引起吞咽障碍的危险因素。

（2）梗阻性病变：咽、喉、食管腔内的炎性肿胀，瘢痕性狭窄，口腔、咽、喉、食管肿瘤及食管周围肿块等的压迫，都可能影响吞咽功能。此类疾病导致的吞咽障碍亦称器质性吞咽功能障碍。

（3）其他慢性疾病：类风湿性疾病，如硬皮病、干燥综合征等造成内脏器官的硬化及萎缩、唾液分泌减少等，严重影响吞咽功能。同时，糖尿病、慢性阻塞性肺疾病、慢性呼吸衰竭、心力衰竭等，可能与上述病变联合影响机体自身，导致衰老加速、体位不易保持、呼吸急促、吞咽期会厌闭合时间缩短等，使患者更加容易发生经口吞咽障碍。

3. 治疗措施　老年人通常患有一种或多种慢性病，在治疗过程中，药物副作用、侵入性操作等均可导致老年人吞咽障碍。主要见于：①药物副作用：镇静催眠药物等精神药物抑制中枢神经系统，影响口腔吞咽协调；抗组胺药、抗胆碱药等有可能通过影响口腔唾液分泌而影响吞咽功能。②侵入措施：气管切开、气管插管、头颈部手术及头颈部放疗也可能使患者吞咽障碍的发生率增加，如喉全切除术、甲状腺手术等可导致喉返神经麻痹、吞咽和咳嗽反射减弱，或喉内肌瘫痪影响吞咽功能。

4. 进餐体位 进食姿势不正确，如平卧位进食、进食后平卧位也可能影响吞咽功能。

二、护理关键点

1. 吞咽障碍。

2. 有窒息的危险。

3. 有急性意识障碍的危险。

4. 焦虑。

5. 恐惧。

三、护理评估

1. 健康史

（1）评估老年人的既往史、家族史、用药史，是否有脑卒中、痴呆及咽、喉、舌等恶性肿瘤史。

（2）口腔功能评估：仔细观察老年人口部开合、口唇闭锁、舌运动、有无流涎、软腭上抬、吞咽反射、呕吐反射、牙齿状态、构音、发声（如开鼻声提示软腭麻痹、湿性嘶哑提示声带上部有唾液等残留）、口腔内知觉、味觉等。同时了解口腔卫生保健情况等。

（3）摄食评估

1）进食姿势：评估是否能保持坐位，进食时躯干是否能保持平衡，姿势的调整是否会对进食产生影响。

2）食物认识：也称先行期的评定，主要观察患者对食物的认知情况，是否有意识地进食。

3）放入口位置：患者是否能将食物正常地送入口中、开口情况、食物入口的顺畅性、是否有食物掉出等。

4）每口量：一次进食和吞咽的量。

5）进食吞咽活动需要的时间：包括一次吞咽的时间和一次进食时间。

6）呼吸情况：呼吸和吞咽是维持生命的主要功能，但两者之间协调有着重要的联系，正常吞咽需要瞬间暂停呼吸（会厌关闭呼吸道 $0.3 \sim 0.5s$），使食物通过咽部，咀嚼时，用鼻呼吸。如果患者在进食过程中呼吸急促，咀嚼食物时用口呼吸或吞咽瞬间呼吸，容易引起误吸。

7）食物的形态及质地的选择：食物的流动性、硬度、松散性等在一定程度上决定吞咽的难易程度，对于吞咽困难患者应评定其适合什么样的食物或者在吞咽何种食物时出现呛咳等问题。

8）是否有吞咽失用：患者唇舌各种运动功能都正常，观察患者在给予指令或目的性吞咽时，是否能够完成整个进食过程。吞咽失用与认知功能障碍有关。

9）分泌物情况：主要是痰液。观察进食后痰液是否增多，咳出的痰液是否有食物。及时清理口腔及咽的痰液（有时含有食物），可减少误吸性肺炎的发生。

（4）进餐习惯评估

1）评估有无不良进食习惯，如进食过快、食物过硬或过黏、边进食边说话、饮酒过量、精神疲惫等。

2）评估老年人日常生活能力，特别是进食是否需要监督、协助，甚至是完全依赖。按照进食自理能力提供不同帮助，必要时鼓励患者及其家人记录进餐日记。

2. 吞咽障碍的筛查与评估

（1）评估老年人进食时是否有缓慢、吞咽费力、喘鸣、咳嗽、哽噎、食物通过受阻、口腔反流等情况发生。

（2）反复唾液吞咽试验：患者取端坐位，检查者将手指放在患者的喉结及舌骨处，让其快速反复吞咽，感受舌骨随吞咽的运动。观察在 30s 内患者吞咽的次数和喉上提的幅度，30s 内吞咽少于 3 次确认为吞咽功能异常。

（3）洼田饮水试验：让患者端坐，喝下 30ml 温开水，观察所需时间及呛咳情况。评价如下所示。

1）1 级：5s 内能 1 次顺利将水咽下。

2）2 级：5s 内分 2 次以上将水咽下而无呛咳。

3）3 级：5s 内 1 次咽下，但有呛咳。

4）4 级：5 ～ 10s 分 2 次以上咽下并有呛咳。

5）5 级：10s 内不能将水全部咽下并频繁呛咳。

6）1 级为正常，2 级为可疑异常，3 ～ 5 级为异常。

7）注意事项：①专人负责；做饮水试验时，不要告诉患者，以免患者紧张，影响试验分级；②测试者给患者喂水或告诉家属喂水时，剂量要准确，并根据患者平时呛咳的情况决定喝水的方法，以免给患者造成不适感觉。

8）其他：改良饮水试验、染料测试、多伦多床旁吞咽筛查试验、吞咽功能性交流测试评分等，其中染料测试用于气管切开患者，可以利用蓝色或绿色食用染料测试，筛查患者有无误吸。

（4）吞咽障碍的状况：由于吞咽障碍导致噎呛的患者常被误认为是心绞痛发作而延误最佳抢救时机，所以一定要正确评估、及时判断。噎呛的临床表现大致分为三期。

1）早期表现：进食时突然不能说话、欲说无声，大量食物积存于口腔、咽喉前部，患者面部涨红，并有呛咳反射；如果食物吸入气管，患者感到极度不适，大部分患者常不由自主地一手呈 "V" 形紧贴于颈前喉部，并用手指口腔，呼吸困难，甚至出现窒息的痛苦表情。

2）中期表现：食物堵塞咽喉部或呛入气管，患者出现胸闷、窒息感，食物吐不出，两手乱抓，两眼发直。

3）晚期表现：患者出现满头大汗、面色苍白、口唇发绀、突然猝倒、意识模糊、烦躁不安，提示食物已误入气管，不及时解除梗阻，患者可出现大小便失禁、鼻出血、抽搐、昏迷，甚至呼吸心搏骤停。

3. 辅助检查　主要是为正确评价患者吞咽功能，以了解其是否有噎呛的可能及发生的时期，可采用吞咽造影、内镜超声波、吞咽测压检查等手段动态观察，其中吞咽造影检查和吞咽纤维内镜检查是确定吞咽障碍的金标准。其他检查包括吞咽测压、320 排动态立体CT 检查、24h 食管 pH 测定等。

4. 心理 - 社会状况　评估有无对疾病发展、治疗方面的焦虑和猜疑，有无对进食方法的担心和忧虑，是否影响到老年人的社交活动，以及家庭和社会支持度如何等。由于噎呛的结果常危及老年人的生命，患者及其家属在知识不足的情况下通常容易产生焦虑和恐惧的心理，所以要特别评估患者及其家属是否已出现焦虑和恐惧的心理问题。

四、护理措施

1. 吞咽障碍训练的原则

（1）综合评估：确定患者的吞咽障碍程度和吞咽障碍类型。

（2）个体化：针对不同的患者，制订不同的吞咽训练方法。

（3）循序渐进：根据患者功能障碍情况进行治疗和训练并逐步增加进食量。

（4）与训练相结合：在训练的基础上，通过合理的刺激促进吞咽障碍的功能恢复。

2. 治疗与护理的总体目标

（1）改善摄食吞咽的功能，吞咽障碍得到缓解。

（2）改变或恢复经口进食的方式。

（3）预防和减少并发症，如食物误吸导致的肺部感染。

（4）噎呛能够得到及时处理，未发生窒息和急性意识障碍等危险。

（5）改善患者的营养状态，增强患者康复的信心，有利于其他功能障碍的恢复。

（6）患者焦虑、恐惧情绪减轻，配合治疗及护理。

3. 护理计划与实施

（1）改变治疗与饮食和使用补偿技术

1）饮食控制：根据老年人的吞咽状况，指导或为患者选择合适的软食、半流质饮食、流质饮食。不同质地食物应精美可口，并且有多种食物可以供患者选择。

2）补偿技术：如吞咽的时候提示和鼓励患者吞下、口闭合、身体前倾、头部向前等。

3）其他：若可行尽量保持直立体位或前倾 15°；口水过多患者使用口水防护服、围裙，必要时抽吸过多口水；进食后 30min 内减少痰液的抽吸；内科医师、口腔科医师、药剂师共同讨论药物使用情况。

（2）吞咽障碍的治疗

1）吞咽康复训练与治疗：如口腔感觉运动训练、低电刺激、生物反馈训练、球囊扩张术、针灸与电针治疗等。

2）营养干预：筛查出有营养不良和营养不良风险的老年人，应由营养师指导并且给予口服营养补充处方。完全不能、部分不能经口进食者，选择适当营养液体补充营养。患者不能吞咽，对液体和食物有呛咳，可以通过鼻胃管、经皮内镜下胃造口术供给营养，并可推荐给长期（大于 4 周）肠内管饲的患者使用。

（3）进食护理

1）进食环境准备：鼓励老年人在餐厅进食以增加进食量，提供个性化餐厅服务；进餐时尽量停止不必要的治疗或其他活动。使用适当餐具（例如大小形状适宜的瓷器、杯碟、筷子、勺子等），不使用一次性餐具，必要时用围兜（围裙）。老年人应坐在稳定的扶手椅上，坐在轮椅上或床上进餐的患者餐桌高度应适当调整。保持安静，尽量让照顾者和电视的声音最小化，同时鼓励老年人和照顾者之间适当交流。

2）食物选择：避免有刺、干硬容易引起噎呛的食物；避免黏性较强的食物，如糯米类食物；避免食物过冷或过热；少食辛辣、刺激性的食物；不可过量饮酒；对偶有呛咳的患者，合理调整饮食搭配，尽量做到细、碎、软的食物要求。

3）体位管理：尽量保持直立体位或前倾15°。患者应坐在椅子上进食，如果其需要协助，可以使用枕头、坐垫等协助其保持坐位。如果患者被限制在床上，在整个进食（食物、液体、药物）期间至少床头抬高60°，而且进食后需至少20min才能放低床头。如果患者实在无法保持上身抬高60°及以上的体位，护理人员协助患者经口进食。

4）注意进餐观察：进餐时观察患者的食量、摄食速度及体位，有意控制食量和速度。进餐时不要与患者交谈，或催促进食，患者发生呛咳时宜暂停进食，严重时停止进食，进食过程中发现患者突然不能说话、欲说无声、剧烈呛咳、面色青紫、呼吸困难等现象，应及时清理呼吸道，保持呼吸道通畅，就地抢救。

5）进餐注意事项：①注意力集中：老年人进餐时应精力集中，情绪不稳定时不宜进餐。②进食量及速度适宜：避免一次进食过多，应少食多餐、细嚼慢咽；对于进食慢的患者，配餐员可将餐盘留下，不强调在规定的时间内收回。③鼓励自我进食：能够自主进食的患者，护理人员应用多种方法鼓励老年人自己进食。④进餐时段巡视：跨学科团队应从不同方面检查进餐的过程、进餐的服务、进餐环境和患者的个人喜好。⑤协助喂食的方法：对于自己进食困难，医嘱能够经口进食的患者，需要喂食。

（4）现场急救

1）清醒状态下误吸异物堵塞呼吸道的急救，通常采用海姆立克手法，急救步骤如下所述。

①护士帮助患者站立并站在患者背后，双臂由腋下环绕患者的腰部。

②一手握拳，将拳头的拇指一侧放在患者的胸下段与脐上的腹部部分。

③用另一手抓住拳头，肘部张开，用快速向上的冲击力挤压患者腹部，反复重复，直至异物吐出。

2）无意识状态下误吸异物堵塞呼吸道的急救：将患者置平卧位，肩胛下方垫高，颈部伸直，摸清环状软骨下缘和环状软骨上缘的中间部位，即环甲韧带（在喉结下），稳准地刺入一个粗针头（12～18号）于气管内，以暂时缓解缺氧状态，以争取时间进行抢救，必要时配合医师行气管切开术。

（5）心理护理：引导患者接受由于吞咽障碍导致进食困难的现实，并告知患者可以通过有效的预防措施来防止误吸与噎呛的发生等，减轻或消除其焦虑、恐惧心理。当误吸与呛咳发生后，应及时稳定患者情绪，安慰患者，以缓解其紧张情绪。

五、健康指导

1. 现场应急指导 ①当患者出现呛咳时，立即协助其低头弯腰，身体前倾，下颌朝向前胸；②如食物残渣堵在咽喉部危及呼吸时，患者应再次低头弯腰，喂食者可在其肩胛下缘及肩胛骨之间的部位快速连续拍击，使残渣排出；③若仍然不能排出，患者取头低足高侧卧位，以利于体位引流；用筷子或用光滑薄木板等撬开患者口腔，放置上下齿之间，或用毛巾卷个小卷撑开口腔，清理口腔、鼻腔、喉部的分泌物和异物，以保持呼吸道通畅；④在第一时间尽可能自行去除堵塞气道异物的同时，应尽早呼叫医护人员抢救。

2. 教会患者及照顾者自救方法和步骤 见海姆立克手法急救。

3. 吞咽功能锻炼指导

（1）面部肌肉锻炼：包括皱眉、鼓腮、露齿、吹哨、龇牙、张口、咂唇等。

（2）舌肌运动锻炼：伸舌，使舌尖在口腔内左右用力顶两颊部，并沿口腔前庭沟做环转运动。

（3）软腭的训练：患者张口后用压舌板压舌，用冰棉签于软腭上做快速摩擦，以刺激软腭，嘱患者发"啊""喔"声音，使软腭上抬，利于吞咽。通过上述方法，促进吞咽功能的康复或延缓吞咽功能障碍的恶化，预防噎呛的再发生。

第二节 跌倒护理常规

跌倒（fall）是指个体在无意识状态下发生的、非预期的身体位置急剧变化，通常指身体接触地面、地板或任何低矮水平面。依据全球统一的疾病分类体系，跌倒事件细分为三大类别：一是同一水平面或低于 1m 高度的不自主滑倒或跌落；二是自 1m 及以上高度的不经意坠落；三是未明确指定高度的意外跌倒。在医院环境中，患者跌倒被视为一项频发且后果可能严重的不良事件，其占比在所有不良事件中高达 30%～40%。

一、常见原因

跌倒的发生是多因素交织导致的，而非简单的单一因素影响。从外部环境来看，医院环境设施、社会影响、护理人员的照顾能力、经济条件的限制及患者家属的照护能力等都是不容忽视的方面。而内在因素方面，则涵盖了患者自身的年龄、健康状况、心理因素、药物治疗、下肢肌肉的力量状况及视力水平等关键要素。因此，患者有效的跌倒预防需要综合考虑并针对性地解决这些内外因素。

1. 年龄因素

（1）跌倒风险跨越了所有年龄层，但值得注意的是，随着年龄的增长，个体面临跌倒的风险及由此导致的严重后果均呈显著增长趋势。

（2）老年人出现不同程度的生理功能下降和抗应激能力减弱，会使老年人产生焦虑、恐惧等负性情绪，负性情绪的堆积加上机体不可逆的衰弱状况会造成老年人出现生理功能下降和抗应激能力减弱，较年轻人更易发生跌倒意外。

2. 心理因素

（1）跌倒恐惧：亦可称作跌倒焦虑，是一种心理层面的困扰，它源于对跌倒的深切忧虑，进而促使个体减少日常活动或削弱参与活动的自信心。在老年群体中，这种恐惧尤为显著，其高警觉状态虽本意是防范，但过度时会加剧内心的脆弱感，诱发焦虑与烦躁情绪，促使他们在日常生活中采取过度谨慎的态度、行动更为拘谨、步幅减小，反而可能增加跌倒的风险。特别是那些长期生活在如养老机构等单一环境中的老年人，生活空间的局限与日常活动的受限，严重削弱了他们的身体灵活性，进一步提升了跌倒的可能性。

（2）抑郁症：作为影响身心健康的重大负面因素，其典型表现如情绪低落、思维迟滞、活动意愿下降，以及伴随的焦虑、睡眠障碍、身体不适等，均构成跌倒风险的间接诱因。这些症状不仅削弱了个体的生理功能，还影响了心理状态的稳定性，最终可能触发或加剧跌倒恐惧，形成恶性循环。因此，对于老年人而言，预防跌倒不仅需关注物理环境的改善，更需重视心理健康的维护，以减少跌倒恐惧及其连锁反应的发生。

3. **身体疾病**　肿瘤、循环系统紊乱、内分泌异常、营养失衡及代谢性疾病构成了老年人跌倒风险中的几类主要基础疾病。除此之外，视觉健康问题、下肢功能障碍、体质衰弱、睡眠质量不佳、日常自理能力的下降、抑郁情绪状态及跌倒恐惧心理，均是显著影响老年人跌倒风险的重要因素。这些多元化的因素相互交织，增加了跌倒事件的发生风险。

4. **环境因素**

（1）随着年龄的增长，老年人的集中注意力与应急反应速度逐渐减弱，使得他们在日常活动中面对突如其来的障碍物时，难以迅速察觉并采取规避动作，从而增加了跌倒的风险。

（2）公共区域与住宅内部普遍存在可移动且具有一定高度的障碍物，进一步挑战了老年人的行走稳定性。加之老年人群体中普遍存在的步态不对称现象及平衡能力的自然衰退，在试图跨越或避开这些障碍物时，其跌倒的风险显著增加。

（3）居住环境，如卫生间地面的湿滑状况、是否配备有防滑垫、室外庭院的设计及是否在易跌倒区域设置明确的警示标识，还有床铺的类型与配置，这些因素均对老年人的跌倒风险产生着显著的影响。因此，在预防老年人跌倒的工作中，需要综合考虑上述多方面的因素，采取综合性的措施来降低跌倒风险。

5. **使用药物**　化疗药物、抗惊厥剂、苯二氮䓬类药物、血管紧张素转化酶抑制剂、降压药、降糖药及抗抑郁药物等，均因各自的药理作用而显著提升了患者的跌倒风险。特别是，作用于中枢神经系统的药物，其使用通常将患者的跌倒风险放大至未用药时的 2～3 倍。此外，助眠类药物还可能诱发患者下肢无力感，进而加剧跌倒事件发生的可能性。综上所述，药物管理是降低住院患者跌倒风险不可忽视的一环。

二、护理关键点

1. 疼痛。

2. 有受伤的危险。

3. 恐惧。

4. 自理缺陷。

5. 健康维护能力低下。

三、护理评估

1. 基本评估

（1）患者术后第一次下床活动时，进行跌倒评估。

（2）新入院／转入患者 8h 内完成首次跌倒评估并记录。

（3）患者服用跌倒高风险药物时（如降压药、缓泻药、抗胆碱药、利尿脱水药、降糖药等），再次进行跌倒评估。

（4）患者有创诊疗后第一次下床活动时，再次进行跌倒评估。

（5）卧床患者第一次下床活动时，再次进行跌倒评估。

（6）患者病情转病危／重时、发生跌倒后等病情变化时及时进行评估。

（7）高危患者每班交接，每周进行评估。

（8）对患者肌力进行评估。

2. 紧急处理评估

（1）首要步骤是细致评估伤情：确认患者是否能回忆起跌倒经过，若记忆缺失，可能暗示头晕或脑血管紧急状况；观察患者有无剧烈头痛、面部不对称、言语障碍、肢体功能障碍或感觉异常、大小便失控等症状，警惕脑卒中的可能性，并在处理时小心避免症状恶化；仔细排查骨折迹象，如疼痛、肢体形态异常、关节活动受限等，以便及时采取适当的处理措施。

（2）需实施正确的搬运方法：在确保患者伤情已初步了解后，搬运时需维持动作平稳，优先保持其平卧体位。对于伴有外伤出血的患者，应立即止血并妥善包扎，同时持续观察其状况。对于试图自行起身的患者，可辅助其缓慢坐起或躺下休息，并持续监测其病情变化。对于意识模糊并伴有呕吐的患者，应将其头部偏向一侧，迅速清除口腔及鼻腔内的呕吐物，确保呼吸道畅通无阻；若患者出现抽搐，应迅速将其转移至平坦且柔软的地面，并在身体下方铺设软垫以防受伤，必要时使用牙垫防止舌部咬伤，同时轻柔地保护抽搐肢体，避免造成额外的肌肉或骨骼损伤。对于呼吸心搏骤停的患者，必须立即启动心肺复苏程序，包括胸外心脏按压和人工呼吸等紧急救治措施。

（3）后续观察：密切关注患者的意识状态及生命体征波动，特别留意内出血及休克迹象；同时，细致观察患者的神志清晰度、瞳孔反应及单侧肢体的功能状况，注意是否存在肢体力量减弱、言语表达障碍、频繁哈欠及大小便异常等情况，警惕是否存在颅脑损伤等潜在风险。

四、护理措施

1. 对症护理

（1）依据跌倒患者的具体病情，制订个性化的治疗方案；同时，针对患者的日常生活活动能力，提供必要的基础护理服务，确保其基本生活需求得到满足。

（2）需积极预防压疮、肺部感染、尿路感染等常见并发症的发生。此外，还应指导并协助患者进行适宜的康复功能训练，旨在预防废用综合征，加速身心功能的恢复，助力患者重返健康生活轨道。

（3）对于老年人群体，特别强调膳食营养的重要性，建议加强饮食管理，确保营养均衡，适量补充维生素 D 和钙剂，以增强骨骼健康。对于处于绝经期的老年女性，根据个体情况，必要时可考虑激素替代疗法，以增强骨骼强度，从而减轻跌倒后可能造成的损伤程度。

2. 心理护理

（1）针对跌倒后心理恐惧的患者，需特别关注其心理护理，通过深入交流分析跌倒的根源，并制订个性化的应对策略，缓解乃至消除其内心的恐惧感。鉴于老年人在跌倒后常伴随身体功能的受损，其生活自理能力受限，长期护理成为必然。

（2）为预防老年人因此产生依赖心理和自卑情绪，护理过程中应融入积极的心理引导，以鼓励为主，激发其内在力量，促进自理能力的逐步恢复，增强自我照顾的信心与能力。

3. 进行功能锻炼，鼓励老年人积极参与适量且规律性的体育活动，这些活动旨在强化其肌肉力量、提升柔韧性、协调性与平衡感，同时优化步态的稳定性与灵活性，进而有效预防老年人跌倒事件的发生。针对老年人群体，推荐其积极参与锻炼，如太极拳、散步与慢跑、游泳、平衡操等，均是老年人理想的锻炼选择。

4. 治疗原发疾病

（1）有效治疗原发疾病是显著降低跌倒风险的关键措施之一。针对老年人常见的退行性骨质疏松问题，早期采取干预措施能够显著延缓其进程并起到预防作用，从而减轻老年人因骨质疏松导致的跌倒风险。

（2）低血压作为另一重要跌倒诱因，其持续性存在不仅严重影响老年人的生活质量，突发性低血压更是可能导致老年人跌倒、伤害、晕厥乃至生命安全的直接威胁。因此，对于这类疾病，我们必须保持高度警惕，积极采取预防措施，以避免突发性低血压事件的发生，从而进一步降低跌倒的风险。

5. 指导正确用药

（1）教育老年人遵循医嘱，准确且按时服用药物，切勿擅自增减药量或混用多种药物，同时尽量在保证疗效的前提下减少药物用量。

（2）对药物可能产生的副作用保持认知，并密切观察服药后的身体反应。特别是在使用降压药时，务必遵循医师指导调整血压水平，擅自增加剂量可能会诱发低血压风险，增加跌倒概率；而随意减少剂量则可能导致血压波动，长此以往可能引发脑卒中等其他健康问题，同样会增加跌倒的风险。

（3）一旦出现任何不适，应立即采取卧床休息等措施，以预防跌倒事件的发生。

6. 改善外部环境

（1）确保充足且适宜的光线环境是预防跌倒的重要一环。在老年人的浴室中，合理布局保护设施尤为重要，如在淋浴区与马桶旁安装稳固的扶手，以辅助老人安全地站起与坐下，维持良好的身体平衡。

（2）优化浴室环境，移除潜在危险物品，打造无障碍空间，并选穿合适的鞋与增设安全设施，也是不可或缺的预防措施。鉴于浴室地面常因湿滑而增加跌倒风险，铺设高效的防滑垫以隔离积水、提升地面摩擦力是有效的解决方案。进一步地，为老年人设计专门的防滑地砖应用于浴室地面，能显著降低跌倒的风险，确保其洗浴过程的安全无忧。

（3）病房内要及时给躁动不安的患者使用床栏，必要时正确使用保护性约束；及时检查并确保病房内患者物品摆放有序，无障碍物；检查并确保高危跌倒患者戴有"防跌倒"手环；将床旁仪器设备电线卷好，以免发生绊倒；检查并确保便器置于患者易拿位置；提醒患者正确使用卫生间洗浴处扶栏；将病房内患者床头呼叫器置于触手可及处并保持功能完好；患者卧床时能及时拉床栏；给高危跌倒患者签署跌倒高风险知情告知书；将使用过的床尾摇把立即收回；检查并确保病房内有台阶处贴有"小心台阶"的标识；提醒患者正确使用病室卫生间紧急呼叫器，并确保呼叫器功能完好且可触及；检查并确保有跌倒高危患者床头或病房放置"高危跌倒"标识；保持病室地面平整干燥；调节床高，使患者坐到床上双足能平放在地面；每小时或夜间每 2 小时加强巡视高危跌倒患者并有记录；将有特殊排泄需求的患者安置于接近卫生间的床位。

五、健康指导

1. 每次使用易导致跌倒的药物时（如降压药、缓泻药、抗胆碱药、利尿脱水药、降糖药等），对患者进行跌倒高危药物知识宣教。

2. 提醒患者注意防跌倒宣传海报及各种防滑标识。

3. 告知长时间卧床患者下床三部曲。

4. 对下肢肌力差（单足站立小于 5s）、步伐不稳、需使用辅助器具（轮椅、助行器、便盆椅）的患者，告知其使用方法。

5. 对家属或陪护人员进行防跌倒宣教，要求其共同预防。

6. 指导患者穿合适的衣裤、防滑鞋。

7. 指导患者正确评估自己的活动能力。

8. 指导患者正确使用床栏、呼叫器等病房设施。

9. 告知肌力减退患者不要走楼梯或台阶，平地行走时使用扶手。

第三节　尿失禁护理常规

尿失禁（urinary incontinence，UI）是指膀胱内尿液失去控制而自行从尿道排出的现象。尿失禁可以是暂时的，也可以是持续的，尿液可大量流出，也可点滴而出。尿失禁可以发生在任何年龄和性别，以女性及老年人多见。

一、常见病因

尿失禁是一种较常见的症状，中老年人群更容易受其影响。其形成可能源于内在机制，如内在激素水平的变化、膀胱括约肌的收缩、性腺功能的退化。根据世界卫生组织的最新调查，尿失禁的患病率为 25% ～ 45%，且全球有 1/4 的人在整个生命周期会持续受到其影响。

临床中常见的尿失禁主要见于以下五类。

1. **压力性尿失禁**　是指喷嚏、咳嗽或运动等腹压增高时出现的不自主排尿现象（小于50ml）。压力性尿失禁多见于老年女性及有盆腔或尿路手术史者。其发生与尿道括约肌张力减低或骨盆底部尿道周围肌肉和韧带松弛，导致尿道阻力过低有关。

2.反射性尿失禁　为在一定可预测的间隔，膀胱充盈到一定量时的不自主排尿。脊髓外伤、脊髓肿瘤、多发性硬化等所致的骶髓低级排尿中枢水平以上脊髓完全性损伤是反射性尿失禁的主要病因。由于骶髓排尿中枢水平以上的脊髓完全性损伤，致使低级排尿中枢与高级排尿中枢间的联系中断，而骶髓低级排尿中枢的排尿反射仍然存在，当膀胱内尿液潴留，内压增高时，尿液被迫流出。

3.急迫性尿失禁　是指有强烈的尿意时立即出现的不自主排尿状态。急迫性尿失禁见于中枢神经系统疾病，如脑血管意外、脑瘤、多发性硬化和帕金森病，以及膀胱局部炎症或激惹所致的膀胱功能失调，如下尿路感染、粪便嵌顿、前列腺增生及子宫脱垂等。大脑皮质对脊髓低级排尿中枢的抑制减弱，或因膀胱局部炎症、出口梗阻的刺激，致使膀胱逼尿肌张力增高、反射亢进，膀胱收缩不受控制是其发生的病因。

4.功能性尿失禁　因身体功能或认知功能受损而导致的不自主排尿状态。功能性尿失禁多发生于罹患严重关节炎、脑血管病变、痴呆或使用利尿剂、抗胆碱能等药物者，其泌尿器官并无器质性损害，尿失禁多数因不能及时排尿所引起。

5.溢出性尿失禁　是指尿液从过度充盈的膀胱中溢出，又称为假性尿失禁。由于各种原因使膀胱排尿出口梗阻或膀胱逼尿肌失去正常张力，引起尿液潴留，膀胱过度充盈，膀胱内压超过尿道阻力时尿液持续或间断溢出。溢出性尿失禁常见于下尿路梗阻，如前列腺增生、膀胱颈梗阻、尿道狭窄等，以及神经系统病变，如脊髓损伤早期的脊髓休克阶段、脊髓肿瘤及糖尿病等导致的膀胱瘫痪等。

二、护理关键点

1.皮肤完整性受损与尿液浸渍有关。

2.情境性低自尊与不能自主控制尿液排出有关。

3.有跌倒的危险与尿急有关。

三、护理评估

1.健康史

（1）有无与尿失禁相关的疾病、手术或用药史及环境因素。

（2）已接受的诊断性检查及结果。

（3）已采用的治疗或保护措施，包括用药或采取其他减少尿失禁发生的措施，如盆底肌训练、膀胱训练、使用吸收性或收集性尿失禁用具及其效果。

2.身体状况

（1）询问尿失禁发生的时间，每次尿量，间断或持续发生，排尿前有无尿意或诱因，以及伴随症状等。

（2）有无因尿失禁限制液体摄入。

（3）有无潮湿刺激皮炎。

（4）长期卧床者有无压力性损伤。

（5）压力性尿失禁主观分度：目前临床所采用的分度法为 Ingelman-Sundberg 分度法，即重度是指患者平卧体位改变或轻微活动时即发生尿失禁；中度是指患者在跑跳、快走等日常活动时，即发生尿失禁，此情况需要使用尿垫；轻度是指患者在咳嗽或打喷嚏时，即发生尿失禁，但无须使用尿垫。

（6）尿失禁的严重程度：可采用国际尿失禁咨询委员会尿失禁问卷（ICI-Q-LF）进行测评。该问卷根据尿失禁发生的频度将尿失禁分为 0 ～ 5 级：0 级者从来不漏尿；1 级者每周大约漏尿 1 次或经常不到 1 次；2 级者每周漏尿 2 次或 3 次；3 级者每天大约漏尿 1 次；4 级者每天漏尿数次；5 级者持续漏尿。

3. 辅助检查

（1）体格检查：全身检查、盆腔检查。

（2）特殊检查：压力性试验、指压试验、残余尿测定、尿常规分析、尿垫试验、棉签试验、排尿日记。

（3）其他检查：X 线检查、磁共振成像、排空膀胱尿道图、膀胱镜、膀胱肌电图、超声、尿动力学检查、简易尿动力学检查。

4. 心理 - 社会状况　有无自卑或抑郁，有无因尿失禁影响正常的社会交往等。

四、护理措施

1. 治疗与护理的总体目标

（1）提高患者对尿失禁的自我保健意识，改善患者的生活习惯，积极就医治疗。

（2）坚持正确的盆底肌及膀胱功能锻炼，规律治疗。

（3）根据尿失禁的病情变化，对患者的护理措施进行调整，同时做好失禁性皮炎护理。

2. 尿失禁康复治疗方法　运动疗法、物理疗法、生活方式干预和中医疗法等。

（1）运动疗法：主要包括盆底肌肉锻炼和膀胱训练。

（2）物理疗法

1）磁刺激疗法：是一种有效、安全和无痛的尿失禁的非手术治疗方法，其通过产生的交变磁场刺激支配膀胱、尿道、阴道、直肠壁及骨盆底肌肉的骶神经（$S_2 \sim S_4$）纤维，达到去极化产生神经冲动的效果，从而诱导所支配的盆底肌被动收缩，增加肌肉力量和耐力，并恢复神经肌肉控制。

2）电刺激疗法：主要通过促进盆底肌的自主收缩来改善盆底肌的收缩强度，可用于盆底肌无法主动收缩的压力性尿失禁患者，通过在阴道插入电极，在会阴部或腰骶部放置电极，电刺激会阴部神经，使盆底肌肉收缩，防止漏尿。

3）生物反馈疗法：可以通过阴道电极采集盆底肌的收缩信号，将压力性尿失禁患者未曾注意到的生理信号放大并转化为可感知的信号，让她们根据这些信号正确地收缩盆底肌并逐步形成条件反射，也可以帮助治疗师指导患者正确地训练盆底肌，提高锻炼效率和患者的依从性。

4）体外冲击波疗法：是一种兼具声、光、力学特征的机械波，可在人体组织中自由传导，具有抗炎、免疫调节、血管生成、细胞增殖和分化、神经再生等作用。

（3）生活方式干预：消除不利于心理和身体健康的行为和习惯，以减少尿失禁发病率。

（4）中医治疗：中医将压力性尿失禁的发病机制概括为肾虚不固、肺脾两虚、肝失疏泄、瘀血、痰湿内蕴三焦，膀胱气化功能失职，开阖失常。目前中医治疗主要利用针灸、推拿和药物改善膀胱及尿道括约肌的功能，进而改善排尿功能。

3. 护理计划与实施

（1）盆底肌锻炼

1）盆底肌锻炼：旨在加强以耻尾肌为主的盆底部肌肉运动能力，改善尿道、肛门括约肌功能恢复。凯格尔运动锻炼是目前最常用的锻炼方法，多与其他非药物疗法联合使用。患者排空膀胱后取平卧位，于放松状态下屈曲并分开双腿，吸气时缓慢收缩肛门、会阴部肌肉（提肛运动）至最大程度，维持 6s，呼气时松弛休息 6s，重复 10 ～ 15 次为 1 组，每日行 3 组，每次训练 30min。孙思邈在《枕中方》谈到："日撮谷道一百遍，治病消疾又延年"。提肛运动简单易学，空闲之余，站位、坐位都可施行。

2）腹式呼吸：腹式呼吸即膝关节屈 90°，骨盆中立位，吸气时腹部隆起，保持 3 ～ 5s，呼气时将肚脐拉向脊柱，重复动作，每组 5 个，每日 4 组。

3）双桥运动：患者取仰卧位，膝关节屈 90°，骨盆中立位，双臂置于体侧，臀部用力向上缓慢抬起，保持 10 ～ 15s，动作过程中正常呼吸，还原后重复动作，抬起时呼气，下放时吸气。每组 10 个，每日 3 组。

4）单桥运动：患者取仰卧位，一条腿膝关节屈 90°，另一条腿伸直，在呼气的同时抬起髋部离开地面停留 5s，伸直腿，使踝、膝、髋、肩为一条直线。每组为 5 个，每日 2 组。

5）抬髋运动患者取仰卧位，双臂侧平举，双足并拢放于健身球上，抬起髋部停留 15s，收紧腹部，肚脐拉向脊柱保持正常呼吸。每组 5 个，每日 3 组。

6）两点跪位跪撑：患者膝关节屈 90°，肩关节 90°，双手双腿与肩同宽，抬起左手和右腿，停留 10s，抬起时肚脐拉向脊柱，换另一侧重复相同动作。每组 5 个，每日 2 组。

7）三点跪位跪撑：患者膝关节屈 90°，肩关节 90°，双手双腿与肩同宽，抬起左手，停 10s，抬起时肚脐拉向脊柱，换另一侧重复相同动作。每组 5 个，每日 2 组。

（2）膀胱训练

1）膀胱功能锻炼的目的：主要在于转变患者的排尿习惯，为患者设置排尿日志，并有意识地逐渐延长每次排尿所间隔的时间，稳定增加膀胱容量，控制膀胱感觉刺激，形成条件反射。

2）具体训练内容：从晨起开始进行训练，患者起床后需立即排空膀胱，随后白天根据自身情况按照固定的时间间隔进行排尿，然后每周逐步将排尿间隔时间延长 15min，以 3 ～ 4h 的排尿间隔为最终目标，晚间睡觉时不进行训练，若患者在指定排尿时间前产生尿意，可先进行注意力转移，尽量等到指定的时间再排尿。通过对排尿行为进行有意识的训练，能够提高患者膀胱功能，使其达到正常的排尿频率，训练方法方便简明且效果明显。

（3）中医康复训练

1）穴位针灸：对于轻度的 SUI（压力性尿失禁）患者采用针灸治疗。取穴：气海、关元、足三里、三阴交，以及脾俞、肾俞两组穴位，采用平补平泻手法，连续针灸治疗 30d。

2）穴位按摩：对针灸有恐惧心理的患者，可采取穴位按摩。对关元、气海等穴位进行揉按，起到疏通经络的作用，每次按摩时间控制在 5min，以皮肤微微发红即可。

（4）皮肤护理

1）选择合适的护理用具并教会患者或家属使用方法：如护垫、纸尿裤、一次性尿套、保鲜袋、电动储尿器、造口袋等。造口袋的应用，与一次性尿布相比较而言，减少了排泄物对皮肤的刺激，成本更低，减少了因拖、拉等与皮肤产生摩擦容易使皮肤受损的机会。

2）避免皮肤与刺激物的长期刺激：叮嘱患者使用含有清洁、滋润保护皮肤成分的一次性纸巾或弱酸性的清洗液进行皮肤清洁，不可使用肥皂类的偏碱性清洁物品；清洁皮肤时使用手法需温和，使用清洗液浸泡皮肤片刻后，使用绵柔毛巾对皮肤进行轻拍，皮肤干燥之后使用皮肤保护剂。尿失禁患者日常使用尿不湿或护垫时，需保证皮肤充分暴露，日常走动站立时可使用包裹性较强的防漏内裤，夜晚入睡时不必完全包裹会阴部。

3）常见的皮肤保护方案：清洁干净皮肤后使用造口护肤粉涂抹患者会阴部、肛周、大腿两侧，利用造口护肤粉中的含羧甲基纤维素钠能够有效促使皮肤表层创伤愈合，同时对尿液进行隔离；清洁皮肤干燥后对皮肤喷洒 3M 皮肤保护膜，喷洒距离为距皮肤 15～20cm，喷洒 30s 后保护膜即能够完全干燥，喷洒部位皮肤存在褶皱时，可用手将皮肤皱褶展开，保证喷涂均匀，完全干燥后松手恢复皮肤自然位置，可重复喷洒 3 次，保证皮肤隔离保护的严密性。皮膜保护膜一般情况下可坚持使用 24～72h，在此期间若遇到尿液污染，清洁时需手法轻柔，不能用力擦拭，以免保护膜被破坏。

（5）导尿法

1）长期留置：给予无菌导尿法。

2）间歇性导尿：给予清洁或无菌导尿法。

（6）饮食护理

1）护理人员需针对患者病情，加强与患者沟通；结合患者对饮水的误解，及时向其讲解饮水与泌尿系统感染的关系，饮水少会加重尿失禁，水分对刺激排尿反射具有重要作用，以此消除患者对于正常饮水的顾虑。

2）保证 1500～2000ml/d 的饮水量，睡前 2～4h 需限制饮水量，以确保夜间睡眠。平时多吃蔬菜、水果，控制含盐较高的食物。

（7）生活方式干预

1）体重减轻 10% 可使排尿频率减少 70%，肥胖为患者压力性尿失禁的已知风险因素，因此解决压力性尿失禁患者的肥胖问题至关重要。

2）由于吸烟一方面会影响结缔组织质量，另一方面也会引发呼吸道疾病而增加腹压，损害盆底肌肉功能，从而导致压力性尿失禁的发生或加重，故戒烟也是预防尿失禁的有效方法。

（8）支持性心理疗法

1）很多患者对尿失禁的认知度较低，亦因羞涩等原因，尽管身心备受病症困扰，但却不寻求医疗帮助。鼓励患者倾诉，培养患者自信心，引导患者调整对挫折的看法，培养患者控制自身不良情绪等。

2）良好的护患关系是实施心理护理的重要基础，医护人员与患者交流沟通时应保持亲和的态度，耐心倾听患者的真实心声，保护患者隐私，增强患者对医护人员的信任度，尽量消除患者的戒备心理，同时向患者详细讲解压力性尿失禁的相关知识及相关案例、效果等内容，进一步增强其治疗信心，提升患者治疗及康复的配合度。

3）社会心理支持是指来自患者家庭、亲友、同事等个人或团体的支持、理解及鼓励，家属亲友均为患者日常生活的正常组成部分，患者从支持鼓励中能够汲取更多的治疗信心，增强康复治疗的自我效能感，从而更好地坚持治疗。

五、健康指导

1. 功能锻炼　掌握正确的盆底肌锻炼，进行盆底肌训练、膀胱训练、物理治疗等，提高依从性，坚持规律治疗。

2. 生活指导

（1）减轻体重，尤其是体重指数（BMI ＞ 30kg/m^2 者）。

（2）戒烟。

（3）减少饮用含咖啡因的饮料。

（4）饮食清淡，低盐低脂，勿过饱，保持大便通畅，治疗便秘等慢性腹压增高的疾病。

（5）调理精神，避免情绪波动；避免受寒，生活起居规律。

3. 心理护理　增强尿失禁的自我保健意识，积极寻求医疗帮助，采取积极有效的措施改善患者尿失禁症状，如在患者患病初期，即可指导其开始康复训练；而对于症状严重的患者，当非手术治疗无效时，则可建议患者接受手术治疗。

第四节　便秘护理常规

便秘（constipation）是指排便频率减少，1 周内排便次数少于 2 ～ 3 次，排便困难，粪便干结。部分正常人习惯于隔几日排便 1 次，但无排便困难与粪便干结，故不能以每日排便 1 次作为正常排便的标准。

一、常见病因

1. 功能性便秘

（1）饮食和生活方式可通过肠道菌群影响慢性便秘的发生。

（2）结肠运动功能紊乱，常见于肠易激综合征等。

（3）腹肌及盆底肌张力不足致排便动力不足，如多次妊娠、年老体弱及长期卧床。

2. 器质性便秘

（1）直肠或肛门病变致排便疼痛而惧怕排便，如肛裂、溃疡、痔疮或肛周脓肿。

（2）结肠完全或不完全性梗阻：结肠良性、恶性肿瘤，克罗恩病等。

（3）全身性疾病使肠肌松弛、排便无力。

（4）药物不良反应：应用吗啡类药、抗胆碱能药、钙通道阻滞剂等。

二、护理关键点

1. 便秘　与肠蠕动减慢、用药不当及不良的生活习惯有关。

2. 焦虑　与老年人担心便秘并发症及其预后有关。

3. 舒适度减弱　与排便困难、便后无舒畅感有关。

4. 知识缺乏　缺乏合理饮食、健康生活方式及缓解便秘的方法等相关知识。

三、护理评估

1. 了解患者患病情况、用药史、饮食习惯及活动能力。

2. 评估便秘的临床表现、排便间隔时间、伴随症状及诱发因素。

3. 评估患者心理、社会支持情况及照护者的能力与需求。

四、护理措施

1. 协助采取非药物措施改善便秘

(1) 给予含润肠通便效果的食物，每日饮食粗细搭配。

1) 保持规律的三餐饮食是对排便的有效刺激。餐后 30min 是肠道蠕动的活跃期，尤其在早餐后明显，可以指导患者逐渐养成在早餐后进行一次排便的习惯。

2) 保证饮食里每日约 18g 膳食纤维的摄入可以减少缓泻剂的使用量。膳食纤维可以使粪便增大且柔软易于排出。膳食纤维有两种类型，分为不可溶性纤维和可溶性纤维。在水果、蔬菜、坚果里富含不可溶性纤维，在米麦等五谷杂粮里富含可溶性纤维。肠胃不好的患者可多食用含可溶性纤维比较多的燕麦、大麦、豆类、苹果、葡萄等食物；如果没有肠胃问题的患者可以多补充不可溶的膳食纤维，如植物的根茎叶皮果、谷类、木耳、海带等。

(2) 适当增加饮水量，基础补水量为 30ml/（kg·d）。正常情况下每日需水量 2500ml 左右，除去食物和进餐时饮入的汤类中的水分，每日饮水 1200ml 以上。

(3) 协助增加每日活动量，避免久坐、久卧。

(4) 给予 2 ～ 3 次 / 日的腹部按摩。

2. 提供隐蔽的排便环境及充足的排便时间。

3. 卧床及活动不便者，定时给便盆，天气凉时给便盆加棉垫，抬高床头，注意遮挡。排便时应使用坐便，注意力集中，身体前倾，双手压迫腹部或做咳嗽动作，以增加腹压。强调有便意时，立即如厕，不可人为控制。

4. 遵医嘱应用药物辅助排便。

5. 有便意但无力排出者，用开塞露 20 ～ 40ml 或甘油栓剂、灌肠等方法肛内给药。

6. 粪便干硬者，协助取左侧卧位，戴手套，在手套上涂润滑油，轻轻将示指、中指插入直肠，掏出粪便。

7. 严重便秘者，遵医嘱给予灌肠。

五、健康指导

1. 告知有痔疮或肛裂者，排便前涂润滑油，以减少排便疼痛。

2. 指导患者养成定时排便的习惯，排便时集中注意力。

3. 避免长时间久坐，长时间久坐不动可能导致肠道蠕动减慢增加便秘的风险。定期站立、活动一下身体可以缓解这种情况。

第五节 疼痛护理常规

疼痛（pain）是一种与实际或潜在组织损伤相关或类似的不愉快的感觉和情绪体验。疼痛既是一种生理感觉，又包括对这一感觉的情感反应。前者即痛觉，是个人的主观知觉体验，受性格、情绪、经验及文化背景等因素的影响；后者又称为痛反应，是机体对疼痛刺激所产生的生理及心理变化，如呼吸急促、血压升高和不愉快的情绪等。患者因长时间受到疼痛的折磨，对其精神、心理及生活质量产生严重影响。

一、常见病因

1. **外部因素** 刀割、棒击等机械性刺激，电流、高温、强酸、强碱等物理化学因素均可产生伤害性刺激。

2. **内部因素** 疾病如癌症等导致组织细胞发炎或损伤时，释放细胞外液中的钾离子、5-羟色胺、乙酰胆碱、组胺等生物活性物质亦可引起疼痛或痛觉过敏。

3. **其他因素** 由于受凉、过度劳累等引起疼痛。

二、护理评估

1. 评估的原则：准确记录患者的主诉，全面、动态、量化评估。

2. 评估患者年龄、意识、体位、合作程度、文化程度、既往疼痛病史，治疗史、心理 - 社会状况等。

3. 使用疼痛评估尺评估患者疼痛的程度、性质、部位、发生频率、持续时间和伴随症状（生理、心理、行为）等。

4. 疼痛评估的程序：询问患者疼痛的部位、诱发因素、程度、性质及持续时间、缓解因素。

5. 评估疼痛对患者功能活动的影响，如咳嗽、深呼吸、翻身、物理治疗等，可应用功能活动评分法（FAS）进行评估，评分标准：A 级——未受限，功能活动未因疼痛受限；B 级——轻中度受限，功能活动因疼痛轻中度受限；C 级——重度受限，功能活动因疼痛而严重受限。

6. 疼痛对日常生活的影响，如饮食、运动、睡眠、休息等。

7. 评估患者对疼痛的认知，如疼痛的危害性、应对方式和能力等。

8. 了解患者疼痛状态、用药情况，评估镇痛效果及其不良反应和并发症等。

三、护理关键点

1. **急性慢性疼痛** 与各种伤害性刺激作用于机体引起的不适有关。

2. **睡眠型态紊乱** 与疼痛有关。

3. **焦虑** 与疼痛频繁发作及长期慢性疼痛有关。

4. **恐惧** 与剧烈疼痛有关。

四、护理措施

1. 调整环境，避免光线、温度、声音等刺激。

2. 注意休息，睡眠充足，避免劳累。

3. 疼痛评估及记录频率

（1）无痛患者每日评估记录 1 次，时间为 14：00，评估患者 14：00 至次日 14：00 期间的疼痛情况。

（2）疼痛评分 1 ～ 3 分患者每日评估记录 1 次，时间为 14：00，评估患者 14：00 至次日 14：00 期间的疼痛情况。

（3）疼痛评分 4 ～ 6 分，通知医师处理，每日评估记录 2 次，时间 6：00、14：00，分别评估患者 14：00 至次日 6：00、6：00 至 14：00 期间的疼痛情况。

（4）疼痛评分 7 ～ 10 分患者，每日评估记录 3 次，时间为 6：00、14：00、22：00，分别评估 22：00 至次日 6：00、6：00 至 14：00、14：00 至 22：00 期间的疼痛情况。

（5）暴发痛（疼痛评分 7 ～ 10 分）或遵医嘱静脉或鞘内给药后 15min、肌内注射或肌内注射后 30min、口服给药 / 直肠给药或非药物干预后 1h 再次进行疼痛评估，并记录。

（6）手术患者术后：术后麻醉清醒返回病房时与体温（T）、脉搏（P）、呼吸（R）同时评估一次，记录在生命体征监测单的相应时间栏内；手术当日 6：00、14：00 给予评估，连续评估 3d，术后第 3 天后按术前疼痛评估的原则动态评估。

4. 取适当体位，减轻疼痛。

5. 遵医嘱给予镇痛药，给予药物指导，注意用药后反应。

6. 进行心理安慰、引导，保持良好心态。

五、健康指导

1. 禁饮各种酒类，膳食温度要适宜，不要过冷或过热，应多喝水，多吃水果、蔬菜，禁用刺激性调味品。

2. 按医嘱用药，镇痛药要按时服用，不可擅自停药或增、减用药量及频次。

3. 学会控制自己的不良情绪及对压力的反应，保持心情愉悦。

第六节　营养不良护理常规

营养不良（malnutrition）是临床上的常见疾病，老年患者的身体功能较差，免疫力较弱，且多合并各类慢性病及基础性疾病，老年患者发生营养不良会对其身体健康造成严重影响，进而引发多种疾病，危及老年患者的生存质量。对于老年营养不良患者，在其胃肠功能允许的情况下，首选肠内营养的方式为机体补充营养，避免患者的胃肠道黏膜屏障受损。但受到患者年龄、身体质量等多方面因素的影响，在予以肠内营养的过程中还需要配合护理干预，以降低肠内营养引发的一系列并发症，使机体在短时间内得到营养补充。由于老年人口的不断增长，多项研究表明，住院的老年患者营养不良的发病率居高不下，一直在 20% ～ 60%。随着老年人口队伍的不断扩大，研究关注老年住院患者的营养不良问题非常重要。

一、常见病因

1. 各种胃肠道疾病，如各种慢性腹泻、小肠吸收不良综合征、胃肠道手术后的消化吸收障碍。

2. 发热、感染、创伤、恶性肿瘤、糖尿病等可使机体蛋白质分解代谢加速。

3. 多种疾病引起的肝功能下降，使蛋白质合成障碍，如血清前白蛋白、蛋白质都是在肝中合成的。

4. 肾病综合征、长期血液或腹膜透析患者。

5. 食欲下降、厌食、精神障碍、吞咽困难、胃肠功能差等。

二、护理关键点

1. 营养不足。

2. 有感染的危险。

3. 潜在并发症：低血糖。

三、护理评估

1. 健康史　定期评估患者的营养状况，进行全面的体格检查，了解患者的体重指数、肌肉质量、皮下脂肪、食欲情况等。同时，了解患者的饮食习惯、摄入量、排泄情况及体力活动情况等。

2. 体重　每天测量患者的体重，记录变化情况，包括体重的增加或减少。

3. 皮肤状况　观察患者的皮肤是否干燥、脆弱或出现疮疖，这些都可能是营养不良的症状。

4. 颜面和眼睛　观察患者的面色是否苍白、口唇是否干裂，以及眼球是否凹陷等。

5. 辅助检查

(1) 肌肉和神经系统：检查患者的肌肉力量和反射，以及是否出现乏力、抽搐或神经病理体征。

(2) 血液检查：定期进行血液检查，包括血红蛋白、电解质、肝功能和肾功能等指标，以评估患者的整体营养状况。

四、护理措施

1. 治疗原则

(1) 制订个体化的营养干预方案：护理人员应针对不同患者的营养状态为其制订不同的营养方案。对于一些高龄老年人，应为其提供一些细软的食物，少食多餐，食物的能量占比应依据膳食指南和患者营养状态进行调整。

1) 对食欲尚可，可以经口进食的老年患者，以少食多餐方式给予食物种类与摄入量的规定，并对饮食结构给予指导，对于有糖尿病、高血脂等慢性病或需要摄入半流质饮食、软食等特殊情况的患者制订食谱。

2) 对食欲差、吞咽困难、无法进食或进食量不足以满足基本生理需求者，给予能量密度为 1 ～ 1.5kcal/ml 的营养制剂口服、鼻饲管推注或持续滴注。

3）对伴有反流、腹泻、应激性溃疡等胃肠功能失调的老年患者，或因其他原因导致暂时无法进食也无法鼻饲的患者，给予葡萄糖、氨基酸、脂肪乳等静脉营养补充，待胃肠功能恢复，可以进食，及时给予肠内营养支持治疗。

（2）营养状态较好的患者，均需坚持锻炼，护理人员应根据患者的营养状态，在责任医师的同意下，适当指导患者进行一些运动，帮助其增强体质，强化躯体功能及肌肉力量，提升免疫力。

（3）鼻饲管喂养营养支持方案

1）患者胃肠功能较好，给予高能匀浆液（250ml/d，提供能量 375kcal，蛋白质 17g）250ml，3 ～ 4 次 / 日，鼻饲管推注。

2）患者胃肠功能不好，但仅出现轻微反流，无明显腹泻症状，给予高蛋白全营养素型（每 250ml 提供能量 250kcal，蛋白质 17g）500ml，2 ～ 3 次 / 日，鼻饲管持续滴注，滴速：40 ～ 120ml/h。

3）患者消化吸收功能较差，有胰腺炎、重度感染、胃肠大部切除术等病史给予要素型（短肽型）（每 250ml 提供能量 250kcal，蛋白质 10g），500ml，3 次 / 日，鼻饲管持续滴注，滴速为 40 ～ 120ml/h。

4）其他特殊情况，调整麦芽糊精、蛋白粉、中链三酰甘油、膳食纤维、钾、钠等组件制剂。对需要营养支持治疗的患者，选择合适的管饲输注方式；需要进行管饲时，用卡尺测量，抬高床头 35° ～ 45°，预防误吸等；注意营养的温度、速度、浓度；同时做好相关并发症的预防、监测和处理；喂养管使用更换的时间应根据产品厂家说明使用，定期予以更换，保持管道的通畅。

5）保证患者的安全：①密切监测患者肠内营养情况，每日对患者的鼻饲管是否有脱落、堵塞、扭曲进行检查，并对患者的胃残量进行测量。②要加强对患者的口腔、鼻腔的护理工作，每日对患者的口腔和鼻腔的黏膜状态进行观察，同时观察患者的呼吸情况，观察营养液的温度和患者输液时的反应，根据患者的耐受情况对输注速度和输注剂量进行调整。③加强与患者和其家属的沟通交流工作。用患者和其家属可以理解的方式向其介绍肠内营养的相关知识，并着重强调肠内营养的适应证，叮嘱患者及其家属出现任何不适症状要第一时间告知医护人员。

2. 治疗与护理的总体目标

（1）改善营养状况，恢复身体功能。

（2）维持或恢复正常的体重和体脂肪含量。

（3）改善营养吸收和消化功能。

（4）改善营养代谢和能量利用。

（5）改善营养相关的症状和并发症。

3. 护理计划与实施

（1）休息与活动：营养状态较好的患者可以坚持运动。

（2）饮食护理：制订适合患者的营养饮食计划，宜清淡，忌辛辣，多食新鲜蔬菜、水果，鼓励并帮助患者进食，对于严重进食困难患者，可以采取半流质饮食或流质饮食，必要时还可以给予患者协助或者鼻饲；鼓励患者进行适当走动，预防因为长期坐卧而造成的压疮和尿路感染。

（3）营养监测：监测患者电解质、血尿常规、血糖、血脂、血蛋白质等相关指标的动态波动情况，根据对各项指标的动态监测，全面了解患者的机体营养状态，纠正水和电解质紊乱。

（4）心理护理：针对患者的年龄特征和身体情况予以心理疏导，以改善患者的不良情绪，提高其治疗积极性和依从性。

五、健康指导

1. 用药指导　遵医嘱按时按量服药，不可漏服或多服。

2. 生活指导　制订适合患者的营养饮食计划，不吸烟、限制饮酒、增加运动、保持心理良好状态，同时增加睡眠管理等措施，可促进血压保持良好水平。

3. 定期监测　检测患者电解质、血尿常规、血糖、血脂、血蛋白质等相关指标的动态波动情况，根据对各项指标的动态监测，全面了解患者的机体营养状态，如有不适，及时到医院就诊。

第七节　衰弱护理常规

衰弱（frailty）是指一组由机体退行性改变和多种慢性疾病引起的机体易损性增加的老年综合征。其核心是老年人生理储备下降或多系统异常，外界较小刺激即可引起负性临床事件的发生。2004 年美国老年学学会定义衰弱为老年人因生理储备能力下降而出现抗应激能力减退的非特异性状态，涉及多系统的生理学变化，包括神经肌肉系统、代谢及免疫系统改变，这种状态增加了老年人死亡、失能、谵妄及跌倒等负性事件发生的风险。衰弱的患病率随着年龄段的升高而逐渐升高，并且在 75 岁以后大幅度增加。有研究表明，在衰弱早期进行有效干预，可以有效逆转衰弱、减缓衰弱进展，防止不良结局的产生。

一、常见病因

1. 营养不良　由于吸收功能下降、食欲缺乏等原因，老年人常出现营养摄入不足，导致营养不良。

2. 慢性疾病　如糖尿病、心血管疾病、关节炎等，增加老年衰弱的发病率。

3. 多重用药　老年人通常患有多种疾病，需要服用多种药物，导致副作用的发生。

4. 认知功能障碍　如阿尔茨海默病或其他类型的痴呆，影响老年人的认知和日常生活能力。

5. 社会孤立　老年人社会活动减少，孤独感和抑郁情绪增加，影响身心健康。

二、护理关键点

1. 活动耐力下降　与衰弱导致的疲劳感有关。

2. 营养失调：低于机体需要量　与日常能量摄入不足有关。

3. 自理缺陷　与增龄、多种疾病共存等有关。

4.有跌倒的危险　与平衡功能和步态受损有关。

三、护理评估

早期识别与干预：对老年衰弱的早期识别和干预是关键，可以有效延缓衰弱的进程。

1.健康史　评估老年人的人口学特征、身体及衰弱情况。

（1）身体状况：评估体重变化、营养状况、活动能力等。

（2）衰弱情况：评估包括疲劳及无法解释的体重下降等非特异性表现及跌倒、谵妄、虚弱等情况。

2.既往史　评估疾病史、家族史及有无多重用药问题等。

3.辅助检查　衰弱的筛查和评估目标人群为所有70岁以上人群或最近1年内非刻意节食情况下出现体重下降（≥5%）的人群。根据老年人具体情况选择衰弱测量工具进行评估，近些年衰弱的测量工具研究结果见表6-1，其中Fried衰弱综合征标准、衰弱指数（frailty index，FI）、衰弱（FRAIL）量表常用于临床进行性衰弱辅助检查。

（1）Fried衰弱综合征标准：亦称Fried衰弱表型，满足以下5条中的3条或以上：①不明原因体重下降；②疲乏；③握力下降；④行走速度下降；⑤躯体活动降低（体力活动下降）。具有1条或2条的状态为衰弱前期，而无以上5条的人群为无衰弱的健壮老年人。该标准适用于医院和养老机构中能够配合测试握力及抑郁自评的患者。

（2）FRAIL量表：该量表判断衰弱的标准、适用对象与Fried衰弱综合征标准相同，这种评估方法较为简单，更适合进行快速临床评估。

（3）为了进一步评估痴呆老年人的衰弱情况，加拿大专家重新修订了分级的方法，将老年人的衰弱情况分为9级（表6-1，表6-2）。

表6-1　近年衰弱测量工具研究结果

名称（缩写）	测量维度	测量维度/条目	评分标准	适用情境
Fried衰弱表型（FP）	身体维度	不明原因的体重下降、疲乏、握力差、步速减慢、体力活动降低	得分范围0～5分，1～2分为衰弱前期，3～5分为衰弱	适用于住院患者及养老机构老年人身体衰弱的评估
骨质疏松性骨折量表（SOF）	身体维度	不明原因体重下降、不能从椅子上站起来、疲乏	得分范围0～3分，1分为衰弱前期，2～3分为衰弱	适用于初级保健中的衰弱筛查，有助于识别需转诊进行老年综合评估的患者
社会脆弱性指数（SVI）	社会维度	社会支持、社会参与、社会经济地位、对生活环境的掌控力	满分40分，得分越高表示社会衰弱程度越高	适用于测评社区老年人社会衰弱水平
自陈式社会衰弱状态问卷	社会维度	是否独居、外出频率是否比去年少、是否经常拜访朋友的家、是否觉得对家庭和朋友有用、是否每天与人交谈	满足其中的1项为社会衰弱前期，满足2项以上为社会衰弱	适用于社区老年人自评的社会衰弱状况

续表

名称（缩写）	测量维度	测量维度 / 条目	评分标准	适用情境
HALFT 量表	社会维度	在过去的 1 年内能不能帮助朋友或家人？在过去 1 年内是否从事社交或娱乐活动？在过去的 1 周内是否感到孤独？去年的收入是否足以维持 1 年的生活？是否每天都有聊天的人	得分范围 0～5分，1～2分为社会衰弱前期，3～5分为社会衰弱	我国学者研发，适用于我国社区老年人衰弱的评估
衰弱指数（FI）	多维度	70 种健康缺陷指标（症状、体征、功能损害和实验室异常），涉及自理生活能力、心理、生理、认知等方面	得分范围为 0～1，超过 0.25 则评定为衰弱，分值越高表示衰弱程度越严重	不适用于大规模的老年人衰弱筛查，更适用于指导卫生管理者进行决策
埃德蒙顿衰弱量表（EFS）	多维度	包括认知、一般健康状况、功能独立性、社会支持、药物使用、营养、情绪控制力和功能表现9个领域，共 11 个条目	得分范围为 0～17分，其中 7～8 分为轻度衰弱，9～10 分为中度衰弱，11～17 分为严重衰弱	操作简单，适用于在医院(急诊、门诊、病房)、社区及家庭等环境下对老年人衰弱进行快速筛查
蒂尔堡衰弱指数（TFI）	多维度	身体（身体健康、体重、行走、平衡、听力、视力、握力、疲劳）、心理(记忆力、焦虑、抑郁、应对能力)、社会（独居、社会关系、社会支持）三个维度，共 15 个条目	得分范围为 0～15分，得分 ≥5 分为衰弱，得分越高说明衰弱程度越重	适用于社区、机构老年人衰弱的筛查
格罗宁根衰弱指标（GFI）	多维度	包括躯体、认知、社会、心理 4 个维度，15 个自评条目	共计 15 分，得分 ≥4 分为衰弱，得分越高表示衰弱程度越重	采用自评的方式，适用于社区、养老院老年人衰弱评估和老年医学的初级预防
衰弱量表（FRAIL）	多维度	体质量下降、自诉疲乏、耐力、活动、共病	得分范围 0～5分，1～2分为衰弱前期，3～5分为衰弱	条目较少、操作简便，可由患者自我报告，适用于老年人衰弱的快速筛查和临床评估
临床衰弱量表（CFS）	多维度	体力活动、移动能力、身体功能和精力状态 4 个方面	共 7 个等级：非常健康、健康、维持健康、脆弱易损伤、轻度衰弱、中度衰弱、重度衰弱	在很大程度上依靠临床经验来判断，因此更适合经验丰富的医护人员使用

表 6-2　加拿大临床衰弱评估量表

衰弱等级	具体测量
非常健康	身体强壮、积极活跃、精力充沛、充满活力，定期进行体育锻炼，处于所在年龄段最健康的状态
健康	无明显的疾病症状，但不如等级 1 健康，经常进行体育锻炼，偶尔非常活跃
维持健康	存在可控制的健康缺陷，除常规行走外，无定期的体育锻炼
脆弱易损伤	日常生活不需要他人帮助，但身体的某些症状会限制日常活动，常见的主诉为行动缓慢和感觉疲乏
轻度衰弱	明显的动作缓慢，工具性日常生活活动需要帮助（如去银行、乘公交车、干重的家务活、用药等）；轻度衰弱会进一步削弱患者独自在外购物、行走、备餐及干家务活的能力
中度衰弱	所有的室外活动均需要帮助，在室内上下楼梯、洗澡等需要帮助，可能穿衣服也会需要（一定限度的）辅助
严重衰弱	个人生活完全不能自理，但身体状态较稳定，一段时间内（＜ 6 个月）不会有死亡的危险
非常严重衰弱	生活完全不能自理，接近生命终点，已不能从任何疾病中恢复
终末期	接近生命终点，生存期＜ 6 个月的垂危患者

4. 心理 - 社会状况　评估老年衰弱患者的经济状况、社会地位及是否有不良心理等问题。

四、护理措施

1. 治疗原则

（1）个体化治疗：根据老年人的具体情况，制订个性化的治疗方案，需考虑病因、病情严重程度、并发症等因素。

（2）多学科团队合作：组建由医师、护士、营养师、心理医师等多学科治疗团队，共同参与老年人的治疗和护理。

（3）综合治疗：采取药物治疗、营养支持、运动疗法、认知训练等多种治疗手段，全面改善老年人的衰弱状况。

2. 治疗与护理的总体目标

（1）遵医嘱正确用药，延缓病情进展，尽可能维持老年人的功能状态。

（2）重视跌倒及急性疾病如住院或手术应激等风险管控，预防并发症发生。

（3）提高自我管理能力，增强家庭及社会支持，促进老年人的心理健康。

3. 护理计划与实施

（1）休息与运动：①轻度衰弱。鼓励老年人进行适量的运动，如散步、打太极拳等，以增强其肌肉力量和心肺功能。②中度衰弱。以休息为主，可根据老年人具体情况，指导其做适量的运动。③重度及以上衰弱。绝对卧床休息。确保患者居住环境安全，如安装扶手、使用防滑垫等，预防跌倒发生。

（2）饮食护理：①评估营养状况，定期进行营养评估，包括体重、身高、BMI、血液生化指标等。②提供均衡营养饮食，确保患者摄入足够的蛋白质、维生素和矿物质。老年人每日蛋白质摄入量，健康者 0.89g/kg，衰弱老年人合并肌少症时则需要 1.2g/kg，应激状态时需要 1.3g/kg，营养不良者 1.2 ～ 1.5g/kg；监测肾功能，慢性肾功能不全的老年人推荐每日蛋白质摄入量 0.8 ～ 1.0g/kg。③建议老年人每日增加进餐频率，少食多餐。

（3）药物指导：遵医嘱用药，如改善营养状况药物、抗骨质疏松药物、心血管药物、改善认知功能药物、抗抑郁药物及改善睡眠药物等，注意观察药物的选择、剂量调整和不良反应。

（4）基础疾病护理：关注潜在的、未控制的及终末期疾病继发的衰弱，积极治疗基础疾病，如心力衰竭、糖尿病、慢性肿瘤、抑郁和痴呆等，做好疾病相关护理。

（5）心理护理：关注衰弱老年人的心理健康，提供必要的心理支持和心理咨询，帮助其建立积极的心态。

（6）认知训练：对老年人进行认知功能的训练，如记忆力、注意力等，延缓认知衰退。

（7）情感和社会支持：提供心理咨询和支持，帮助老年人正确处理焦虑、抑郁等情感问题。鼓励家庭成员和社会力量参与老年人的护理过程，提供必要的照护和帮助。

五、健康指导

1. 饮食指导　指导老年人摄入均衡的饮食，少食多餐，确保足够的营养摄入。
2. 运动指导　鼓励老年人进行适量的运动，如散步、打太极拳等，以维持身体功能。
3. 认知训练　提供记忆力、注意力等认知功能的训练方法，延缓认知衰退。
4. 用药指导　指导衰弱患者遵医嘱正确服药，关注药物不良反应。

第八节　谵妄护理常规

根据《精神障碍诊断与统计手册》（第五版）（DSM-5）的定义，谵妄（delirium）是指急性发作的认知能力受损和注意力集中障碍，症状呈波动性，表现为思维混乱、不连贯及感知功能异常。老年谵妄（senile delirium）：谵妄常发生于老年患者中，国外近年来将年龄 ≥ 65 岁的谵妄患者归为一类相对特殊的谵妄人群，称为老年谵妄。第七次人口普查结果显示，我国 65 岁及以上的老年人口已超过 1.9 亿，占总人口的 13.5%。据报道，老年患者谵妄发生率达 10% ～ 87%，谵妄增加不良结局的风险，包括并发症发生率、跌倒发生率、死亡率等的升高，住院时间的延长。

一、常见病因

1. 生理因素　包括电解质紊乱、神经系统病变等。
2. 药物影响　某些药物如镇静药、抗抑郁药可能引发谵妄。
3. 疾病和手术　如感染、心血管事件、手术后状态等。
4. 环境变化　医院化环境、陌生场景的转换等。
5. 心理和社会因素　失独、心理应激等。

二、护理关键点

1. 有外伤的危险　与谵妄发作时患者易激动、定向异常、思维及行为混乱，可能发生坠床、自伤、跌倒及拔管等有关。

2.生活自理能力缺陷　与谵妄发生后可能继续影响认知功能有关。

3.健康维持能力降低　与知识缺乏有关。

4.远期认知功能下降　与谵妄发生后可能继续影响认知功能有关。

三、护理评估

1.健康史　包括老年人病因、睡眠质量、营养、排泄等情况。

2.既往史　评估老年人既往谵妄发生频率、持续时间及认知功能等。

3.环境因素　评估老年人所处的环境是否影响谵妄发生及预后。

4.辅助检查

（1）目前美国精神病学会《精神障碍诊断与统计手册》（第五版 - 修订版）是诊断谵妄的"金标准"，也是很多谵妄评估量表的研发基础和评价标准，但是其使用要求具有精神科方面的专业知识。因此为了能更快速筛查谵妄、识别严重程度、判断临床分型及分析谵妄诱因等，国内外学者研发了更适合于普通医护人员使用的谵妄评估工具。

（2）意识障碍评估法（confusion assessment method，CAM）是目前评估内外科老年患者谵妄的一种最广泛、最有效的工具。2019 年国内学者对 CAM 进行了翻译和修订，具有良好的信度和效度，适合于国内老年人的应用（表 6-3）。

表 6-3　意识模糊评估简短量表（CAM）

特征	表现	阳性标准
急性发病或病情波动性变化	（1）与患者基础水平相比，是否有证据表明存在精神状态的记忆力变化 （2）在一天中，患者的（异常）行为是否存在波动性（症状时有时无或时轻时重）	"（1）"或"（2）"任务问题答案为"是"
注意力不集中	患者的注意力是否难以集中？如注意力容易被分散或不能跟上正在谈话的问题	是
思维混乱	患者的思维是否混乱或者不连贯？如谈话主题散漫或者与谈话内容无关，思维不清晰或不合逻辑，或毫无征兆地从一个话题突然转到另一个话题	是
意识水平的改变	患者当前的意识水平是否存在异常？如过度警觉（对环境刺激过度敏感、易惊吓）、嗜睡（瞌睡，易叫醒）或昏睡（不易叫醒）	存在任一异常

5.心理 - 社会因素　评估老年患者的焦虑、抑郁情绪和合作程度，以及社会支持系统。

四、护理措施

1.治疗原则

（1）多学科综合治疗，祛除病因，控制诱发因素，积极治疗原发疾病。

（2）支持治疗，保证营养供给，维持电解质及酸碱平衡，改善脑循环及能量供给。

（3）对症治疗，改善认知，控制精神症状，改善睡眠质量。

（4）保证环境安全，预防并发症发生。

2. 治疗与护理的总体目标

（1）不发生自伤、坠床、跌倒及拔管等不良事件。

（2）生活要求能够得到满足。

（3）老年人及其家属能够知晓谵妄相关预防措施及发生后的照护要点。

（4）认知功能得到维护与改善。

3. 护理计划与实施

（1）多学科团队综合预防：谵妄作为一种急性发作的综合征，在老年人中发生率高，且一旦发生将对患者造成不可逆的损害，所有研究证据均表明，谵妄治疗效果不如预防，因此预防谵妄的发生对改善谵妄危险人群的预后至关重要。谵妄的原因复杂，包括认知功能和定向、脱水及便秘、低氧血症、活动受限、感染、多药共用、疼痛、营养不良及听力和视力障碍等。临床需要多学科团队协同综合预防。2010 年英国国家卫生与临床优化研究所（NICE）发表的谵妄预防指南也建议由受过专业培训的多学科团队管理谵妄危险人群，对同一老年人固定医护人员和照顾者团队。

（2）老年谵妄的护理措施：①评估谵妄危险因素。选用相关的谵妄评估量表，定期对老年人进行评估。评估引起谵妄的危险因素，积极治疗原发病，解除谵妄诱发因素。②药物治疗。在医师指导下，应用抗精神药物如氟哌利多醇、奥氮平等，短期使用（少于 1 周），从最低有效剂量开始使用。用药时应充分评估药物禁忌人群，做好观察和护理，防止发生药物不良反应。③安全护理。活动增多型谵妄易发生自伤、坠床、拔管或者伤及他人。在谵妄患者的激越症状无效或药物未起效时，为保证患者安全，可考虑采用保护性约束，并严格遵守使用标准和规范。加强对老年患者生命体征的监测，及时发现病情变化，做好抢救仪器及药物的准备。④心理护理。仔细观察尽可能满足老年人的情感需求，如安排家属陪伴和照顾等，护理人员在护理及治疗时给予言语及行为安抚等。⑤健康教育。向家属和老年患者提供术后谵妄的相关知识，使他们了解谵妄的症状和可能的影响，从而在出现早期症状时能够及时寻求医疗帮助。

五、健康指导

1. 积极治疗原发病，遵医嘱合理用药。

2. 加强心理支持，在面临家庭矛盾、经济压力等精神创伤或刺激时，应寻求心理医师的帮助，进行心理疏导和治疗。

3. 定期体检，了解老年人身体状况，如有异常，应及时就医，以便早期发现和治疗各种疾病，降低老年谵妄的风险。

4. 保持老年人生活环境的安全和舒适，避免过多的外界刺激。例如，减少噪声、保持光线柔和等。

5. 对于既往患有谵妄的老年人，家属应加强护理和照顾。注意患者的情绪变化，及时给予安慰和支持。在老年人发病期间，应密切关注患者的病情变化，如有异常应及时就医。

6. 营养均衡，鼓励老年人少食多餐，多吃富含蛋白质、维生素及纤维素的食物，如瘦肉、鸡蛋、鱼、大豆及其制品、蔬菜和水果等。特别要供给维生素 D 丰富和高钙的食物，以维护骨骼健康。

7.关注老年人的心理健康，提供必要的心理咨询及支持，鼓励老年人多参与社会活动，帮助其建立积极的心态。

第九节 视力障碍护理常规

视力障碍（visual impairment）是指由于先天或后天因素，导致视觉器官（眼球视觉神经、大脑视觉中心）的构造或功能发生部分或全部的障碍，经治疗仍对外界事物无法做出视觉辨识，主要体征包括视力下降、视觉模糊、眼前黑影飘动、视物变形、视野缩小、复视等，部分老年人伴有眼痛。国内研究报道，60岁以上老年人中80%患有一种或多种眼病，导致老年人日常活动受限，同时由于无法清晰地看到周围环境，增加了跌倒和受伤的风险，严重影响老年人的生活质量。积极预防、治疗和护理老年人的眼病，对老年人生活质量至关重要。

一、常见病因

1.白内障　由多种因素长期综合作用使晶状体蛋白变性混浊，导致晶状体退行性改变，引起的视功能障碍，发病率随年龄增长而上升，又称年龄相关性白内障。

2.青光眼　由于晶状体混浊及体积增大，使前房狭窄，房角关闭，影响房水回流，眼压升高，压迫视神经，导致视神经缺血缺氧萎缩，发生老年性青光眼。

3.老视　随着年龄的增长，眼睛的晶状体变硬，导致眼睛难以调节焦距，使近处的物体变得模糊。通常表现为读书或看近物时感到困难。

4.糖尿病视网膜病变　糖尿病老年人的血糖控制不良导致视网膜血管损伤，引起视力下降，部分老年人可伴随视网膜出血或视网膜脱离。

5.年龄相关性黄斑变性　视网膜后极部有一中央无血管的凹陷区，称为黄斑，其中央有一小凹，称为黄斑中心凹，是视网膜上视觉最敏锐的部位，该部位发生退化，影响中心视力。

二、护理关键点

1.感知紊乱　与晶状体混浊，导致视力下降有关。

2.急性疼痛　与青光眼导致眼压过高有关。

3.有受伤的危险　与视力障碍有关。

4.知识缺乏　缺乏有关视力障碍防治和自我保健的相关知识。

三、护理评估

1.健康史　评估视力下降的时间、程度及治疗经过，有无糖尿病、高血压等疾病和家族史。

2.身体状况

（1）体征：评估是否存在一过性视力下降或视力丧失；视力逐步下降时有无伴发眼痛

症状。

（2）日常生活活动能力：评估是否能独立进行洗漱、穿衣、进食等基本活动，以及出行时是否需要助行器或其他辅助设备。

（3）视力障碍分级

1）低视力：①一级低视力，最佳矫正视力≥0.05，且<0.1；②二级低视力，最佳矫正视力≥0.1，且<0.3。

2）盲：①一级盲，最佳矫正视力<0.02；或视野半径<5°；②二级盲，最佳矫正视力≥0.02，且<0.05；或视野半径<10°。

3）评估要点：①盲或低视力均指双眼，若双眼视力不同，则以视力较好的一侧眼为准；②最佳矫正视力是指以适当镜片矫正所能达到的最好视力，或以针孔镜所测得的视力；③视野<5°或<10°者，不论其视力如何，均属于盲。

3. 心理 - 社会状况　评估是否有孤独、抑郁、无自信心和自我保护能力受损伤等问题，以及是否对日常生活有严重的影响。

四、护理措施

1. 一般护理　①有跌倒危险的老年人在床头悬挂"防跌倒"标识，加强巡视，预防意外损伤；②向老年人及其家属介绍病区相关护理常识，如传呼系统的使用，鼓励其寻求帮助；③做好老年人的安全教育，将常用物品固定摆放，活动空间不留障碍物，不随意改变老年人周围的环境；④卫生间必须安置方便设施，如坐便器、扶手，必要时备有助行器等设备，并教会其使用，避免意外跌倒。

2. 用药护理

（1）白内障：发病早期，遵医嘱使用吡诺克辛滴眼液、谷胱甘肽滴眼液、口服维生素 C、维生素 B_2 等药物，进而延缓白内障进展。

（2）青光眼：遵医嘱及时、正确给药，用药期间严密监护，并观察其用药后反应。

1）缩瞳药：常用 1%～2% 毛果芸香碱滴眼，给药期间需严密观察瞳孔和眼压的变化，滴眼后用棉球压迫泪囊片刻，避免吸收中毒，同时注意眼部治疗操作要轻柔，切勿用力压迫眼球。

2）房水抑制剂：主要作用可降低眼压，抑制房水生成。口服乙酰唑胺时，应注意神经末梢反应，如出现口周及四肢末梢麻木、针刺感等，遵医嘱给予口服维生素 B_6；泌尿系统的副作用可出现少尿、血尿、结石的可能，遵医嘱给予口服碳酸氢钠预防，但不可长期应用。

3）高渗脱水剂：20% 甘露醇必须快速静脉滴注，患者有心、脑、肾功能不全者，应严密观察血压、脉搏及呼吸变化，以防意外发生。用药后患者颅内压降低，治疗期间如老年人出现头痛、恶心等症状，考虑可能出现颅内压降低，协助老年人取平卧位，嘱保持休息。

4）对症护理：如发生眼球剧烈胀痛、烦躁不安、恶心呕吐等，及时报告医师，并遵医嘱给予镇痛、安眠、止吐药等处理。

3. 手术护理

（1）术前护理：①协助老年人进行各项术前检查，评估有无高血压、心血管疾病、糖尿病及有无感冒等,如有此类疾病者需待病情稳定后才可手术。②协助老年人做好术眼手术野的准备;泪囊冲洗。③有慢性泪囊炎的遵医嘱冲洗液加抗生素,术前遵医嘱使用抗生素眼药水、镇静药、散瞳剂等,注意观察瞳孔的变化和药物不良反应。④白内障手术的老年人,如植入人工晶状体者需测算人工晶状体的度数。

(2)术后护理:①卧床休息,术后使用硬质眼罩保护术眼,防止外力碰撞,避免受伤。②遵医嘱按时点眼药水,正确使用眼药水,注意眼部卫生。③观察术眼敷料是否干燥,固定是否完好,如术眼出现疼痛,伴有脓性分泌物及视力下降应警惕眼内感染。④对于突然出现的术眼疼痛,视力明显减退,提示发生创口裂开。⑤严密观察有无并发症,及时给予处理。

4.心理护理 给予情感上的支持,耐心倾听老年人的感受和担忧,让其感受被重视和理解,必要时给予认知行为疗法帮助老年人调整消极思维和负面情绪,提升自我效能感。

五、健康指导

1.生活指导 ①保持良好的情绪和规律的作息,鼓励老年人根据自身能力进行身体活动。②日常物品固定放置,摆放合理,便于老年人易取。③鼓励老年人根据自身能力进行身体活动,或达到视力正常者的活动水平。④阅读书籍时选择印刷字体大、对比度强、间距宽的书籍,增加光线的亮度,看电视或阅读书籍等时间不宜过长,避免视力疲劳。⑤向老年人及其家属讲解有关眼部的自我护理的常识,生活用具做到专人专用。⑥洗脸时选取棉质轻柔材质的洗脸巾,洗漱中勿用力揉术眼,切记不可将脏水进入眼睛,保持眼部卫生。⑦饮食宜清淡且易消化的食物,保持排便通畅。⑧教会老年人及其家属正确滴眼药水或涂眼药膏的方法。

2.术后指导 ①指导老年人学会自我监测,如出现眼胀、头痛、虹视,应立即就诊,应警惕青光眼的发生。②白内障摘除未植入人工晶状体者,且无晶状体呈高度远视状态的老年人,指导佩戴框架眼镜或角膜接触镜;植入人工晶状体的老年人,指导3个月后屈光状态稳定时,可验光佩戴近用或远用镜。③青光眼术后老年人,嘱术后1~3个月复查视力、眼压、眼底及视野。

第十节 眩晕护理常规

眩晕(vertigo)是指在没有自我运动的情况下,头部或躯干有自我运动的感觉,或在正常的头部运动过程中出现失真的自我运动感,多由前庭系统疾病引起,是老年人的常见症状。眩晕可使患者出现定向功能减弱和平衡障碍,影响生活质量,使跌倒、外伤和骨折的风险增加。眩晕使老年人活动受限,严重影响患者的日常活动能力。

一、常见病因

1.疾病因素 如前庭系统疾病、脑血管疾病、心血管疾病、代谢性疾病等。

2.药物副作用 老年人常服用多种药物,某些药物如降压药、抗抑郁药等可能导致血压下降或影响中枢神经系统,从而引发眩晕。

3. 心理及社会因素　焦虑、抑郁等精神因素及社会压力可引起或加重眩晕症状。

二、护理关键点

1. 恐惧　与担心再次眩晕有关。

2. 有受伤害的危险　与眩晕有关。

3. 如厕自理缺陷　与眩晕后跌倒有关。

4. 健康维护能力低下　与相关知识缺乏有关。

三、护理评估

1. 健康史

（1）一般资料：收集老年人性别、年龄及文化背景等基本信息。

（2）眩晕原因：分析疾病、药物、心理等内在因素及环境、社会等外在因素。

2. 既往史　详细询问老年人眩晕的症状、发作时间、持续时间、诱发因素等，以及既往病史、家族病史等情况。

3. 辅助检查

（1）身体检查：包括一般体格检查和专科检查，重点关注神经系统、耳鼻喉和心血管系统的检查。

（2）功能性评估：评估老年人的平衡功能、步态和日常生活能力，以确定眩晕对患者功能的影响。

4. 心理评估　评估老年人的心理状态，如焦虑、抑郁等，明确相关因素对眩晕症状的影响。

四、护理措施

1. 治疗原则

（1）通过询问病史、体格检查和辅助检查，明确眩晕的病因，以便针对性地制订治疗方案。

（2）老年眩晕患者会有多种慢性疾病共存，需要多学科参与治疗。

（3）遵医嘱对症治疗，关注药物副作用和相互作用。

（4）指导老年人保持良好的生活习惯及心理状态，帮助患者缓解眩晕症状，提高其生活质量。

2. 治疗与护理的总体目标

（1）遵医嘱正确用药，减轻或消除老年人的眩晕症状，提高患者的生活质量。

（2）老年人能正确识别眩晕的危险因素，主动寻求自我防护，并在眩晕发生跌倒后得到正确的处理与护理。

（3）通过生活方式干预、康复训练、物理治疗、心理及社会支持等方法，提高老年人的日常生活功能和自理能力。

3. 护理计划与实施

（1）紧急护理：①老年人眩晕发生跌倒后，不要急于扶起，充分评估后进行现场处理，检查确认患者伤情，正确搬运，如有外伤及出血情况应立即止血包扎处理。②对于眩晕后意识不清的老年人，应保持患者呼吸道通畅，对症处理，如发生呼吸心搏骤停，应立即进行急救处理。

（2）一般护理：①病情观察，观察患者神志、生命体征及瞳孔变化等，警惕严重并发症发生。②提供眩晕后的长期及个性化护理，根据老年人具体情况制订个性化的护理计划，包括药物治疗、康复训练、生活方式干预等。

（3）定期评估护理效果：根据老年人的反应、病情变化和眩晕发作情况及时调整护理方案。

（4）心理 - 社会支持：关注老年人的心理状态，提供必要的心理支持和咨询，加强与家庭成员和社会的沟通交流，帮助老年人应对眩晕带来的压力。

五、健康指导

眩晕的健康指导，着重于如何预防再次发生眩晕。积极开展预防老年人眩晕的指导干预，将有助于减少老年人跌倒的发生，并降低眩晕所致伤害的严重程度。

1. 评估并确定老年眩晕的危险因素，制订有针对性的指导措施。

2. 健康宣教：根据评估结果，指导老年人改变不良的生活方式和行为，减少眩晕发生并降低其所致的伤害。①生活方式干预：指导老年人保持规律的作息时间，避免过度劳累和精神压力，合理安排饮食，减少盐分摄入，避免过量饮酒和咖啡因。②安全指导：教导老年人在家中和外出时采取安全措施，如使用防滑垫、扶手、避免突然站立等，以减少跌倒的风险。③康复训练：指导老年人选择适当的锻炼方式，如平衡训练、散步等，以提高身体平衡能力和肌肉力量。④用药指导：指导患者遵医嘱正确用药，注意药物副作用，避免滥用镇静药、催眠药等可能导致眩晕的药物。⑤心理适应及社会支持：指导老年人正确应对眩晕带来的心理压力，如进行深呼吸、听音乐等，必要时寻求心理咨询帮助。鼓励老年患者积极参与社交活动，提高老年人社会适应能力。⑥预防复发：指导老年患者识别和避免眩晕的诱发因素，如头部姿势变化、过度疲劳等，以降低眩晕复发风险。

第7章 老年常见疾病护理常规

第一节 肺炎护理常规

老年人肺炎（elderly pneumonia）是指由各种致病源引起的肺实质（包括终末气道、肺泡腔和肺间质等）的炎症，是老年人的常见多发病，亦是老年人的重要直接死因之一，最常见的致病菌为肺炎链球菌。其他病原体包括流感嗜血杆菌、病毒（常见的有流感病毒、副流感病毒和呼吸道合胞病毒）、革兰氏阴性杆菌和金黄色葡萄球菌。

一、常见病因

1. 与老年人呼吸系统老化、老年人喉反射降低、吞咽功能减弱、老年人肺泡防御能力减弱等有关。

2. 与寒冷、营养不良、疲劳、酗酒、长期卧床等有关。

二、护理关键点

1. 气体交换受损。

2. 清理呼吸道无效。

3. 潜在并发症：呼吸衰竭、心力衰竭、感染性休克等。

三、护理评估

1. 合并基础疾病　80% 的老年肺炎患者至少合并一种基础疾病。患者常伴多种慢性疾病，如慢性阻塞性肺疾病、充血性心力衰竭、神经系统疾病、糖尿病、肿瘤等，使机体免疫功能及上呼吸道防御功能下降。

2. 身体状况　起病隐匿、临床症状多不典型、肺部体征不明显（老年肺炎有实变体征者仅 13.8% ～ 22.5%）、并发症多而重、病程较长等特征。

3. 辅助检查

（1）炎症标志物：老年人敏感性下降，如衰弱、重症和免疫力功能低下的老年患者可无外周血白细胞、中性粒细胞升高。有研究发现，老年肺炎患者的中性粒细胞 / 淋巴细胞比率比白细胞、中性粒细胞和 C 反应蛋白变化更显著，有助于诊断和鉴别，尤其是白细胞不高时。

（2）影像学检查：胸部 X 线检查异常是肺炎诊断和疗效判定的重要标志，老年肺炎的表现有其特点：80% 以上表现为支气管肺炎，少数呈节段性肺炎，而典型的大叶性肺炎较少见。胸部 CT 在诊断和评估老年肺炎严重性方面优于胸部 X 线片，有条件时尽可能行胸部 CT 检查。

四、护理措施

一般护理如下。

（1）环境与休息：保持室内空气新鲜，温度控制在 22 ~ 26℃，室内湿度保持 50% ~ 70% 为宜。

（2）纠正缺氧：生理状态下的 $PaCO_2$ 随增龄而降低，约 50% 老年肺炎患者伴有低氧血症。一般采用鼻导管或面罩法较高浓度给氧；重症肺炎患者应尽早应用无创或有创呼吸机治疗；如并发休克者给予 4 ~ 6L/min 高流量吸氧。

（3）促进排痰：老年人因咳嗽反射减弱、咳嗽无力、失水等原因使痰液黏稠不易咳出，进而阻塞支气管并加重感染。口服和静脉补充水分是稀释痰液最有效的方法，应注意适量；鼓励和指导患者有效咳嗽、深呼吸，翻身拍背，使用祛痰剂、超声雾化，必要时吸痰等促进痰液排出。

（4）预防误吸：老年患者进食时可抬高床头 30° ~ 60°，头正中稍前屈或向健侧倾斜 30°；进食时间以 30 ~ 40min 为宜；进食后保持坐位或半坐位 20 ~ 30min；进餐后 30min 内不宜翻身、叩背等。

（5）感染控制：严格执行手卫生规范，减少交叉感染风险。对于多重耐药菌感染患者，实施接触隔离，穿戴隔离衣和手套。定期清洁和消毒病房，保持空气流通，减少病原体传播。

（6）心理支持：与患者进行有效沟通，了解其心理需求，提供情感支持。鼓励家庭成员参与护理过程，提供情感和精神支持。

五、健康指导

1. **用药指导**　严格按照医嘱给药，监测药物疗效和不良反应，及时调整治疗方案；向患者及家属详细解释药物作用、剂量、用药时间及可能的副作用，确保患者和其家属了解并正确执行医嘱。

2. **康复指导与功能恢复**　鼓励患者尽早进行床边活动，逐渐增加活动量，进行呼吸操和肺部康复训练，改善肺功能，促进康复。对于伴有认知功能减退的患者，提供认知功能训练，如记忆游戏、逻辑思维训练，促进大脑功能恢复。

3. **出院规划与后续管理**　明确复诊时间，安排后续治疗和监测，包括肺功能测试、影像学检查等。提供详细的居家护理指导，包括药物管理、饮食建议、呼吸锻炼、体位指导等，确保患者出院后能够继续有效管理疾病。向患者和其家属宣教如何识别肺炎复发的早期症状，如发热、咳嗽加剧、呼吸困难等，了解预防措施，如定期接种疫苗、保持良好卫生习惯等，提高自我管理能力。

第二节　慢性阻塞性肺疾病护理常规

慢性阻塞性肺疾病（chronic obstructive pulmonary disease，COPD）简称慢阻肺，是

以进行性气流受限为特征的慢性气道炎症性疾病，其发病与肺部对有害气体或有害颗粒尤其是吸烟引起的异常炎症反应有关。60 岁及以上老年人是 COPD 的高发人群，肺功能严重受损患者比例高。2018 年发表的中国肺部健康研究（the China pulmonary health study，CPH）结果显示，我国慢阻肺患病率随年龄增长显著上升，60 ～ 69 岁为 21.2%，年龄 ≥ 70 岁老年人的患病率高达 35.5%，是引发中国居民死亡的第三大主要原因。老年 COPD 患者机体免疫力低下易导致反复急性发作，且临床症状缺乏特异性，又常合并多种疾病，老年人群 COPD 的诊治和管理面临巨大挑战。

一、常见病因

1. 遗传因素　COPD 是一种多基因疾病，最新的研究发现 82 个与慢阻肺有关的基因位点，不同的基因可与慢阻肺的不同病理或临床特征关联，从遗传基因的角度支持慢阻肺存在异质性。

2. 年龄和性别　年龄越大，慢阻肺患病率越高。国内多数研究发现男性患病风险显著高于女性。

3. 环境因素　主要为吸烟，其次为大气污染、职业粉尘及气象条件等，在长期反复刺激下导致气道慢性炎症及氧化 - 抗氧化失衡。感染和慢性支气管炎：呼吸道感染是慢阻肺发病和加剧的重要因素，病毒和（或）细菌感染是慢阻肺急性加重的常见原因。约 50% 患有慢性阻塞性肺疾病急性加重（AECOPD）的患者合并上呼吸道病毒感染，常见病毒为鼻病毒、呼吸道合胞病毒和流感病毒。

4. 支气管哮喘和气道高反应性　哮喘是慢阻肺的危险因素，气道高反应性也参与慢阻肺的发病过程。

二、护理关键点

1. 气体交换受损　与气道阻塞、通气不足有关。
2. 清理呼吸道无效　与分泌物增多、黏稠及无效咳嗽有关。
3. 焦虑　与病情反复、自理能力下降有关。
4. 潜在并发症　肺源性心脏病、休克、呼吸性酸中毒、肺性脑病、DIC 等。

三、护理评估

1. 健康史　询问老年人有无吸烟、呼吸道感染、家族史、哮喘、气道高反应、机体免疫力低下等。

2. 身体状况　慢性咳嗽、咳痰、气促或呼吸困难，慢性咳嗽为首发症状，气短、呼吸困难是 COPD 的标志性症状。

3. 心理 - 社会状况　评估有无对疾病反复发作、治疗方面、自理能力下降的焦虑及家庭和社会支持度如何等。

4. 辅助检查

（1）肺功能检查：判断有无气流受限，是 COPD 诊断的金标准。患者表现为用力肺活量（FVC）和第一秒用力呼气容积（FEV_1）均下降。在吸入支气管扩张剂后，FEV_1 < 80%

预计值且 $FEV_1/FVC < 70\%$ 时，表明存在持续气流受限。

（2）影像学检查：X 线早期可无明显变化，之后出现肺纹理增多、紊乱等非特征性改变，胸部 CT 一般不作为常规检查，但老年 COPD 患者每年加重次数多，且易合并下呼吸道感染可行胸部 CT 检查，高分辨 CT 有助于鉴别诊断。

（3）血气分析：老年 COPD 患者呼吸中枢驱动下降，对低氧和高碳酸血症反应下降，出现呼吸衰竭时可无明显典型症状，血气分析异常表现为轻 - 中度低氧血症。

四、护理措施

1. 治疗原则

（1）氧疗：鼻导管吸氧或文丘里面罩吸氧，1 ～ 2L/min，吸入氧浓度 28% ～ 30%，避免吸入氧浓度过高而引起二氧化碳潴留。

（2）氧气雾化：取舒适坐位（不能坐起抬高床头），调节氧流量 6 ～ 8L/min，含住口含嘴或戴上面罩，用口吸气，用鼻呼气，雾化过程中宜间断深呼吸。使用面罩时尽量与面部贴合，避免药物进入眼睛。雾化时间不宜超过 15min。使用糖皮质激素者，治疗结束后需漱口；面部不宜使用油性面膏，雾化后应洗脸。

（3）有效排痰：多饮水、有效咳嗽、胸部叩击、体位引流等。

（4）呼吸功能训练：①腹式呼吸。用鼻缓慢吸气，膈肌下降腹肌松弛，腹部凸出；呼气时用口呼出，腹肌收缩，膈肌上抬，腹部下降。取舒适的仰卧位、坐位或立位，餐前 30min 或餐后 2h 进行，1 ～ 2 次 / 日，每次 15min。②缩唇呼吸。闭嘴经鼻吸气，缩唇缓慢呼气，同时收缩腹部，吸呼比为 1 : 2 或 1 : 3。取端坐位，双手扶膝，餐前 30min 或餐后 2h，3 ～ 4 次 / 日，每次 15 ～ 20min。

2. 治疗与护理总体目标

（1）改善呼吸功能和运动能力。

（2）保持情绪稳定，降低抑郁程度。

（3）改善症状，控制感染，减少急性发作和并发症的发生。

3. 护理计划与实施

（1）休息与活动：急性期以卧床休息为主，呼吸困难时抬高床头，取半卧位或坐位；注意保暖，避免受凉和感冒；保持室内空气流通，温湿度适宜（冬季 22 ～ 24℃，夏季 26 ～ 28℃），相对湿度 50% ～ 70%；保证充足的睡眠。

（2）饮食护理：摄入抗氧化剂，如新鲜蔬菜、水果、豆类等；富含亮氨酸等支链氨基酸的优质蛋白质，如乳清蛋白或其他动物蛋白、n-3 多不饱和脂肪酸、维生素 D 等；以及低碳水化合物和低糖高脂饮食，避免摄入产气或引起便秘的食物。

（3）用药护理：①支气管扩张剂。首选 ß$_2$ 受体激动药，大剂量使用可引起心动过速、心律失常，长期使用可引起肌肉震颤。②糖皮质激素。适用于有症状且治疗后肺功能改善者，可引起老年人高血压、白内障、糖尿病、骨质疏松等，不推荐长期使用。③镇咳药。可抑制咳嗽加重呼吸道阻塞，不良反应有恶心、呕吐、便秘等。④祛痰药。盐酸氨溴索为润滑性祛痰药，不良反应轻。

（4）病情监测：①观察呼吸频率、深度、节律变化；②观察咳、痰、喘症状及加重情况，痰液的量、性状、黏稠度；③观察体温变化，有无胸痛、刺激性干咳等症状。

（5）心理护理：评估患者及其家属的心理状况，鼓励树立信心，及时配合治疗和护理。

五、健康指导

1. 健康教育　讲解老年 COPD 的基本知识、治疗方案、戒烟宣教、日常活动管理指导、生活方式指导、情绪管理及急性发作的早期识别和处理，旨在提高 COPD 患者的生活质量，降低再住院率。

2. 生活方式干预　多摄入抗氧化剂（新鲜蔬菜、水果、豆类等）、富含亮氨酸等支链氨基酸的优质蛋白质、n-3 多不饱和脂肪酸、维生素 D、低糖和低糖高脂饮食；保证良好的睡眠质量；注意保暖，避免受凉感冒。

3. 康复训练　常用呼吸康复训练包括有氧运动、阻抗训练、呼吸肌训练、咳嗽和气道廓清技术等。鼓励老年人参加包括有氧运动、抗阻训练、平衡能力（预防跌倒）和柔韧性练习的综合运动，每周至少两次，循序渐进地增加运动量。

4. 心理干预　实施个体化的心理干预措施，进行放松训练减轻患者焦虑、抑郁心情，如深呼吸放松法、想象放松法、听音乐等。

第三节　高血压护理常规

老年高血压（elderly hypertension）是指年龄 > 65 岁，在未服用抗高血压药物的情况下，血压持续或非同日 3 次以上收缩压（SBP） > 140mmHg（18.7kPa）和（或）舒张压（DBP） > 90mmHg（12.0kPa），且排除假性或继发性高血压的全身性疾病。依据 2014 年流行病学调查结果显示，我国 60 岁以上老年人患病率高达 58.2%，尤其在 65 岁以上的老年人群中高血压的患病率和升高幅度均增加。80 岁及以上人群中，高血压患病率高达 65% ~ 90%，是老年人最常见的疾病和致残、致死的主要原因。

一、常见病因

1. 与动脉血管硬化、激素反应性减低、压力感受器敏感性减退等有关。
2. 不良的生活方式，如缺乏体育锻炼、超重、酗酒、高盐饮食等。

二、护理关键点

1. 疼痛。
2. 活动无耐力。
3. 有受伤的危险。

三、护理评估

1. 健康史　询问高血压患病时长、是否遵医嘱服药，有无相关靶器官损害与临床疾病。
2. 身体状况　收缩压增高、脉压增大、血压波动性大、症状少而并发症多等特征。
3. 心理 - 社会状况　评估有无对疾病发展、治疗方面的焦虑和猜疑，有无对终身用药的担心和忧虑，靶器官受损的程度是否影响到老年人的社交活动，以及家庭和社会支持度如何等。

4. 辅助检查

（1）24h 动态血压监测：老年人血压波动性较大，部分老年人血压昼夜节律消失。

（2）血脂、血糖监测：老年人常合并高血糖、高血脂。

（3）内分泌检测：老年人高血压多为低肾素型，表现为血浆肾素活性、醛固酮水平、β 受体数目及反应性均低。

四、护理措施

1. 治疗原则

（1）合理调整血压：老年人血压应调整为适宜水平，最大限度地降低心脑血管并发症发生与死亡的总体风险，提高生活质量。

（2）目前高血压指南建议：将老年人血压控制在 140/90mmHg 以下，如能耐受，可进一步降至理想目标血压 < 130/90mmHg；80 岁以上高龄老年人降压的目标值为血压 < 150/90mmHg。

（3）个体化治疗：①需从小剂量开始应用降压药物并加强监测，根据患者耐受情况逐渐、缓慢地增加治疗强度，直至血压达标；②在积极控制血压的同时，还应筛查并控制各种可逆性危险因素（如血脂异常、糖代谢异常、吸烟、肥胖等），同时关注和治疗相关靶器官损害与临床疾病，大多数患者需要长期甚至终身坚持治疗；③对于年龄≥ 80 岁老年人应单药起始治疗，无论单药治疗还是联合治疗，药物剂量都应用到足剂量后再加用其他药物。

（4）降压治疗的时机：①年龄 65 ～ 79 岁、血压≥ 140/90mmHg，生活方式干预同时启动降压药物治疗，控制目标为血压 < 140/90mmHg，在能够耐受情况下将血压降至 130/80mmHg 以下。②年龄≥ 80 岁，血压≥ 150/90mmHg 的患者启动降压药物治疗；首先将血压降至 150/90mmHg 以下，若耐受良好可进一步降低。③年龄≥ 80 岁的衰弱高血压患者，血压≥ 150/90mmHg 考虑启动降压药物治疗，收缩压目标值为 130 ～ 150mmHg，或根据患者实际情况确定个体化的血压控制目标；如果患者对降压治疗耐受性良好，应继续降压治疗。

（5）老年高血压降压药物选择：①推荐使用噻嗪类利尿剂、钙通道阻滞剂（CCB）、血管紧张素转化酶抑制药（ACEI）/ 血管紧张素受体阻滞药（ARB）/ 血管紧张素受体脑啡肽酶抑制剂（ARNI）进行降压的起始和维持治疗，单药或联合用药均可；② 2 级以上高血压或血压高于目标血压 20/10mmHg 的 65 ～ 79 岁非衰弱状态的高血压患者，起始和维持治疗可采用两药联合治疗，优先推荐单片复方制剂，以提高治疗依从性；③ ACEI、ARB、ARNI 不宜联用。

2. 治疗与护理的总体目标

（1）正确使用降压药物，将血压调整至适宜水平，减轻或解除由血压升高所致的疼痛。

（2）血压控制平稳，心、脑、肾血供改善，活动耐力增加。

（3）能正确用药，减少或不发生因视物模糊、低血压反应、意识障碍等导致的外伤。

3. 护理计划与实施

（1）休息与活动：①极高危组，绝对卧床休息；②高危组，以休息为主，可根据身体耐受情况，指导做适量的运动；③中危及低危组，选择适合自己的运动方式，坚持运动。

（2）饮食护理：①限制钠盐摄入，每人食盐量不超过 6g/d 为宜；②减少膳食脂肪，补充适量优质蛋白质；③增加含钾多、含钙高的食物，多食蔬菜、水果等；④提倡戒烟、戒酒。

（3）用药护理：①长期使用利尿药者须注意发生低钾血症；②左心室肥厚者，须预防心律失常和猝死的发生；③合并冠心病的老年高血压者，选用 β 受体阻滞剂；④老年人神经系统功能较差，药物治疗时更易发生抑郁症，随时关注老年人情绪变化；⑤强化老年人服药的依从性，避免不按时服药或两次药量联合服药等现象，进而诱发加重病情。

（4）病情监测：①老年人血压波动较大，在开始治疗或血压控制不理想时应定点、定时、定部位，多次测量血压；②老年人易发生直立性低血压，须同时测量立位血压，且观察有无靶器官损害的征象。

（5）心理护理：老年高血压患者的情绪波动会进一步加重病情，应鼓励其使用正向的调适方法如通过与家人、朋友建立良好的关系得到情感支持。

五、健康指导

1. 用药指导　遵医嘱按时按量服药，不可漏服或多服。

2. 生活指导　减少钠盐摄入、增加钾摄入、合理膳食、控制体重、不吸烟、限制饮酒、增加运动、保持心理良好状态，同时增加睡眠管理等措施，可促进血压保持良好水平。

3. 定期监测　指导家人定时为老年人正确测量血压并记录，尤其在自觉症状或情绪波动时，应及时监测，发现血压高于正常应及时补充必要的药物，并及时到医院就诊。同时需定期监测尿常规、血生化、心电图及眼底等。

第四节　冠心病护理常规

冠状动脉粥样硬化性心脏病（coronary atherosclerotic heart disease）是指冠状动脉粥样硬化使血管腔狭窄或阻塞，导致心肌缺血缺氧而引起的心脏病，简称冠心病（coronary heart disease，CHD）。根据发病特点和治疗原则将本病分为慢性冠脉疾病或慢性缺血综合征和急性冠脉综合征两大类。前者包括稳定型心绞痛、隐匿性冠心病和缺血性心肌病，后者包括不稳定型心绞痛、非 ST 段抬高心肌梗死、ST 段抬高心肌梗死、猝死。据推算，我国约有冠心病患者 1139 万，2019 年城市居民冠心病病死率为 121.59/10 万，农村为 130.14/10 万，呈持续上升趋势。我国冠心病多发于老年人群，发病后可出现胸痛、胸闷、心悸等症状。因老年冠心病患者常合并多种基础慢性疾病，这在一定程度上可增加症状负担、心血管不良事件发生风险，不仅需及时进行积极治疗，还应辅以科学合理的护理干预。

一、常见病因

1. 基本病因　①年龄、性别；②血脂异常，脂质代谢异常是动脉粥样硬化最重要的危险因素，低密度脂蛋白胆固醇（LDL-C）有致动脉粥样硬化作用；③高血压；④吸烟；

⑤糖尿病和糖耐量异常等。

2. 其他因素 ①肥胖；②家庭史；③A型性格；④不良饮食习惯，如进食过多的高热量、高动物脂肪、高胆固醇、高糖饮食等。

二、护理关键点

1. 疼痛。

2. 恐惧。

3. 活动无耐力。

4. 有便秘的危险。

5. 潜在并发症：心律失常、休克、急性左心衰竭、猝死。

三、护理评估

1. 健康史

（1）本次发病特点与目前病情：评估患者此次发病有无明显的诱因，有无胸痛发作，尤其是起病的时间、疼痛剧烈程度及是否进行性加重，有无伴随症状，是否有心律失常、休克、心力衰竭的表现，目前用药及相关检查。

（2）危险因素评估：包括患者的年龄、性别、职业；有无家族史；了解患者有无肥胖、血脂异常、高血压、糖尿病等危险因素；有无摄入高脂饮食、吸烟等不良生活习惯，是否有充足的睡眠，有无锻炼身体的习惯；了解患者工作与生活压力情况及性格特征等。

（3）心理 - 社会状况：急性发病期患者胸痛程度异常剧烈，可有濒死感，患者由此产生恐惧心理。由于心肌缺血，耗氧量增加使患者活动耐力和自理能力下降，加深了对预后的担心、对工作与生活的顾虑等，患者易产生焦虑。

2. 身体评估

（1）全身状态：观察患者的精神意识状态，尤其注意有无面色苍白、表情痛苦、大汗或神志模糊、反应迟钝甚至晕厥等表现。观察患者的体温、脉搏、呼吸、血压有无异常及其程度。

（2）心脏听诊：注意心率、心律、心音变化，有无奔马律、心脏杂音及肺部啰音等。

（3）实验室其他检查

1）心电图检查：心电图是否具有特征性、动态性变化，对下壁心肌梗死者应加做右胸导联，判断有无右心室梗死。连续心电监护有无心律失常等。

2）心肌标志物检查：定时抽血监测血清心肌标志物；评估血常规检查有无白细胞计数增高及血清电解质、血糖、血脂等有无异常。

3）冠状动脉CTA检查或冠状动脉造影检查：通过冠状动脉CT三维重建或可直接明确冠状动脉管腔狭窄程度和管壁钙化情况，此项检查方便快捷；冠状动脉造影作为冠心病临床诊断的"金标准"也可用于临床诊断并指导介入治疗。冠状动脉内超声显像、冠状动脉内光学相干断层扫描、冠状动脉血流储备分数测定也有广泛应用。

4）放射性核素检查：包括核素心肌现象和负荷试验、放射性核素心腔造影和PET/CT心肌显像可准确测定心肌缺血诊断与心肌活力的评估。

四、护理措施

1. 治疗要点

（1）稳定型心绞痛治疗原则是改善冠状动脉血供和降低心肌耗氧量，减轻症状或缺血发作；积极治疗动脉粥样硬化，避免各种诱发因素和纠正各种危险因素；预防心肌梗死和猝死，提高生活质量。

（2）药物治疗：①宜选择作用较快的硝酸酯制剂，如硝酸甘油、硝酸异山梨酯舌下含服；②β受体阻滞剂（美托洛尔、比索洛尔）；③钙通道阻滞剂（维拉帕米、硝苯地平缓释制剂、地尔硫䓬）；④通过抑制血小板环氧化酶活性而达到抗血小板聚集作用，主要用药有阿司匹林、氯吡格雷、替格瑞洛；⑤降脂类药物如辛伐他汀、阿托伐他汀等；⑥其他（曲美他嗪、针刺或穴位按摩等中医治疗）。

（3）非药物治疗：①冠状动脉血运重建治疗，即稳定型心绞痛患者可择期进行血运重建治疗，常见方法包括经皮冠状动脉介入治疗（PCI）、冠状动脉旁路移植术（GABG）。②增强型体外反搏（EECP）可有效降低患者发生心绞痛的频率，改善运动负荷试验中的心肌缺血情况。

2. 治疗与护理总体目标

（1）患者主诉疼痛程度减轻或消失。

（2）能主动参与制订活动计划并按要求进行活动。主诉活动耐力增强，活动后无不适反应。

（3）能配合采取预防便秘的措施，不发生便秘。

（4）心律失常、休克、心力衰竭能被及时识别并处理，不发生猝死。

（5）情绪稳定，能积极配合治疗和护理。

3. 护理计划与实施

（1）休息与活动：患者心绞痛发作时应立即停止正在进行的活动，就地休息。日常生活中若患者症状较轻，则根据患者的活动能力制订合适的活动计划，鼓励患者参加适当的体力劳动和体育锻炼，最大活动量以不发生心绞痛症状为度。对于规律性发作的劳力性心绞痛患者，可进行预防用药，如在就餐、排便等活动前含服硝酸甘油。

（2）心理护理：安慰患者，解除紧张不安情绪，减少心肌耗氧量。

（3）疼痛观察与护理：评估疼痛的部位、性质、程度、持续时间，观察患者有无焦虑、出冷汗、恶心、呕吐等伴随症状。患者疼痛发作时测量血压、心率、完善心电图，为判断病情提供可靠依据。若持续加重，则考虑是否发生急性冠脉综合征甚至心肌梗死，需立即就医，尽早溶栓并行镇痛治疗。

（4）用药护理：①改善心肌缺血及减轻症状的药物。心绞痛发作时给予舌下含服硝酸甘油(嚼碎后含服效果更好)，用药后注意观察患者是否出现胸痛变化情况，如服药 3～5min 仍不缓解可重复使用。对于心绞痛发作频繁者，可遵医嘱给予硝酸甘油静脉滴注，应使用微量泵控制滴速，以防低血压发生。部分患者用药后出现面部潮红、头部胀痛、头晕、心动过速、心悸等不适，应告知患者是由于药物所产生的血管扩张作用，以解除顾虑。②应用他汀类药物时，应严密监测转氨酶及肌酸激酶等生化指标，及时发现药物可能引起的肝功能损害。采用强化降脂治疗时，应注意监测药物的安全性。

（5）减少或避免诱因：疼痛缓解后，与患者一起分析引起心绞痛的诱因，保持排便通畅，切忌用力排便，以免诱发心绞痛；调节饮食；戒烟限酒；保持心态平和，改变暴躁易怒的性格等。

五、健康指导

1. 疾病知识指导　生活方式的改变是冠心病治疗的基础。①合理膳食：宜摄入低热量、低脂、低胆固醇、低盐饮食，多食蔬菜、水果和粗纤维食物如芹菜、糙米等，预防便秘，避免暴饮暴食，注意少食多餐。②戒烟限酒。③适量运动：运动方式应以有氧运动为主，每天30min，注意运动的强度和时间因病情和个体差异而不同。④心理平衡：调整心态，减轻精神压力，逐渐改变急躁易怒性格，保持心理平衡。可采取放松技术或与他人交流的方式缓解压力。

2. 避免诱发因素　告知患者及家属过劳、情绪激动、饱餐、用力排便、寒冷刺激等都是冠心病心绞痛发作的诱因，应注意尽量避免。

3. 病情监测　教会患者及其家属心绞痛发作时的缓解方法，胸痛发作时应立即停止活动或舌下含服硝酸甘油。若服用硝酸甘油不缓解，或心绞痛发作比以往频繁、程度加重、疼痛时间延长，应立即到医院就诊，警惕心肌梗死的发生。不典型心绞痛发作时可能表现为牙痛、上腹痛等，为防止误诊，可先按心绞痛发作处理并及时就医。告知患者应定期复查心电图、血压、血糖、血脂、肝功能等。

4. 用药指导　指导患者出院后遵医嘱服药，不要擅自增减药量，自我监测药物的不良反应。外出时随身携带硝酸甘油以备急需。硝酸甘油见光、受潮易分解，应放在棕色瓶内密闭保存，以免见光、潮解失效。药瓶开封后每6个月更换1次药物，以确保疗效。

第五节　心力衰竭护理常规

心力衰竭（heart failure，HF）简称心衰，是各种心脏结构或功能性疾病导致心室充盈和（或）射血功能受损，心排血量不能满足机体组织代谢需要，以肺循环和（或）体循环淤血、器官组织血液灌注不足为临床表现的一组综合征，主要表现为呼吸困难、体力活动受限和体液潴留。根据心衰发生的时间、速度、严重程度可分为慢性心衰和急性心衰，以慢性心衰居多。按心衰发生的部位可分为左心衰、右心衰和全心衰。心衰的患病率与年龄相关，60岁以下人群患病率<2%，而75岁及以上人群患病率>10%。老年人常伴有多器官功能减退、血管硬化、代谢障碍等生理变化，这些因素均增加了心力衰竭的发病风险，不仅严重影响患者的生活质量，还是导致老年人高住院率、高致残率及高死亡率的重要原因之一。

一、常见病因

1. 基本病因　冠心病、高血压、糖尿病、心脏瓣膜病和心房颤动等，是导致心肌损伤、心脏负荷过重、心脏瓣膜损伤及结构异常的主要原因。同时，老年性退行性心脏瓣膜病、老年传导系统退行性改变、老年心肌淀粉样变性等特有的心脏改变也是老年人心力衰竭的重要病因。

2. 相关诱因　老年人免疫功能低下易感染，心理负荷下降易激动，心肌缺血、心律失常、血压波动、不当药物治疗、静脉输液过快等。

二、护理关键点

1. 气体交换受损　与左心衰竭致肺循环淤血有关。
2. 体液过多　与右心衰竭致体循环淤血、水钠潴留、低蛋白血症有关。
3. 活动耐力下降　与心排血量下降有关。
4. 有洋地黄中毒的危险　与高龄、肾功能减退等高危人群使用洋地黄有关。

三、护理评估

1. 病史　①患病及治疗经过：有无冠心病、高血压、心肌病、瓣膜病等基础心脏疾病病史；有无呼吸道感染、心律失常、过度劳累等诱发因素。②目前病情与一般状况：如发病情况、饮水饮食情况、尿量、有无便秘、活动是否受限等。③心理 - 社会状况：重视患者心理感受，引导其树立积极战胜疾病的观念。

2. 身体评估　①全身状态：生命体征，意识与精神状况，体位舒适度等。②心肺：两肺有无湿啰音或哮鸣音，心脏是否扩大，心尖搏动的位置和范围，心率是否加快，有无心尖部奔马律，有无病理性杂音等。③其他：有无皮肤、黏膜发绀，有无颈静脉怒张，肝颈静脉回流征阳性，肝大小、质地，水肿的部位及程度等。

3. 辅助检查

（1）血液检查：生物标志物检测如 BNP（B 型利钠肽）或 NT-ProBNP（N 末端 B 型利钠肽原）水平升高，对心衰诊断具有重要价值。其他包括血常规、肝肾功能、电解质、肌钙蛋白、血糖、血脂、甲状腺功能等。

（2）影像学检查：胸部 X 线检查显示心脏增大、肺淤血等；心电图、超声心动图评估心脏结构、功能变化；放射性核素检查评估心血池显影有助于反映心脏收缩及舒张功能；心脏 MRI 检查是评估心室容积和室壁运动的"金标准"。

（3）心肺运动试验、有创血流动力学检查。

四、护理措施

1. 强调个体化综合管理　老年心力衰竭患者的治疗需采取个体化、综合性的策略，旨在缓解症状，提高生活质量、延缓疾病进展并降低死亡率。

（1）一般治疗：如戒烟、限酒、限制盐摄入，适度运动等。

（2）药物治疗：主要包括利尿剂减轻体液潴留、ACEI/ARB（血管紧张素转化酶抑制剂 / 血管紧张素 Ⅱ 受体拮抗剂）抑制神经内分泌系统激活、β 受体阻滞剂改善心脏功能、醛固酮受体拮抗剂减少心肌重构等。

（3）非药物治疗：对于特定患者，可考虑心脏再同步化治疗（CRT）、植入式心脏转复除颤器（ICD）等心脏辅助装置，以及心脏移植等手术治疗。

（4）运动康复：是改善老年心力衰竭患者症状、提升和维持心肺功能的重要措施。运动康复前必须全面评估机体状况和运动风险，以指导个体化运动处方的制订和实施，以有氧运动为主，强调肌力训练和平衡协调训练对改善老年患者肌少症和减少跌倒风险有重要作用。

2. 老年心力衰竭的共病管理

（1）合并心力衰竭的高血压患者推荐首选 ARNI、肾素 - 血管紧张素 - 醛固酮系统抑制剂（ACEI/ARB）和 β 受体阻滞剂，效果不佳可联用利尿剂、氨氯地平或非洛地平，血压应控制在 140/90mmHg 以下。

（2）慢性心力衰竭合并心房颤动可显著增加脑栓塞发生风险与促发心功能的恶化，应积极寻找诱因及治疗原发病，并评估栓塞风险与出血风险，给予抗凝、调控心律或心率等。钠 - 葡萄糖协同转运蛋白 2 抑制剂可有效降低糖尿病合并心血管疾病患者的全因病死率、心血管疾病病死率及心力衰竭再住院风险。

（3）合并认知障碍、焦虑抑郁、谵妄、贫血、衰弱、营养不良者等，要从生活方式、药物治疗、康复、护理等多方面、多层次综合管理。以纠正改善心功能为目标、同时预防各种共病诱发心力衰竭急性加重，贯穿于患者医疗的全过程。

3. 治疗与护理的总体目标

（1）患者呼吸困难明显改善，发绀消失，肺部啰音减少或消失，动脉血气分析指标恢复正常。

（2）能叙述并执行低盐饮食计划，水肿、腹水减轻或消失。皮肤完整，无压力性损伤。

（3）能说出限制最大活动量的指征，遵循活动计划，主诉活动耐力增加。

（4）能叙述洋地黄中毒的表现，一旦发生中毒，得以及时发现和控制。

4. 护理计划与实施

（1）休息与活动：①心力衰竭伴胸腔积液或全身水肿者宜采取半卧位。下肢水肿者如无明显呼吸困难，可抬高下肢，以利于静脉回流，增加回心血量，从而增加肾血流量，提高肾小球滤过率，促进水钠排出。②制订活动计划：慢性心力衰竭患者鼓励其适当进行体力活动（心力衰竭症状急性加重期或怀疑心肌炎的患者除外），督促其坚持动静结合，循序渐进增加活动量。可根据心功能分级安排活动量。

（2）饮食护理：给予低盐、低脂、易消化饮食，少食多餐，伴低蛋白血症者可静脉补充白蛋白。钠摄入量 2 ～ 3g/d，告知患者及其家属低盐限钠饮食的重要性并督促执行。

（3）控制液体入量：心力衰竭患者液体入量限制在 1.5 ～ 2L/d，一般保持出入量负平衡约 500ml，准确记录 24h 液体出入量，有利于减轻症状和充血，尽量避免输注氯化钠溶液。

（4）使用利尿药的护理：遵医嘱正确使用利尿药，注意药物不良反应的观察和预防，尽早识别低钾血症，避免诱发心律失常或洋地黄中毒，故应监测血钾浓度。患者出现低钾血症时常表现为乏力、腹胀、肠鸣音减弱、心电图 U 波增高等。

（5）皮肤护理：保持床褥清洁、柔软、平整、干燥，严重水肿者可使用气垫床。定时协助患者变换体位。心力衰竭患者常因呼吸困难而被迫采取半卧位或端坐位，最易发生压力性损伤的部位是骶尾部，可用减压敷料保护局部皮肤，并保持会阴部清洁干燥。

（6）有洋地黄中毒的危险：①预防洋地黄中毒；严密监测患者用药后的反应，必要时监测血清地高辛浓度。②严格按时、按医嘱给药，同时监测心律、心率及心电图变化。

（7）心理护理：焦虑、抑郁和孤独在心力衰竭恶化中发挥重要作用，心理疏导可改善患者心功能，必要时请心身医学科会诊。

五、健康指导

1. 疾病预防指导　对心力衰竭风险期患者应强调积极干预各种危险因素，包括控制血压、血糖、血脂、积极治疗原发病。避免可增加心力衰竭危险的行为，如吸烟、饮酒。避免各种诱发因素，如感染（尤其是呼吸道感染）、过度劳累、情绪激动、输液过快过多等。

2. 疾病知识指导　饮食宜低盐低脂、易消化、富营养、每餐不宜过饱。所有稳定性慢性心力衰竭并且还能够参加体力适应计划者，都应当考虑运动锻炼。运动前应进行医学与运动评估，根据心肺运动试验制订个体化的运动处方，可以选择中等强度持续运动或间歇高强度运动，运动方式以有氧运动为主，抗阻运动可作为有氧运动的有效补充。运动过程中应做好监测与管理，保障运动安全，提高运动依从性。

3. 用药指导与病情监测　指导患者遵医嘱服药，告知服用药物的名称、剂量、用法、作用与不良反应。若出现疲乏加重、水肿、心率异常增快等情况要及时就诊。

4. 照顾者指导　引导家属了解相关疾病理念，以便帮助患者树立战胜疾病的信心。

第六节　帕金森病护理常规

帕金森病（Parkinson disease，PD）又称震颤麻痹（tremor paralysis），是一种常见的中老年神经系统变性疾病，发病年龄为 60 岁左右。我国 65 岁以上人群帕金森病的患病率约为 10%，患病率随年龄增长而升高，男性稍高于女性。临床表现主要包括静止性震颤、运动迟缓、肌强直和姿势步态障碍，同时患者可伴有抑郁、便秘和睡眠障碍等非运动症状。

一、常见病因

病因至今未明，目前认为黑质神经细胞变性导致的多巴胺缺乏，是引起本病的关键。

二、护理关键点

1. 活动无耐力。
2. 思维过程改变。
3. 自主神经障碍。
4. 营养失调：低于机体需要量。
5. 潜在的伤害：跌倒。
6. 环境适应性障碍。

三、护理评估

1. 病史回顾　详尽采集患者的疾病诊断信息、症状演变历程、既往健康记录及家族遗传背景。

2. 运动症状量化评估及非运动症状的综合评价　细致观察并记录震颤、肌僵直、运动迟缓、平衡障碍等运动性症状的特性。非运动性症状涵盖认知功能衰退、情绪波动（如抑郁、焦虑）、睡眠障碍、自主神经系统功能异常（如便秘、泌尿问题、直立性低血压）等。

3. 日常生活活动能力的全面考察

（1）基础性日常生活自理能力（basic activities of daily living，BADL）评估：涵盖进食、沐浴、穿衣、如厕、移动、个人卫生等基本自理活动。

（2）工具性日常生活自理能力（instrumental activities of daily living，IADL）评估：涉及烹饪、清洁、购物、财务管理、通信技能等较为复杂的日常活动。

4. 营养与饮食状况的专业评定　了解患者的饮食偏好、进餐频率与进食障碍。通过监测体重、体重指数（BMI）、血液营养指标等参数，判断患者是否存在营养不良的风险。

5. 心理社会功能的深度剖析

（1）情绪健康状态的量表评估：运用标准化量表，如患者健康问卷（PHQ-9）或广泛性焦虑障碍量表（GAD-7），量化评估患者的抑郁和焦虑水平。

（2）社会支持网络的构建与分析：考察患者家庭关系、社交网络、社区资源的可用性与有效性。

（3）认知功能的标准化检测：采用简易精神状态检查量表（MMSE）、蒙特利尔认知评估量表（MoCA）等认知功能量表，科学评估患者的认知能力。

6. 康复与运动功能的细致评价　物理功能状态的量化分析（包括肌肉力量、关节活动范围、平衡协调能力、步态特征等物理功能指标）及康复需求的个性化评估（依据患者的具体情况，识别其在物理治疗、言语疗法、职业治疗等方面的具体需求）。

7. 并发症风险的系统筛查　跌倒风险的综合评估（考虑跌倒历史、平衡稳定性、居住环境因素等，以预防跌倒事件的发生）、感染风险的全面考量（关注个人卫生习惯、皮肤完整性、呼吸道状况等，以降低感染的可能性）、便秘管理的细致考量（监测患者排便习惯、饮食结构，以优化便秘的预防与管理策略）。

8. 辅助检查

（1）神经影像学检查：MRI，可以显示脑部结构，帮助排除其他可能引起类似症状的疾病，如脑卒中、脑炎、脑肿瘤等；多巴胺转运蛋白（DAT）扫描，通过 SPECT 或 PET 技术，检测脑内多巴胺转运蛋白的活性，帕金森病患者通常会显示多巴胺能神经元减少。

（2）电生理学检查：脑电图（EEG），虽然在帕金森病的诊断中不常用，但在排除其他可能的神经系统疾病时（如癫痫）可能有所帮助；肌电图（EMG），可以检测肌肉活动，有助于评估震颤的性质。

（3）功能测试：嗅觉测试，帕金森病患者常伴有嗅觉减退，嗅觉测试可以作为诊断的辅助依据；运动功能测试，包括统一帕金森病评分量表（UPDRS）等，用于评估运动障碍的严重程度和治疗效果。

（4）神经心理学测试：用于评估患者认知功能、情绪状态和心理健康，识别帕金森病相关跌倒的非运动症状，如抑郁、焦虑、认知障碍等。

四、护理措施

1. 药物管理与监控

（1）精确药物调度：确保患者严格遵循医嘱，定时定量服用包括多巴胺受体激动剂、左旋多巴在内的治疗药物，以维持药物的治疗效果。

（2）副作用监测与调适：定期评估药物副作用，包括但不限于消化系统反应、精神状态变化、运动功能异常，及时调整药物方案，优化治疗策略。

2. 物理治疗与运动康复规划

（1）个性化康复方案设计：基于患者的具体病情和身体状况，制订包含肌肉力量训练、关节灵活性训练、平衡与协调改善在内的个性化物理治疗计划，以维护或增强运动功能。

（2）日常活动指导与参与：鼓励患者参与适宜的日常活动和有氧运动，如散步、太极拳、瑜伽等，以促进肌肉活动和心肺功能，提升生活质量。

3. 日常生活支持与环境优化

（1）居住环境无障碍改造：对患者的居住环境进行无障碍化改造，安装必要的扶手、防滑设施，确保患者行动安全，降低跌倒风险。

（2）辅助器具应用指导：根据患者实际需求，指导使用助行器、轮椅、特殊餐具等辅助设备，以增强其生活自理能力和安全性。

4. 营养与饮食管理

（1）营养均衡与便秘预防：制订高纤维、低脂肪、富含维生素和矿物质的饮食方案，预防便秘，确保营养状态的优化。

（2）小餐频次与消化管理：采取少食多餐的饮食模式，避免患者大量进食影响药物吸收，减轻消化系统负担，维护消化健康。

5. 心理社会支持与情感关怀

（1）情绪健康评估与干预：提供专业的心理咨询与支持，协助患者和其家属应对抑郁、焦虑等情绪障碍，促进心理调适。

（2）社会参与促进与社区资源链接：鼓励患者积极参与社区活动，建立和维护社会支持网络，增强社会融入感和归属感。

6. 并发症预防与管理

（1）跌倒风险评估与干预：通过平衡训练、环境安全检查等措施，降低患者跌倒风险，预防跌倒事件。

（2）感染控制与预防：加强个人卫生管理，定期进行健康监测，预防呼吸道、泌尿道等感染，维护患者整体健康。

7. 认知功能维护与沟通能力训练

（1）认知训练与记忆游戏：实施认知训练项目和记忆增强活动，以维持患者大脑功能，减缓认知衰退。

（2）言语吞咽功能评估与康复：提供言语与吞咽功能评估及康复训练，改善沟通效率，确保患者营养摄入与生活质量。

五、健康指导

1. **用药指导** 按时按量服药：严格遵循医嘱，按时按量服用治疗药物，尤其是左旋多巴、多巴胺受体激动剂等，以控制运动症状。密切关注药物可能引起的副作用，如消化不良、精神症状、多动症等，及时与医师沟通，调整治疗策略。

2. **康复指导与功能恢复** 制订康复计划：参与由物理治疗师设计的个性化康复计划，包括肌肉力量训练、平衡与协调训练，以改善运动功能和预防肌肉僵硬。持续性运动：鼓励患者进行持续的、适合的体育活动，如散步、太极拳、瑜伽等，以增强肌肉灵活性，改善心肺功能，提升生活质量。

3. **出院规划与后续管理** 明确复诊时间，安排后续治疗和监测，为家庭成员提供护理技能和疾病管理知识的培训，增强家庭照护能力。根据病情进展，提前规划家庭护理、日间照护或专业护理机构服务，确保患者长期照护需求得到满足。

第七节　糖尿病护理常规

糖尿病（diabetes mellitus，DM）是由遗传和环境因素相互作用而引起的一组以慢性高血糖为特征的代谢异常综合征。流行病学调查结果显示，2020 年我国 60 岁以上的老年人占总人口的 18.7%，约 2.6 亿，其中 30% 以上的老年人为糖尿病患者。老年人是糖尿病防治的重点人群，而老年糖尿病患者具有症状不典型、共患疾病较多、低血糖风险较高、自我管理能力受限等特点，因此在血糖管理、治疗目标制订、降糖策略选择等方面的护理就显得尤为重要。

诊断依据：①老年糖尿病分型无特殊。②糖化血红蛋白（HbA1c）≥ 6.5%。③存在多尿、多饮、多食、体重减轻等典型糖尿病症状。④空腹血糖（FPG）≥ 7.0mmol/L，或随机血糖 ≥ 11.1mmol/L，或口服葡萄糖耐量试验（OGTT）2h 血糖 ≥ 11.1mmol/L，或 HbA1c ≥ 6.5% 即可诊断。但需除外 1 周内有严重感染、严重外伤（创伤）等可导致血糖升高的应激性因素或特殊用药史。

一、常见病因

1. **遗传易感** 2 型糖尿病（T2DM）发病有更明显的家族遗传基础。
2. **胰岛素抵抗和 β 细胞功能缺陷** 糖耐量减低和空腹血糖调节受损。
3. **不良的饮食生活习惯** 主要见于不合理膳食、运动缺少等因素。

二、护理关键点

1. **营养失调：低于或高于机体需要量** 与胰岛素分泌或作用缺陷有关。
2. **有感染的危险** 与血糖增高、脂代谢紊乱、营养不良、微循环障碍等因素有关。
3. **潜在并发症** 糖尿病足、低血糖、酮症酸中毒、高血糖高渗状态。

三、护理评估

1. **病史**　患病及治疗经过，有无家族史、病毒感染等，起病时间、主要症状及其特点；心理 - 社会状况：有无相关诱发因素；了解患者生活习惯、饮食习惯、用药情况。

2. **身体状况**　一般状况，如生命体征、精神及神志状态；营养状况；皮肤及黏膜；眼部；神经及肌肉系统。

3. **实验室及其他检查**

（1）血糖：是否正常或维持在较高水平。

（2）有无 HbA1c 异常，三酰甘油、胆固醇升高，高密度脂蛋白胆固醇（HDL-C）降低，血肌酐、尿素氮浓度升高，以及有无蛋白尿等。

（3）血钾、钠、氯、钙浓度是否正常。

四、护理措施

1. **治疗原则**

（1）治疗强调早期、长期、综合治疗及治疗方法个体化的原则。

1）综合治疗包括两层含义：糖尿病健康教育、医学营养治疗、运动治疗、病情监测、药物治疗、心理治疗等方面，以及降糖、降压、调脂和改变不良生活习惯等措施。

2）治疗目标是通过纠正患者不良的生活方式和代谢紊乱，防止急性并发症的发生和降低慢性并发症的风险，提高患者的生活质量，降低病死率。

（2）做好 2 型糖尿病（T2DM）的三级预防：一级预防的目标是控制 T2DM 的危险因素，预防 T2DM 的发生；二级预防的目标是早发现、早诊断、早治疗 T2DM 患者，在已诊断的患者中预防糖尿病并发症的发生；三级预防的目标是延缓已存在的糖尿病并发症的进展、降低致残率和死亡率，改善患者的生存质量。

（3）结合《中国老年糖尿病诊疗指南》（2024 版）要点：强调个体化管理、对降糖药物进行分级推荐、倡导简约治疗理念、胰岛素治疗适度的"去强化"。

1）对降糖药物进行分级推荐

①对于不合并动脉粥样硬化性心血管疾病（ASCVD）或高危因素、心力衰竭（HF）及慢性肾病（CKD）者，二甲双胍、二肽基肽酶Ⅳ抑制（DPP-4i，如西格列汀、维格列汀、沙格列汀、曲格列汀等）、钠 - 葡萄糖协调转运蛋白 2 抑制剂（SGLT2i，如达格列净、恩格列净、卡格列净等）是老年 T2DM 患者的一级推荐药物；格列奈类、α- 糖苷酶抑制剂（阿卡波糖、伏格列波糖和米格列醇等）和胰高血糖素样肽 -1 受体激动剂（GLP-1RA，艾塞那肽、利拉鲁肽和司美格鲁肽等）是老年 T2DM 患者的二级推荐药物；噻唑烷二酮（TZD，如吡格列酮、罗格列酮等）、磺脲类（格列美脲、格列吡嗪、格列齐特）为三级推荐降糖药物。

②合并动脉粥样硬化性心血管疾病（ASCVD）或高危因素的老年 T2DM 患者，应首选 GLP-1RA（艾塞那肽、利拉鲁肽和司美格鲁肽等）或 SGLT-2i（达格列净、恩格列净、卡格列净等）。

③合并心力衰竭（HF）或慢性肾病（CKD）的老年 T2DM 患者，应首选 SGLT2i（达

格列净、恩格列净、卡格列净等）；合并慢性肾病者，若患者无法耐受 SGLT2i，也可选择 GLP-1RA（艾塞那肽、利拉鲁肽和司美格鲁肽等）。

2）倡导简约治疗理念：T2DM 简约治疗理念通过简化管理提升患者生活质量和治疗依从性。包括个体化管理，据患者情况制订并调整治疗计划；以生活方式干预为基础，如简单饮食（减糖、增蔬果）、适度低强度运动；血糖监测不必过频，关注餐前餐后变化；药物治疗合理化，选择易管理、副作用小的降药药物并注重联合用药；重视家庭教育支持，提供易懂知识、鼓励家人参与；尊重患者意愿、关注心理健康，减轻患者及其家属的管理负担，更好实现疾病控制。

3）胰岛素治疗适度的"去强化"：胰岛素治疗应在综合治疗基础上进行，老年患者使用胰岛素治疗方案还应强调患者低血糖防治及胰岛素注射方法宣教，以减少低血糖的发生。非胰岛素治疗可按血糖控制达标的老年患者需要逐步减停胰岛素治疗，老年糖尿病患者若必须联用胰岛素治疗，应尽量简化胰岛素方案，需考虑下列几点：①尽量减少注射次数；②采用长效或超长效胰岛素类似物控制空腹及餐前血糖满意后，在餐后血糖不达标时再考虑加用餐时胰岛素；③尝试将预混胰岛素转换为基础胰岛素，以简化方案并减少低血糖风险。

2. 护理计划与实施

（1）饮食护理：控制总热量、平衡膳食、定时定量、合理餐次分配、限盐限酒、维持理想的体重。老年糖尿病患者应根据并发症合理调配饮食结构即搭配不同饮食，合并吞咽功能异常者可采用"菜肉饭混合匀浆膳"法进食，该方法可在防止患者出现噎食、呛咳的同时兼顾血糖指数调节。

（2）运动护理：对于身体素质和智力水平正常的老年患者，应在科学全面评估的基础上，制订个体化的运动方案。建议每天进行 30～45min 的运动（每周 3～5 次），选择简单易行且能有效促进肌肉增长的锻炼方式。以有氧运动为主，如快走、骑自行车、做广播操和练习太极拳等。

（3）心理护理：良好的心理状态有助于糖尿病的控制，提高患者的生活质量，在病情变化如出现并发症时应特别注意患者心理状态的评估。

（4）用药护理：①指导并要求患者掌握口服降糖药物的剂量、方式、注意事项。②胰岛素的用药护理，如注射途径、注射部位的选择与轮换、注意事项及常见问题的识别与处理。

（5）自我血糖监测：对新确诊糖尿病患者初步健康教育时，指导"四会"即会生活（饮食和运动）、会检测血糖、会用药及会就诊。指导患者掌握血糖仪的操作程序，加强自我血糖监测依从性，是提高患者血糖控制水平的关键，能有效预防糖尿病并发症的发生。

五、健康指导

1. 疾病预防指导　开展糖尿病社区预防，倡导合理膳食、控制体重、适量运动、限盐、限酒、心理平衡的健康生活方式。

2. 疾病知识指导　采取多种健康教育方法，包括大课堂教育、小组教育、个体教育和远程教育等，让患者和其家属了解糖尿病的病因、临床表现、诊断与治疗方法，提高患者对治疗的依从性。

3. 病情监测指导　指导患者每 3 ～ 6 个月复查 HbA1c。每年常规体检 1 ～ 2 次，以尽早防止慢性并发症发生。指导患者学习和掌握监测血糖、血压、体重指数的方法，了解糖尿病的控制目标。

4. 用药与自我护理指导　①告知患者口服降糖药及胰岛素的名称、剂量、给药时间和方法，教会其观察药物疗效和不良反应；②指导患者掌握饮食、运动疗法具体实施及调整的原则和方法；③指导患者及其家属掌握糖尿病常见急性并发症的主要临床表现、观察方法及处理措施；④掌握糖尿病足的预防和护理知识；⑤指导患者正确处理疾病所致的生活压力，保持良好的心理状态，树立战胜疾病的信心。

第八节　骨质疏松症护理常规

骨质疏松症（osteoporosis，OP）是一种以骨质量低下和骨微结构损坏，使骨脆性增加，骨折风险增高的慢性代谢性骨病。骨质疏松症根据病因分为原发性和继发性，原发性骨质疏松症包括绝经后骨质疏松症（Ⅰ型）、老年性骨质疏松症（Ⅱ型）和特发性骨质疏松症（青少年型）。老年骨质疏松症属于原发性骨质疏松症，是机体衰老在骨骼方面的一种特殊表现，一般指年龄 ≥ 65 岁女性和年龄 ≥ 70 岁男性发生的骨质疏松症，女性应与绝经后骨质疏松症相鉴别。我国男性骨质疏松症患病率与其他各国差异不大，但女性患病率水平显著高于欧美国家。

一、常见病因

1. 骨吸收因素　雄激素缺乏在老年骨质疏松症的发病中起重要作用，活性维生素 D 缺乏和甲状旁腺激素（PTH）分泌增多、护骨素减少等均影响骨吸收。

2. 骨形成因素　峰值骨量降低、骨重建功能衰退等。

3. 骨质量下降　与遗传因素有关，如脆性骨折家族史等。

4. 不健康的生活方式和生活环境　如体力活动少、吸烟、过量饮酒、过多饮用含咖啡因的饮料、营养失衡、蛋白质摄入过多或不足、钙和（或）维生素 D 缺乏、高钠饮食、体重过低、高龄等有关。

5. 药物因素　有影响骨代谢的疾病和应用影响骨代谢药物（如类固醇、过量甲状腺激素等）。

二、护理关键点

1. 慢性疼痛。

2. 有受伤的危险。

3. 有活动耐力下降的危险。

4. 营养失调：低于机体需要量。

5. 有老年综合征的危险。

三、护理评估

1. 健康史 询问骨质疏松患病病程，是否合并其他内分泌疾病，如库欣综合征、糖尿病、类风湿关节炎等；患者的治疗、用药情况。

2. 身体状况 是否出现骨痛、身高缩短、驼背等症状；是否有脆性骨折、椎体压缩性骨折病史；是否有肌肉力量减弱或肌肉无力、虚弱、疲劳、行走困难和疼痛；是否有平衡能力下降、步态异常、易跌倒等。

3. 心理 - 社会状况 评估有无对疾病进展、治疗方面的恐惧、焦虑、抑郁和自信心丧失等心理；有无老年综合征，如跌倒、尿失禁、排便问题、疼痛、睡眠障碍、营养问题、压疮风险等；评估视力、听力、社交活动、家庭及社会支持度如何等。

4. 辅助检查

（1）骨密度测定：骨密度是指单位体积（体积密度）或者单位面积所含的骨量。

（2）X 线检查：胸腰椎 X 线影像可作为判定骨质疏松性椎体压缩性骨折首选的检查方法。

（3）实验室检查：包括血常规，尿常规，肝肾功能，血钙、磷和碱性磷酸酶水平，血清蛋白电泳，尿钙、钠、肌酐和骨转换标志物（BTM）水平等。骨转换标志物是骨组织本身的代谢（分解与合成）产物，分为骨形成标志物和骨吸收标志物，代表全身骨骼代谢的动态状况。

四、护理措施

1. 治疗原则

（1）基础治疗：加强营养、均衡膳食，保证充足日照，规律运动，戒烟限酒，尽量避免或减少使用影响骨代谢的药物，避免跌倒。

（2）钙的补充：不论何种骨质疏松均应补充适量钙剂，使每日钙元素的总摄入量达 $800 \sim 1200mg$。每日膳食约摄入钙元素 400mg，尚需药物补充钙元素 $500 \sim 600mg/d$。常用的钙剂种类有碳酸钙、葡萄糖酸钙、枸橼酸钙等。

（3）维生素 D 的补充：除了充足的阳光照射，还可以口服普通维生素 D_2 或维生素 D_3。如果存在肠道吸收不良或依从性差，可以使用维生素 D 肌内注射制剂。

（4）抗骨质疏松药物：有效的抗骨质疏松药物治疗可以增加骨密度、降低骨折的发生风险。按作用机制分为骨吸收抑制剂如双膦酸盐、RANKL 单克隆抗体、降钙素、雌激素、选择性雌激素受体调剂；骨形成促进剂如甲状旁腺激素类似物，国内上市的特立帕肽是重组甲状旁腺激素氨基端 1-34 片段；其他制剂类药物包括活性维生素 D 及其类似物、维生素 K_2、锶盐，中药如骨碎补总黄酮制剂、淫羊藿苷类制剂、人工虎骨粉制剂。

（5）老年骨质疏松骨折的治疗：包括复位、固定、功能锻炼和抗骨质疏松的治疗。

（6）中药联合西药治疗：滋补肝肾，填精壮骨；补益脾肾，强筋壮骨等。

2. 治疗与护理的总体目标

（1）维持骨量和骨质量，预防增龄性骨丢失。

（2）对于尚无骨质疏松但有骨质疏松症危险因素者，应防止或延缓其发展为骨质疏松症；已有骨质疏松症或已经发生过骨折的患者，避免再次骨折。能遵医嘱服用抗骨质疏松药物，注意监测药物不良反应。预防跌倒等意外发生。

3. 护理计划与实施

（1）休息与活动：运动可以改善机体敏捷性、力量、姿势及平衡等，减少跌倒风险，运动还有助于增加骨密度。治疗性运动包括有氧运动如慢跑、游泳，抗阻运动如负重运动，间歇性高强度运动如体操、跳绳等，运动疗法须遵循个体化、循序渐进、长期坚持的原则，注意少做躯干屈曲、旋转动作。

（2）充足日照：推荐患者每日 11 ：00—15 ：00 在日光中暴露手臂或腿 15 ～ 30min，每周 2 次，以促进体内维生素 D 的合成，尽量不用防晒霜，以免影响日照效果。需注意避免强烈阳光照射，以防灼伤皮肤。

（3）饮食护理：摄入高钙、低盐和适量蛋白质的均衡膳食，要特别鼓励老年人多摄入含钙和维生素 D 丰富的食物，含钙高的食品有牛奶、乳制品、大豆、豆制品、芝麻酱、海带、虾米等，富含维生素 D 的食品有禽类、蛋、肝、鱼肝油等。戒烟、限酒，避免过量饮用咖啡、碳酸饮料。饮食中钙摄入不足时，可以给予钙剂补充，鼓励老年人多摄入含镁、钾丰富的食物，尽量多摄入蔬菜和水果。

（4）用药护理：遵医嘱及时、正确用药，严密注意药物的疗效及不良反应。

（5）病情观察：密切观察并记录患者的病情变化、心理变化、知识掌握情况，有效地预防骨质疏松并发症的发生。

（6）减轻或缓解疼痛：患者疼痛主要与腰背部肌肉紧张及椎体压缩性骨折有关，通过卧床休息，其腰部软组织和脊柱肌群得到放松可减轻疼痛。休息时应卧于薄垫的木板或硬板床上，仰卧时头不可过高，在腰下垫薄枕。亦可以通过热水浴、按摩、擦背以促进肌肉放松。同时也可以应用音乐疗法、心理暗示等方法。对于疼痛严重者可遵医嘱使用镇痛药、肌肉松弛剂等药物。

（7）心理护理：理解尊重患者，建立良好的护患关系。认真倾听患者的感受，了解其心理活动和生活情况，鼓励患者参加社交活动，适当娱乐、听音乐、冥想，鼓励其与家人、朋友建立良好的情感关系。

五、健康指导

1. 用药指导　指导老年人服用可咀嚼的片状钙剂，建议分次、餐后服用，钙剂应与维生素 D 同时服用，教会老年人观察各种药物的不良反应，明确各种不同药物的使用方法及疗程。

2. 日常生活指导　指导老年人多摄入含钙及维生素 D 丰富的食物。多到户外活动，进行适当日光浴，以增加维生素 D 的生成。经常进行适当体育活动，如散步、走路、太极拳、健身操、小跑步、轻跳步或原地轻跳及游泳等，戒烟、限酒。

3. 疾病知识指导　提供有关的书籍、图片和影像资料，讲解骨质疏松发生的原因、临床表现、诊断、预防及治疗方法。

4. 康复训练指导　针对骨质疏松的康复治疗主要包括运动疗法、物理因子治疗、作业疗法及康复疗程等。应尽早实施康复训练，在急性期注意卧、坐、立的姿势，坚持睡硬板床。在慢性期选择适合老年人的运动方式。不要经常采取跪坐的姿势，不要弯腰驼背，不要从事剧烈、负重大的运动。

第九节 阿尔茨海默病护理常规

阿尔茨海默病（Alzheimer disease，AD）是一种以进行性认知功能障碍和行为损害为特征的中枢神经系统退行性疾病。临床表现为记忆障碍、失语、失用、失认，视空间能力损害、抽象思维和计算力损害、人格和行为改变等。阿尔茨海默病是老年期痴呆最常见的类型，占老年期痴呆的50%～70%。阿尔茨海默病是老年期最常见疾病之一，截至2020年，中国60岁以上人口中阿尔茨海默病患病率达到3.94%，共有阿尔茨海默病患者983万人，占所有痴呆患者的65.23%，预计到2050年我国阿尔茨海默病患者将超过2000万，是世界上阿尔茨海默病患者人口最多、增长速度最快的地区。阿尔茨海默病已成为威胁老年人健康的第三大杀手，不仅给患者带来巨大的痛苦，也给家庭和社会带来沉重的精神压力和医疗、照料负担。

一、常见病因

1. 与年龄、性别、遗传因素、家族史等有关。
2. 与高血压、高血脂、2型糖尿病、肥胖、吸烟、饮酒、饮食习惯、教育水平低等有关。

二、护理关键点

1. 误吸。
2. 跌倒。
3. 烫伤。
4. 走失。
5. 用药错误。
6. 自伤或伤人。

三、护理评估

1. 健康史

（1）现病史：详细采集患者认知障碍的起病时间、起病形式、具体表现（需全面了解各认知域的损害情况）、进展方式、诊治经过及转归；认知障碍是否对患者日常能力和社会功能产生影响；是否伴有精神和行为症状。

（2）既往史：包括患者一般基本信息，同时了解患者是否有脑血管病危险因素及其干预情况，是否有卒中病史、卒中次数、卒中与认知障碍的关系，详细了解患者心血管病的信息。

2. 身体状况 包括一般体格检查和神经系统检查，生命体征、身体体重指数、心脏、外周血管等检查。

3. 心理-社会状况 认知功能、日常和社会能力、精神行为症状。

4. 照护者评估　照护阿尔茨海默病患者是一个漫长而辛苦的过程。照顾者负担量表（Zarit Burden Interview，ZBI）是评估居家照护者负担的有效工具。

5. 辅助检查

（1）脑脊液的检查：脑脊液生物标志物对阿尔茨海默病有一定的诊断价值。

（2）血脂、血糖监测：有助于阿尔茨海默病的病因诊断和鉴别诊断。

（3）影像学检查：CT 和 MRI 可对所有首次就诊的患者进行脑结构精确的检查，首选MRI。

四、护理措施

1. 治疗原则

（1）药物治疗：①胆碱酯酶抑制剂，可增加突触间隙乙酰胆碱含量，是治疗轻、中度阿尔茨海默病的一线药物，主要包括多奈哌齐、卡巴拉汀、加兰他敏和石杉碱甲，不良反应主要为胃肠道反应。应用多奈哌齐治疗轻、中度阿尔茨海默病，能有效改善患者认知功能和日常生活能力，开始剂量为 5mg/d，4～6 周后可以逐渐增加用量。多奈哌齐的主要不良反应为恶心、呕吐、腹泻、头晕、失眠、肌肉痉挛、疲乏等。②兴奋性氨基酸受体拮抗剂，兴奋性氨基酸对人脑学习和记忆功能有重要作用，阿尔茨海默病患者脑内兴奋性氨基酸含量降低。盐酸美金刚是用于治疗中、重度阿尔茨海默病的药物，可以改善患者认知功能、日常生活能力、全面能力及精神行为症状。不良反应为头晕、头痛、便秘等。③中药及其他治疗药物：银杏叶制剂的患者耐受性好，毒副作用发生率低，对阿尔茨海默病防治有效，可以有效改善患者认知功能、日常生活能力及痴呆相关症状。脑蛋白水解产物、奥拉西坦或吡拉西坦等可作为协同治疗药物。

（2）控制精神症状：很多阿尔茨海默病患者会出现不同程度的精神症状，如幻觉、妄想、抑郁、焦虑、激越、睡眠紊乱等，可应用抗抑郁药物和抗精神病药物治疗。常用的抗抑郁药物有氟西汀、帕罗西汀、西酞普兰、舍曲林，常用的抗精神病药物有利培酮、奥氮平。这些药物的使用原则是从低剂量开始，缓慢增量，增量间隔时间个体化，注重药物间的相互作用。

（3）非药物治疗：也是治疗阿尔茨海默病的重要方法，主要包括适度的身体锻炼、生活行为干预、益智活动、认知功能训练、音乐治疗等。

（4）支持治疗：重度阿尔茨海默病患者自身生活能力严重减退，常导致营养不良、肺部感染、尿路感染、压疮等并发症，应给予对症治疗。

2. 治疗与护理的总体目标

（1）正确使用治疗阿尔茨海默病的药物，了解并掌握药物的作用及不良反应。

（2）重视居家安全，居住环境稳定，防走失措施到位，患者外出后能安全回到家中。

（3）精神行为异常的照护，针对精神行为症状分为药物治疗和非药物治疗。在开始任何干预措施之前，先要排除或治疗导致精神行为异常的原因，治疗措施个性化，以达到最佳效果。

（4）常见并发症的照护，晚期阿尔茨海默病患者出现运动功能、神经功能、感觉功能降低，并发肺部感染、压疮等，照护者应熟悉并知晓疾病晚期症状，尽最大努力让患者生活舒适，度过人生最后阶段。

3. 护理计划与实施

（1）安全护理：①应用设备设施，病房使用门禁系统、佩戴联系卡、定位手环。②制订走失应急预案并进行演练。③预防跌倒／坠床，病区设防滑标记，地面平整、无水渍，卫生间标记醒目、设防滑垫，浴室、走廊安装扶手，上下床及变换体位时动作宜慢，如厕、活动时要有人陪伴、扶持，鼓励患者穿合适的防滑鞋。

（2）饮食护理：①常见的进食问题，如多食、不食、异食、噎食、误吸等。②饮食要求，即营养均衡，定期进行营养评估，进食种类多样、均衡，利于拿取，降低进餐难度。③提供安静舒适、光线充足的进餐环境。④选择适宜抓握的颜色鲜艳的餐具，提高进食欲望。⑤保证进食安全，少食多餐充分咀嚼，避免催促，进食异物时及时制止，鼓励自行进食。

（3）认知训练：①认知刺激，由受过训练的工作人员进行，每周至少 2 次，每次约 45min。训练项目有众里寻他、背道而驰、找找我们的伙伴、欢乐叠叠高、魔尺变变变、黏土制作等。②认知康复过程中，尽量让患者自己动手做事情，如进食、穿衣、如厕等。③认知训练将认知刺激和认知康复相融合，富有趣味性，体现个性化，可根据训练结果调整训练难度，患者通过认知训练的干预，改善或维持现有社会功能，提高生活水准。认知训练包括计算机训练和语言训练。

（4）睡眠护理：①了解患者睡眠障碍的原因、类型。②提供安静舒适的睡眠环境。③入睡时应避免兴奋，为患者创造良好的入睡条件。④养成良好睡眠习惯，形成固定生物钟，督促活动，增加日间光照。⑤睡眠倒错患者应白天减少睡眠，鼓励散步、听广播、看电视等。⑥必要时遵医嘱给予药物治疗。

（5）并发症护理：①皮肤，压力性损伤、失禁性皮炎。②长期卧床并发肺部感染者，协助其床上有效排痰，定时协助其床上活动，减少卧床时间，在保证安全的前提下协助保持坐位姿势。③重度阿尔茨海默病患者由于咀嚼、吞咽能力逐渐减退，避免进食过程中食物、唾液进入气道造成隐性误吸，应给予其吞咽障碍知识指导。

（6）精神行为症状护理：①祛除诱发因素，及时评估，给予预防性干预。②环境稳定，患者熟悉。③转移注意力，以患者为中心，找其感兴趣话题。④理解认可，接受并理解患者，针对性地疏导患者情绪。⑤消除刺激因素，如墙壁影子、窗户反光等问题。⑥给予非药物干预，如音乐疗法及芳香疗法。

五、健康指导

1. 用药指导　遵医嘱按时按量服药，不可漏服或多服。

2. 早期预防　早期控制胆固醇、血压、糖尿病等与阿尔茨海默病发生密切相关的血管性危险因素，健康饮食，早期开展认知功能和体力锻炼，来延缓阿尔茨海默病的进展。

3. 生活方式预防　阿尔茨海默病痴呆前阶段的饮食为地中海饮食，即主要摄入鱼类、水果、蔬菜、富含不饱和脂肪酸的橄榄油，适度饮用红酒而少食用猪肉等红肉。

4. 对照护者指导　①照护者对患者的一般照护包括膳食、用药、洗澡、安全、运动等。②提升照护水平，提高照护效率，照护者应有良好的沟通技巧，尊重老年人，避免争执，根据情况制订照护措施。③对照护者躯体健康支持，照护者应定期体检，及时治疗，当照护负担增加时，照护者要及时寻求和获得帮助，提供包括照护者短期休假服务、痴呆患者居家服务、提供日间照护中心、护理之家等日益完善的服务设施，同时医护人员应及时发现照护者存在的心理问题，并予以支持。④普及痴呆及其相关知识、加强护理技能培训，实施个体化指导和培训。⑤建立支持机构和体系，在社区开展联谊会，照护者进行沟通和交流，相互传授照护经验，取长补短；医院可成立相关协会或团体开展老年期痴呆的知识普及、教育、经验交流会，为照护者提供学习和交流平台。

第十节　良性前列腺增生护理常规

良性前列腺增生（benign prostatic hyperplasia，BPH）是引起中老年男性排尿障碍最为常见的一种良性疾病。主要表现为组织学上的前列腺间质和腺体成分的增生、解剖学上的前列腺增大、尿动力学上的膀胱出口梗阻和以下尿路症状为主的临床症状。组织学上BPH 的发病率随年龄的增长而增加，最初通常发生在 40 岁以后，到 60 ～ 69 岁时发病率大于 50%，80 岁时高达 88%。与组织学表现相类似，随着年龄的增长，排尿困难等症状也随之增加。约有 50%组织学诊断 BPH 的男性有中到重度的下尿路症状。当前列腺增生产生临床症状时，我们就称之为前列腺增生症。

一、常见病因

基本病因包括性激素及其受体的作用、细胞增殖与凋亡失衡学说、前列腺间质腺上皮相互作用和炎症因素等四大学说，其中性激素及其受体的作用可能与前列腺增生、雄激素比例及其表达、性激素的受体数量有关。

二、护理关键点

1. 疼痛。
2. 排尿型态改变。
3. 潜在并发症。

三、护理评估

1. 健康史　了解患者年龄和生活习惯，有无吸烟、饮酒嗜好和性生活状况；饮食、饮水和排尿情况；既往有无高血压、糖尿病及其他心肺疾病史和家族史。

2. 身体状况

（1）症状：评估排尿困难的程度、夜尿次数，有无急性尿潴留、血尿、膀胱刺激症状。

（2）体征：评估前列腺增生结节的大小和质地，尿路梗阻的程度及逼尿肌功能情况，有无腹股沟疝、痔疮、脱肛等。

3. 心理 - 社会状况　前列腺增生对患者心理 - 社会状况的影响可来自症状，如夜间尿频对休息和睡眠的影响，严重时出现血尿，给身心造成压力；亦可来自担心手术并发症带来的不良后果，如术后可能会出现尿失禁、性功能障碍等。应评估患者对疾病的认知情况，对术后并发症的认识和接受程度，患者的经济状况和家庭支持现状等。

4. 辅助检查

（1）影像学检查：B超可显示增生的前列腺体积大小、形态和内部结构，同时可测残余尿量。静脉尿路造影（IVU）可显示尿路形态及肾的排泄功能。

（2）尿流率检查：尿流率检查可判定尿流梗阻的程度，如最大尿流率<15ml/s表示排尿不畅；最大尿流率<10ml/s则表明梗阻较严重。

（3）血清特异性前列腺抗原（prostate specific antigen，PSA）测定：PSA对前列腺组织有特异性，血清PSA正常范围为0～4ng/ml。PSA对排除前列腺癌，尤其前列腺有结节或质地较硬时十分必要。

（4）尿动力学检查：如排尿困难主要是由膀胱逼尿肌功能失常引起，尿动力学检查可确定有无下尿路梗阻并评估逼尿肌功能。

（5）尿道膀胱镜：适用于怀疑尿道狭窄及膀胱占位的患者。

四、护理实施

1. 一般护理

（1）执行入院患者一般护理常规，评估患者生活自理情况、有无跌倒坠床危险因素、有无院外带入导管及压力性损伤等。

（2）遵医嘱并结合患者自理能力评估表给予分级护理及饮食，生活不能自理、80岁及以上的老年患者、有脑梗史、跌倒病史和院外带入尿管或造瘘管的患者给予一级护理，其余均可给予二级护理；多食用维生素含量较高的食物，多吃新鲜的蔬菜和水果，少吃辛辣刺激的食物，使患者养成良好的排便习惯，保证每日饮水量在2000ml以上；高血压患者给予低盐普食，糖尿病患者给予糖尿病普食，并结合患者基础疾病给予个体化饮食指导。

（3）病室应保持清洁、整齐、安静、舒适、阳光充足、空气清新，室温在18～22℃为宜，室内相对湿度为50%～60%。注意防寒保暖，预防感冒和上呼吸道感染的发生，避免前列腺增生症状加重。

（4）住院患者多为老年人，住院期间嘱家属陪护，穿防滑鞋，睡觉时拉起床栏，加强巡视和健康教育，杜绝安全隐患。

2. 基础与生活护理

（1）休息与活动：①养成良好的生活习惯，热水坐浴；防寒保暖，预防受凉感冒；经常锻炼身体，如中医八段锦运动。不要长时间憋尿，尽可能少骑或不骑自行车。保持心情舒畅，避免忧思恼怒及情绪过于激动。②手术患者如无不适术前应适当活动，保证充足睡眠，增强手术耐受性；术后第2天可在床上做下肢屈曲、被动抬举运动，踝关节旋转活动，防止下肢深静脉血栓形成；术后第3天如无不适可适当摇高床头，床边坐，尽早下床活动，促进机体康复。

（2）饮食：①饮食上多食清淡易消化食物，多吃蔬菜，防止便秘；少食辛辣刺激食物；避免酒精饮料。②手术患者术前根据其有无高血压、糖尿病等基础疾病而给予饮食；术后根据患者肠蠕动恢复情况给予饮食，就餐时保持环境安静，减少进餐时的干扰因素，提供充足的进餐时间，避免呛咳；增加富含纤维的食物摄入，预防便秘；忌食辛辣刺激食物，以免前列腺组织充血；鼓励多饮水，以预防尿道感染，但应均衡安排饮水量，避免一次饮水过多，睡前适当减少饮水量，防止夜尿次数过多影响睡眠。

3. 生活护理

（1）指导和协助患者完成日常生活，如洗漱、进食等，尤其是无家属陪伴或生活不能完全自理的老年患者。

（2）保持床单清洁干燥，及时更换有污迹、血液、尿液的床单被罩。

（3）术后无导尿管牵引的患者每 2 小时翻身叩背一次，督促患者自行翻身，床上活动，预防坠积性肺炎和压力性损伤的发生；有导尿管牵引的患者，每 2 小时更换牵引部位、每 4 小时更换牵引腿，并观察受压部位皮肤情况。

（4）术前有尿失禁的患者要督促其勤换尿不湿和尿垫，及时更换衣裤，并用温水清洗干净会阴部，保持皮肤清洁干燥，避免失禁性皮炎的发生。

（5）术后做好口腔护理和会阴护理，2 次 / 天，保证患者口腔无异味，导尿管无污迹和引流通畅。

4. 心理护理

（1）术前主动倾听患者及其家属提出的问题，介绍检查、治疗的目的及可能出现的风险，解除其紧张心理，做好解释工作。

（2）术后耐心倾听患者不适主诉，解释引起不适的原因，并做出积极处理，安抚患者心理焦虑。

（3）向患者介绍成功案例，并组织同病种的患者建立微信群，相互鼓励，树立起战胜疾病的信心。

五、健康指导

1. 多饮水，每日 2000ml 左右，保证每日足够的尿量；多饮水能达到内冲洗的作用。

2. 饮食应以清淡、易消化为宜，多食蔬菜水果，少食辛辣刺激性食物如尖椒、麻辣火锅等，戒烟酒，以减少前列腺充血的机会，预防粪便干燥，避免用力排便。平时养成良好的生活方式，控制体重，保持血压、血糖、血脂在正常或接近正常的水平，以达到改善前列腺的血流灌注，减少对其血管内皮的损伤，进而减轻和消除 BPH 的症状。

3. 切忌长时间憋尿，以免损害膀胱逼尿肌功能，加重病情。

4. 适度进行运动，可以散步、打太极拳等，有助于增强机体抵抗力，并可改善前列腺局部的血液循环。

5. 前列腺创面修复时间为 3 ～ 6 个月，在此期间需多加注意，不提过重物品，不骑自行车，避免久坐久站。

6. 患者出院后通过线上视频、语音沟通，线下交流、座谈会等方式科普医学常识、康复知识，加深患者认知，引起患者重视，引导其养成良好行为，增强自我护理能力。

7. 指导患者调节好情绪，放松心情，舒缓生活压力，有利于减轻前列腺增生病情。

8. 生活中注意遵医嘱用药，督促定期检查，出现不适反应及时就医。

第十一节 胃食管反流护理常规

胃食管反流病（gastroesophageal reflux disease，GERD）是指胃十二指肠内容物反流入食管引起胃灼热等症状，以及引起咽喉、气道等食管邻近的组织损害，是一种慢性消化系统疾病。胃酸（也可能含胆汁）反流到食管时，刺激食管壁，可引起食管反流的症状和体征；侵蚀食管和（或）咽、喉、气管等食管以外组织损害的并发症，所以病理性胃食管反流导致的是一组疾病，称为 GERD。根据有无组织学改变分为两类：①反流性食管炎，食管有炎症组织学改变，由于胃食管反流引起的食管黏膜损伤，发病机制主要为食管抗反流机制减弱，包括反流屏障，食管对反流物的清除及黏膜对反流物攻击的抵抗力；②症状性反流：客观方法证实有反流，但未见组织学改变，发生原因有食管裂孔疝、胃酸分泌增多、胃排空延迟及消化功能紊乱等。

老年人因膈肌、韧带松弛，食管裂孔疝的发生率较高，所以 GERD 的发生率明显升高，在西方国家亦很常见、人群中有 7%～15% 有胃食管反流症状，发病率随年龄增长而增加。

一、常见病因

GERD 是由多种因素造成的消化道动力障碍性疾病，其主要发病机制是抗反流防御机制减弱和反流物对食管黏膜攻击作用的结果。

1. 食管抗反流防御机制减弱

（1）抗反流屏障功能减弱：食管下括约肌（lower esophageal sphincter，LES）是食管和胃连接处抗反流的高压带，能防止胃内容物反流入食管。当 LES 功能异常时，可引起 LES 压下降，从而导致胃食管反流。导致 LES 压降低的因素：①贲门失弛缓症术后；②某些激素，如缩胆囊素、胰高血糖素、血管活性肠肽等；③食物，如高脂肪、巧克力等；④药物，如钙通道阻滞药、地西泮等。导致 LES 压相对降低的因素：①腹内压增高，如妊娠、腹水、呕吐、负重劳动等；②胃内压增高，如胃扩张、胃排空延迟等。另外，一过性 LES 松弛也是近年研究发现引起胃食管反流的一个重要因素。

（2）食管对胃反流物的廓清能力障碍：食管蠕动和唾液产生的异常也参与 GERD 的致病作用，常见疾病如干燥综合征等。

（3）食管黏膜屏障作用下降：任何导致食管黏膜屏障作用下降的因素，如长期吸烟、饮酒及抑郁等，将削弱食管黏膜抵御反流物损害的功能。

2. 反流物对食管黏膜的攻击作用 在食管抗反流防御机制减弱的基础上，反流物刺激和损害食管黏膜，其中胃酸与胃蛋白酶是反流物中损害食管黏膜的主要成分。近年对胃食管反流病监测证明存在胆汁反流，其中的非结合胆盐和胰酶是主要的攻击因子，参与损害食管黏膜。

二、护理关键点

1. 疼痛 与反酸引起的烧灼及反流物刺激食管黏膜有关。

2. 营养失调（低于机体需要量） 与厌食和吞咽困难导致进食减少有关。

3. 吞咽障碍 与反流引起食管狭窄有关。

4. 焦虑　与病程长、症状持续、生活质量受影响有关。

三、护理评估

1. 健康史

（1）消化系统及相关疾病病史：老年人 GERD 继发于食管裂孔疝者较多；老年人 GERD 并存胃溃疡者较多，在老年人 GERD 中，有些常见伴随病的治疗药物，可加重 GERD。

（2）合并症：糖尿病并发神经病变致胃肠自主神经受累，进行性系统硬化症使食管平滑肌受累，均可引起食管、胃肠道蠕动减弱，导致 GERD 的发生。在 GERD 患者中常见的其他合并症还有代谢综合征、心血管疾病和睡眠呼吸暂停等。

（3）危险因素：①年龄，一般认为 GERD 的发病率随年龄段的增长而增加，老年人 GERD 患病率增高的原因与随年龄增长的退行性改变相关，易发生胃食管反流。尤其是女性，40～60 岁为发病高峰年龄。②吸烟、浓茶及有些饮料，可降低食管下括约肌的压力，而碳酸饮料是 GERD 患者在睡眠期间出现胃灼热的一个风险因素。③超重和肥胖，是 GERD 及糖尿病等合并症的常见风险因素。有研究发现 BMI 与 GERD 症状发生的频率呈显著的正相关。④高脂肪的摄入，可延缓胃的排空，会带来 GERD 和糜烂性食管炎发生的较高风险。⑤某些药物，如钙通道阻滞药、抗胆碱能药物和非甾体抗炎药（NSAID）可影响 GERD 及其治疗，抗生素、钾补充剂等可能引起上消化道损伤并加重反流样症状或反流诱导的损伤。⑥其他，如体力劳动、饱餐、家族史、心身疾病、社会因素等均与 GERD 的发生有关。

2. 身体评估

（1）症状评估是 GERD 诊断的关键，胃灼热和反流是 GERD 最常见、最主要的症状，对于诊断 GERD 有很高的特异性。GERD 的诊断标准：①即使反流症状轻微，每周出现 2 次及以上反流症状会导致患者生活质量的下降。②不频繁的中至重度症状，每周小于 2 次发生，尽管不足以影响生活质量，仍满足 GERD 诊断。

（2）与年轻人相比，老年 GERD 患者症状可不典型，胃灼热或反酸发生率降低，而厌食、消瘦、贫血、呕吐和吞咽困难等症状发生率却随年龄增长而显著升高，而且患者年龄越大，发生严重食管炎的危险越大。

（3）GERD 的症状见表 7-1。

表 7-1　GERD 的临床表现

典型症状	非典型症状
胃灼热（白天或夜间）	呕吐
反流（白天或夜间）	胸痛（心前区）
胃灼热（唾液分泌过多）	呼吸道症状（咳嗽、喘息、慢性鼻窦炎）
恶心，嗳气（打嗝）*	耳鼻喉症状（声音嘶哑、咽部疼痛）
消化缓慢，早饱*	早醒
上腹疼痛*，腹胀*	夜间觉醒，噩梦

资料来源：2015 年 WGO（世界肠胃病学组织）胃食管反流病全球指南。

* 认为是与 GERD 相关症状；对 PI（钠离子抑制剂）治疗响应并有所改善的症状。

3. 心理 - 社会状况　患本病的老年人由于进食及餐后的不适，会对进餐产生焦虑恐惧心理。同时会因在食物选择方面的有限性而减少与家人、朋友共同进餐的机会，减少正常的社交活动。

4. 实验室和其他辅助检查

（1）X 线钡剂检查：食管钡剂造影检查可作为食管反流病的初始检查。对不能接受内镜检查者行此检查有一定的意义，但敏感度低。

（2）内镜检查：是诊断反流性食管炎最准确的方法，并能判断反流性食管炎的严重程度和有无并发症。胃镜下无反流性食管炎不能排除 GERD。

（3）其他：① 24h 食管 pH 监测，是唯一可以评估反流症状相关性的检查，可确定胃食管反流的程度、食管清除反流物的时间及胸痛与反流之间的关系。有助于持续症状（典型或不典型）的患者确诊 GERD。②食管酸灌注试验，可区分胸痛为食管源性还是心源性。③食管测压试验，可确定食管下括约肌的基础压力及动态变化。④其他，还有多通道腔内阻抗（MII）技术、PPI（泵离子抑制剂）试验（经验治疗）等。

（4）并发症：食管狭窄、消化道出血、癌变等。

四、护理措施

1. 治疗原则　采用循序渐进的方法，核心原则是生活方式干预，对一般老年人通过内科非手术治疗就能达到治疗目的，对重症患者经内科治疗无效者，可采用抗反流手术治疗。

2. 治疗与护理的总体目标　缓解症状，改善患者生活质量，治愈食管炎及防治或治疗GERD 相关的并发症。

3. 护理计划与实施

（1）休息与活动：每餐后散步或采取直立位，避免餐后立即坐位不动或卧床，入睡时取左侧卧位，床头抬高 15 ～ 20cm，这对平卧反流是行之有效的方法，将枕头垫在背部以抬高胸部，这样借助重力作用，促进睡眠时食管的排空和饱餐后胃的排空。避免餐后剧烈运动、睡前饱食和右侧卧位，避免反复弯腰及抬举动作。

（2）饮食护理：为减轻老年人与进餐有关的不适，保证营养物质的摄入，需要从以下几方面进行护理。

1）进餐方式：协助老年人采取高坐卧位，给予充分的时间，并告诉老年人进食速度要慢，注意力要集中，每次进少量食物，细嚼慢咽，完全下咽后再进食下一口食物。应以少食多餐取代多量的三餐制，避免饱餐，尤其晚餐不宜过饱，睡前 2h 避免进食。

2）饮食要求：进食高蛋白、低脂、无刺激、易消化食物，出现吞咽困难时给予半流质或流质饮食，必要时禁食。为防止呛咳，食物的加工宜软而烂，可将食物加工成糊状或肉泥、菜泥、果泥等。另外，应根据个体的饮食习惯，注意食物的色、香、味、形等感观性状，刺激食欲，食物的搭配宜多样化，主副食合理，粗细兼顾。

3）饮食禁忌：胃容量增加能促进胃反流，因此应避免进食过饱。高酸性食物可损伤食管黏膜，应限制柑橘汁、西红柿汁等酸性食品。刺激性食品可引起胃酸分泌增加，戒烟禁酒，禁高脂肪食物、碳酸饮料、浓茶、咖啡、巧克力、糖等摄入。保持大便通畅，避免增加腹内压力。

（3）胃灼热、反酸的护理。

1）观察患者胃灼热、反流症状发生的时间，胸痛的性质、部位、程度、持续时间及伴随症状，发现异常及时报告医师。

2）指导患者调整饮食结构、戒烟酒、肥胖患者减肥。

3）改变不良睡姿，如避免将两上臂上举或枕于头下，因为这样可引起膈肌抬高，胃内压力增加，从而使胃液反流而上。

4）穿着宽松舒适的衣物。

5）加强口腔护理，反流后及时漱口，防止口腔溃疡发生。

（4）用药护理

1）抑酸是 GERD 治疗的主要手段。治疗 GERD 最常用的药物：①抑制胃酸分泌药，H_2 受体拮抗药（H_2RA），如雷尼替丁、西咪替丁；质子泵抑制剂（PPI），如奥美拉唑和兰索拉唑。②促动力药，如西沙必利、甲氧氯普胺、多潘立酮。③黏膜保护剂，如硫糖铝。

2）在用药过程中要注意观察药物疗效及不良反应。如服用西沙必利时注意观察有无腹泻及严重心律失常的发生；甲氧氯普胺可出现焦虑、震颤和动作迟缓等反应，应避免应用；对于多潘立酮，由于可引起心电图上 QTc 间歇延长等安全性问题，不推荐使用；服用硫糖铝时应警惕老年人便秘的发生；H_2 受体拮抗剂可引起乏力、氨基转移酶、血肌酐升高和皮疹，但在停药后可恢复正常。质子泵抑制剂需现配现用。

3）避免应用降低食管下括约肌压力的药物，如抗胆碱能药、肾上腺素受体阻滞剂、地西泮、前列腺素 E 等。对合并心血管疾病的老年人应适当避免服用硝酸甘油制剂及钙通道阻滞剂，合并支气管哮喘的老年人尽量避免应用氨茶碱及多巴胺受体激动药，以免加重反流。慎用损伤黏膜的药物，如阿司匹林、非甾体抗炎药等。提醒老年人服药时须保持直立位，适当饮水，以防止因服药所致的食管炎及其并发症。

（5）心理护理：耐心细致地向老年人解释引起胃部不适的原因，教会老年人及照护者减轻胃部不适的方法和技巧，减轻其恐惧心理。环境安静舒适，取舒适的体位。保持情绪稳定，焦虑情绪易引起疼痛加重。疼痛时尽量深呼吸，以腹式呼吸为主，使用放松及转移注意力的技巧，如听音乐等。与家人协商，为老年人创造参加各种集体活动的机会，如家庭娱乐、朋友聚会等，增加老年人的归属感。

五、健康指导

1. 健康教育　根据老年人的文化程度、接受能力和知识需求对疾病相关知识选择不同的教育内容。告知老年人 GERD 的原因、主要的临床表现及并发症、实验室检查结果及意义，使老年人明确自己的疾病类型及严重程度。

2. 生活指导　改变生活方式及饮食习惯是保证治疗效果的关键。指导老年人休息、运动、饮食等各方面的注意事项，避免一切增加腹压的因素，如腰带不要束得过紧、注意防止便秘、肥胖者要采用合适的方法减轻体重等。指导其了解并避免导致 LES 压降低的各种因素，如避免摄入过多易引起反流和胃酸过量分泌的高脂肪食物；鼓励老年人咀嚼口香糖，增加唾液分泌，中和反流物；适当控制体重，减少由于腹部脂肪过多引起的腹压增高；平时避免重体力劳动和高强度体育锻炼等。

3. 用药指导 指导老年人掌握促胃肠动力药、抑酸药的种类、剂量、用法及用药过程中的注意事项。指导患者严格按医嘱规定的剂量、用法服药，了解药物的主要不良反应。应用抑酸药的患者，症状控制后逐渐减少剂量直至停药或者改用缓和的其他制剂再逐渐停药。平时自备铝碳酸镁、硫糖铝等碱性药物，出现不适症状时可服用。出现胸骨后灼热感、胸痛、吞咽不适等症状加重时，应及时就诊。

第8章 老年康复护理常规

第一节 脑卒中康复护理常规

脑卒中（stroke）是指急性起病，由于脑局部血液循环障碍所导致的神经功能缺损综合征，持续时间24h以上，包括脑梗死、脑出血、蛛网膜下腔出血等。脑卒中是危害中老年人身体健康和生命的主要疾病之一，给患者、家庭和社会带来沉重的负担和痛苦。《2019中国卫生健康统计提要》显示，2018年我国居民因脑血管病致死比例超过20%，这意味着每5人中至少有1人死于脑卒中。老年人是脑卒中的高发人群，由于老年人脑卒中以脑梗死和脑出血为主，本节重点介绍此两种疾病的护理。

一、老年脑梗死

脑梗死（cerebral infarction，CI）又称缺血性脑卒中，是指各种脑血管病变所致脑部血液供应障碍导致局部脑组织缺血、缺氧性坏死，迅速出现相应神经功能缺损的一类临床综合征。脑梗死是脑卒中的常见类型，占70%～80%，是导致老年人致死、致残的主要疾病之一。主要包括脑血栓形成、脑栓塞和血流动力学机制所致的脑梗死，其中脑血栓形成和脑栓塞占全部急性脑梗死的80%～90%。

1. 常见病因

（1）脑血栓形成：动脉炎、血管痉挛、血液成分和血流动力学改变可促进血栓形成。

（2）脑栓塞：造成老年脑栓塞的栓子最多见于心源性，即心脏附壁血栓脱落。其次为非心源性，老年人非心源性栓子常见为主动脉弓及其发出的大血管的动脉粥样硬化斑块和附着物脱落引起，另有脂肪栓子、气体栓子等。

2. 护理关键点

（1）躯体移动障碍：与偏瘫或肌张力增高有关。

（2）言语沟通障碍：与意识障碍或病变累及语言中枢有关。

（3）有受伤的危险：与癫痫发作、偏瘫、平衡能力降低有关。

（4）潜在并发症：肺炎、泌尿系统感染、消化道出血、下肢深静脉血栓、压疮、废用综合征。

3. 护理评估

（1）健康史：最常见的病因是动脉粥样硬化，而高血压、糖尿病、高脂血症、高黏血症、吸烟、冠心病及精神状态异常等可导致动脉粥样硬化，应评估老年人有无此方面的基础疾病，是否遵医嘱正确服用降压、降糖、降脂、抗凝及抗血小板聚集药物。由于脑血栓形成与脑栓塞的机制不同，其病因也有所区别。

（2）身体状况：主要临床表现取决于梗死灶的大小、部位及受损区侧支循环等情况。老年人脑梗死的临床特点如下。

1）脑血栓形成：约25%老年人发病前有短暂性脑缺血发作史，多在睡眠或安静状态下起病。发病时一般神志清楚，局灶性神经系统损伤的表现多在数小时或 2 ～ 3d 达高峰，且因不同动脉阻塞表现各异，其中大脑中动脉闭塞最为常见，可出现典型的"三偏"症状：对侧偏瘫、偏身感觉障碍、同向偏盲；若主干血管急性闭塞，可发生脑水肿和意识障碍；若病变在优势半球常伴失语。

2）脑栓塞：多无明显诱因及前驱症状，起病急骤是本病的主要特征，在数秒或很短时间内症状达到高峰。意识障碍和癫痫发生率高，且神经系统的体征不典型，严重者可突然出现昏迷、全身抽搐、脑水肿，甚至发生脑疝而死亡。

3）无症状性脑梗死：多见于65岁以上人群中，无症状性脑梗死的发生率可达28%。

4）并发症多：老年人由于多病并存，心、肺、肾功能较差，常易出现各种并发症，如肺部感染、心力衰竭、肾衰竭、应激性溃疡等，使病情进一步加重。

（3）心理 - 社会状况：老年脑梗死患者已发生卒中后抑郁，严重影响患者生活质量，"早期识别，早期干预"极为重要，应在患者发病 6 周内进行情绪功能筛查，评估其是否存在卒中后抑郁及其严重程度；较高医疗费用和高致残率对家庭成员的照顾能力也提出了更高的要求，应评估家属对疾病相关知识的了解程度，对老年人的关心程度和对治疗的支持情况等。

（4）实验室和其他辅助检查

1）头颅CT：可识别绝大多数颅内出血。发病24h后可显示梗死的部位、大小及数量等，梗死区为低密度影。

2）MRI：比 CT 更早发现梗死灶，尤其对脑干及小脑梗死的诊断率高。

3）数字减影血管造影（DSA）：可显示动脉闭塞或狭窄的部位和程度，还可显示颅内动脉瘤和血管畸形。DSA 是脑血管病变检查的金标准，缺点为有创和存在一定风险。

4）经颅多普勒超声检查（TCD）：可测定颅底动脉闭塞或狭窄的部分和程度，对血管狭窄引起的短暂脑缺血发作诊断有帮助。

5）单光子发射计算机断层扫描 CT（SPECT）：是放射性核素与 CT 相结合的一种新技术，可更早发现脑梗死、定量检测脑血流量和反映脑组织的病理生理变化。

4. 护理措施

（1）诊断要点

1）详细询问病史和体格检查，患者多具有动脉粥样硬化、高血压等危险因素。脑血栓形成之前大多数患者有非特异性脑供血不足的症状，如头晕、头痛、视物模糊等，1/4的患者有明确的短暂性脑缺血发作（TIA）。

2）多数患者在睡眠中或安静状态下发病，具体临床表现取决于受累血管的分布和侧支循环的建立程度。结合 CT 或 MRI 可明确诊断。

（2）治疗要点：应在卒中中心接受治疗，遵循超早期、个体化和整体化的原则。治疗主要包括溶栓、抗凝、抗血小板聚集和降颅压等。①超早期治疗：发病后争取在治疗时间窗内选用最佳治疗方案。②个体化治疗：根据老年人的年龄、病情严重程度、临床类型及基础疾病等采取适当的治疗。③整体化治疗：采取病因治疗、对症治疗、支持治疗和康复治疗等综合措施，同时对高危因素进行预防性干预。

（3）护理目标

1）患者能适应卧床或生活自理能力降低的状态，掌握肢体功能锻炼的方法，主动配合康复训练，躯体活动能力逐渐恢复。

2）患者能够采取有效的沟通方式表达自己的需求，语言表达能力逐渐增强，掌握语言康复训练的方法。

3）患者日常生活能力有所提高，无外伤发生。

4）患者无并发症，或出现并发症时能得到及时处理。

（4）护理计划与实施

1）一般护理：可采取平卧位，意识障碍者头偏向一侧，保持呼吸道通畅，促进痰液排出，肢体瘫痪的患者应保持肢体功能位。

2）生活护理：维持正常尿、便（排泄）功能。留置导尿患者应保持尿道口及会阴部清洁，锻炼膀胱括约肌功能，定期更换导尿管与引流袋；老年人保证充足的饮水量，增加粗纤维食物，养成规律的排便习惯，便秘者无法自行排出时，可采取粪便嵌塞手法排出。

3）病情观察：观察患者的意识、瞳孔、血压、脉搏、呼吸和体温，及时发现脑疝前期的表现，协助医师给予处理；监测血气分析，防止低氧血症的发生；如果患者出现呼吸困难、喘憋、发绀、呼吸暂停等现象时，应立即告知医师，必要时给予气管插管或气管切开。

4）用药护理

①溶栓剂：溶栓治疗是目前最重要的恢复血流措施。重组组织型纤溶酶原激活剂（rt-PA）和尿激酶（UK）是我国目前使用的主要溶栓药物。发病 3h 内或 3～4.5h，应按照适应证和禁忌证严格筛选患者，尽快给予 rt-PA 静脉溶栓治疗。如没有条件使用 rt-PA，且发病在 6h 内，对符合适应证和排除禁忌证的患者可考虑静脉给予尿激酶。溶栓治疗时将患者收到卒中中心进行监测，该类药物最严重的副作用是颅内出血，应严格掌握药物剂量，观察有无黑粪、牙龈出血、皮肤瘀点瘀斑等出血表现。观察患者生命体征、瞳孔、意识状态的变化，如患者原有症状和体征加重，或出现严重头痛、血压升高、脉搏减慢、恶心呕吐等，应考虑继发颅内出血，立即停用溶栓药物，给予紧急头颅 CT 检查；观察有无栓子脱落所致其他部位栓塞的表现，发现异常及时处理。

②抗凝药：可减少短暂脑缺血发作和防止血栓形成，常用药物为肝素和华法林。用药期间严密监测凝血时间和凝血酶原时间。老年人使用抗凝药物拔针时，应注意延长按压时间，以免出血。

③抗血小板聚集药：在急性期使用可降低患者的死亡率和复发率，不可在溶栓或抗凝治疗期间使用。常用药物有阿司匹林、氯吡格雷和替格瑞洛。除了观察有无出血倾向外，长期使用阿司匹林可引起胃肠道溃疡，消化性溃疡患者应慎用。氯吡格雷副作用较小，不引起中性粒细胞减少。长期服用这些药物的患者须监测临床疗效及不良反应。

④防治脑水肿药物：大面积梗死可出现脑水肿和颅内压增高，需应用脱水剂降低颅内压。常用药物有甘露醇、呋塞米、甘油果糖等，甘露醇应无结晶。选择粗大静脉穿刺并快

速输注，250ml 药液在 15 ～ 30min 滴完，注意观察患者用药后是否有静脉炎，观察尿液的颜色、量及性状，使用过程中严密监测心肾功能，记录 24h 出入量。还可使用白蛋白辅助治疗，对低蛋白血症患者更适用。

5）营养与饮食：合理进食，选择高蛋白、低盐、低脂的食物，改变不良饮食习惯，避免粗糙、干硬、辛辣等刺激性食物。使用洼田饮水试验评定患者吞咽障碍的程度，洼田饮水试验评定为 3 ～ 5 级时，需根据患者病情采取经胃或肠管喂养，维持水与电解质平衡，保证营养需求，做好鼻饲管的护理，避免误吸和窒息，注意器具的消毒，加强口腔护理。

6）预防并发症：预防压疮、下肢深静脉血栓、肺部感染及泌尿系统感染、废用综合征等并发症，指导老年人在急性期生命体征平稳时进行被动运动，鼓励其早期下床活动，日常生活活动尽量自己动手，必要时予以协助。对已出现压疮者进行评级、换药护理。已出现下肢深静脉血栓者抬高患肢、制动。

7）心理护理：老年人因患病易产生悲观、恐惧、抑郁的心理，应理解老年人的感受，关心开导患者，鼓励其表达内心的情感，指导并帮助老年人正确处理面临的困难，通过心理疏导解除老年人心理压力和不良情绪，增强战胜疾病的信心。同时还要关注家属的心理护理，教会家属照顾老年人的方法和技巧，引导家属为老年人提供宽松和适于交流的氛围。

5. 健康指导

（1）健康教育：指导患者和其家属了解疾病发生的病因和危险因素、早期主要症状和就诊指征，使患者和其家属认识到预防比治疗更重要。控制血压、血脂、血糖，健康的饮食和生活方式是预防疾病的基础。发病后及时就医，积极治疗是促进健康的关键。

（2）生活指导：训练患者养成定时排便的习惯，为体质虚弱的老年人提供便器椅，减轻排便不适感，并保证安全。可自行如厕者，要有人陪护，协助患者穿脱裤子，防止跌倒发生。指导患者穿宽松、柔软、穿脱方便的衣服，穿衣时先穿患侧后穿健侧，脱衣时顺序相反，不宜穿系带的鞋子。

（3）康复训练

1）语言：早期可针对患者听、说、读、写、复述等障碍给予相应的简单指令训练、口颜面肌肉发音模仿训练、复述训练，口语理解严重障碍或构音障碍的患者，可根据老年人的喜好选择合适的图片或读物，从发音开始，按照字、词、句、段的顺序训练其说话，训练时护士应仔细聆听，善于猜测询问，为患者提供述说熟悉的人或事的机会。同时要对家属做必要指导，为老年人创造良好的语言环境。

2）运动：急性期应重视患者瘫痪肢体的肌力训练，针对相应的肌肉进行渐进式抗阻训练，等速肌力训练可以改善卒中瘫痪肢体的功能。功能训练要循序渐进，对肢体瘫痪的老年患者在康复早期即开始做关节的被动伸展，并保持肢体功能位的摆放，幅度应由小到大，由大关节到小关节，如单、双桥式运动是患者早期床上体位变换训练的重要内容之一，后期应尽早协助患者下床活动，先借助平衡木练习站立、转身等，之后逐渐借助拐杖或助行器练习行走。

3）吞咽：吞咽障碍的康复方法包括唇、舌、颜面肌和颈部屈肌的主动运动和肌力训练；先进食糊状或胶冻状食物，少食多餐，逐步过渡到普通食物；进食时取坐位。颈部稍前屈（易引起咽反射）；软腭冰刺激；咽下食物练习呼气或咳嗽（预防误咽）；构音器官的运动训练（有助于改善吞咽功能）。

二、老年脑出血

脑出血（intracerebral hemorrhage，ICH）是指原发于脑实质内的非外伤性血管破裂出血，近年报道老年人患病率为 250/10 万，且患病率和病死率随年龄增长而增加，生存者中 80%～95% 遗留神经功能损害，其中大脑半球出血占 80%，脑干和小脑出血占 20%，是影响老年人健康的最严重疾病。

1. 常见病因

（1）基础疾病：动脉硬化是老年患者自发性脑出血的主要病因，长期高血压可使脑小动脉管壁呈玻璃样变或纤维素样坏死，弹性降低，脆性增高。长期高血压还可使大脑中动脉深支的豆纹动脉、椎 - 基底动脉的旁正中动脉等形成微动脉瘤，当血压骤升，就会引起小动脉或动脉瘤的破裂出血。其他还包括脑淀粉样血管病、颅内动 - 静脉畸形、脑动脉炎、血液病等。

（2）诱发因素：寒冷、情绪激动、劳累、用力排便、饮酒过度等因素均可诱发脑出血。

2. 护理关键点

（1）急性意识障碍：与脑出血引起的大脑功能缺损有关。

（2）清理呼吸道无效：与意识障碍有关。

（3）潜在并发症：脑疝、上消化道出血、下肢深静脉血栓、肺部感染、压疮。

3. 护理评估

（1）健康史：评估患者起病的方式、速度及有无明显诱因，发病前有无头晕、头痛、肢体麻木和语言不清；评估患者有无糖尿病、高血压、高脂血症及动脉硬化等，以及是否遵医嘱使用抗凝、降压等药物。

（2）身体状况：由于老年人脑组织有不同程度的萎缩，脑神经细胞代偿能力也较差，所以出血发生时，其神经系统缺失症状和体征更为严重，意识障碍程度更为突出，且不易恢复，常见于情绪激动或活动中突然发病，发病后常于数分钟至数小时达到高峰。

1）神经功能缺失严重：老年人因为脑动脉硬化和脑组织萎缩，导致脑部供血不足。一旦脑出血可产生更严重的神经功能缺损，意识障碍多见，癫痫发作率高。据报道，老年人脑出血后 60%～80% 有意识障碍，约 50% 出现昏迷。

2）局灶性定位表现：取决于出血量和出血部位，可有头痛、呕吐、失语、偏瘫、偏身感觉障碍等。

3）并发症多：脑出血可引起下丘脑、边缘系统、血管调节中枢受累，同时作为应激反应可使交感神经刺激强化，导致老年人心血管功能紊乱进一步加重，在急性期常出现心肌梗死、心律失常表现。另外，脑出血还可影响内分泌和凝血功能，可出现非酮症高渗性昏迷、血栓性静脉炎、应激性溃疡等并发症。

（3）心理 - 社会状况：评估老年人对疾病的了解程度及家属对老年人的关心程度和对疾病治疗的支持情况。

（4）辅助检查

1）头颅 CT：是临床确诊脑出血的首选检查，能清楚、准确地显示血肿的部位、大小、形态及周围组织情况。可显示边界清晰、均匀的高密度影。

2）MRI：对急性期的幕上及小脑出血诊断价值不如CT，对脑干出血诊断率高。

3）数字减影血管造影（DSA）：适合于怀疑有脑血管畸形、动脉瘤及血管炎的患者。

4）脑脊液检查：压力增高，呈均匀血性。因腰椎穿刺检查易诱发脑疝，一般不做该检查，仅适用于不能进行CT检查且无颅内压增高的患者。

4. 护理措施

（1）诊断要点：详细询问病史和体格检查，老年脑出血患者在活动中或情绪激动时突然发病，迅速出现局灶性神经功能缺损症状，如头痛、呕吐、意识障碍等高颅压症状，可考虑脑出血可能，结合影像学检查，即可明确诊断。

（2）治疗要点：治疗原则为急性期安静卧床、脱水降低颅内压、调整血压、防止出血再发生及预防和处理并发症。恢复期通过康复训练促进脑功能恢复，提高生存质量。

（3）护理目标

1）患者意识障碍逐渐减轻。

2）保证患者的呼吸道通畅，防止误吸、窒息的发生。

3）患者未出现并发症或并发症得到及时处理。

（4）护理计划与实施

1）一般护理

①休息与安全：急性期应绝对卧床 2～4 周，避免情绪激动，保持环境安静。抬高床头 15°～30° 以促进脑部静脉回流，减轻脑水肿。恢复期遵医嘱复查 CT，根据血肿的吸收恢复情况，逐渐变换体位，循序渐进避免幅度过大诱发二次出血。患者有烦躁、谵妄时加用保护性床档，必要时使用约束带适当约束，过度烦躁不安的患者可遵医嘱适量应用镇静药。

②氧疗与降温：用鼻导管或面罩吸氧，维持动脉血氧饱和度在 90% 以上，保持呼吸道通畅，必要时行气管插管或气管切开术。低温可降低脑代谢率，可在头部放置冰袋或冰帽，以减轻脑细胞耗氧量。

③排便：卧床期间保持排便通畅，增加水和膳食纤维的摄入，预防便秘，必要时可使用粪便软化剂、肠蠕动刺激剂或缓泻剂，排便时避免屏气用力。

2）病情观察：密切监测生命体征、意识、瞳孔、尿量、肢体功能等变化，必要时给予持续心电监护，警惕脑疝的发生。

3）用药护理

①降颅压药：使用过程中的注意事项同老年脑梗死。

②降压药：目前对于高血压脑出血患者的血压控制指标尚存在争议，血压过高增加再出血的风险，血压控制过低不利于维持颅脑有效灌注，造成继发损害。目前常用的口服降压药物各具特点，适用于不同人群，因此对于高血压脑出血患者应依据病情及患者自身情况选择口服降压药种类。静脉用降压药物首选拉贝洛尔、乌拉地尔、利尿药等治疗药物。患者收缩压在 180mmHg 或舒张压在 105mmHg 以内可观察而不使用降压药，以免影响脑灌注。

③止血和凝血药：对高血压性脑出血无效，如果是凝血机制障碍可给予止血药物，常

见药物有氨甲苯酸、6- 氨基己酸、酚磺乙胺、巴曲酶等，使用过程中防止深静脉血栓形成。如发生应激性溃疡引起上消化道出血，常用药物有奥美拉唑，还可使用冰盐水加去甲肾上腺素口服或鼻饲。

4）营养与饮食：出血期间遵医嘱禁食，消化道出血者应禁食 24 ～ 48h。出血停止后给予清淡、易消化、营养丰富的饮食，如面条、蛋羹等。避免刺激、粗糙、干燥的食物。温度适宜，少食多餐，防止损伤胃黏膜。

5）预防并发症：做好呼吸道管理，预防肺部感染；通过定期更换体位、保持皮肤清洁等方法预防压疮；密切观察有无消化道出血征象，防止应激性溃疡。

6）心理护理：意识清楚的患者，护士应重点关注其心理状况，耐心倾听，用心开导，防止患者产生焦虑、抑郁的心理；意识障碍急性期时，护士应安慰并指导其家属，做好家属的心理疏导，通过相关知识和技能的讲解增强其与患者合作战胜疾病的勇气和信心。

5. 健康指导

（1）健康教育：告知患者及其家属避免疾病的各种诱发因素，合理饮食，积极治疗原发疾病，坚持康复锻炼。

（2）生活指导：同老年脑梗死。

（3）康复训练：同老年脑梗死。

第二节　颅脑损伤康复护理常规

颅脑损伤（craniocerebral injury）是机械运动的动能作用于头部，导致头皮、颅骨、脑血管、脑神经及脑组织发生变形、破裂所形成的损伤。其发生率在全身各部位损伤中占第二位，在平时和战时均常见，仅次于四肢损伤，死亡率和致残率高居身体各部位损伤之首。平时主要因交通或工矿作业等事故、自然灾害、火器伤、高空坠落、爆炸、跌倒及各种锐器、钝器对头部造成损伤，常与身体其他部位的损伤合并存在。

一、分类

颅脑损伤有多种分类方法。

1. 根据损伤性质部位　可分为头皮损伤（scalp injury）、颅骨骨折（skull fracture）和脑损伤（brain injury）。头皮损伤可分为头皮血肿（scalp hematoma）、头皮裂伤（scalp laceration）和头皮撕脱伤（scalp avulsion）。按头皮解剖层次，头皮血肿又分为皮下血肿、帽状腱膜下血肿和骨膜下血肿。

2. 根据骨折部位　颅骨骨折可分为颅盖骨折（fracture of skull cap）和颅底骨折（fracture of skull base）。根据骨折形态可分为线形骨折（linear fracture）、凹陷性骨折（depressed fracture）；根据骨折与外界是否相通分为开放性骨折（open fracture）和闭合性骨折（closed fracture）。

3. 根据脑损伤发生的时间和机制　分为原发性脑损伤和继发性脑损伤。

（1）原发性脑损伤：是指暴力作用于头部时立即发生的脑损伤，主要有脑震荡、脑挫裂伤、弥散性轴索损伤等。①脑震荡（concussion of brain）：表现为一过性的脑功能障碍，无肉眼可见的神经病理改变，显微镜下可见神经组织结构紊乱。②脑挫裂伤（cerebral contusion and laceration）：是指主要发生于大脑皮质的损伤，可单发，也可多发，好发于额极、颞极及其基底。脑挫裂伤轻者软脑膜下有散在的点状或片状出血灶；重者有软脑膜撕裂，脑皮质和深部的白质广泛挫碎、破裂、坏死，局部出血，甚至形成血肿，在显微镜下，伤灶中央为血块，四周是碎烂或坏死的皮质组织及出血灶。脑挫裂伤的继发性改变脑水肿和血肿形成具有更为重要的临床意义。早期的脑水肿多属血管源性，一般伤后 3 ～ 7 日发展到高峰，期间易发生颅内压增高甚至脑疝。伤情较轻者，脑水肿可逐渐消退，病灶区日后形成瘢痕、囊肿或与硬脑膜粘连，成为外伤性癫痫发生的原因之一。若蛛网膜与软脑膜粘连影响脑脊液循环，可形成外伤性脑积水。广泛的脑挫裂伤在数周后可形成外伤性脑萎缩。③弥漫性轴索损伤（diffuse axonal injury）：发生在头部遭受加速性旋转外力作用时，因剪切力而造成的以脑内神经轴索肿胀断裂为主要特征的损伤。病变好发于神经轴索聚集区，如胼胝体、脑干、灰白质交界处、小脑、内囊和基底核。肉眼可见损伤区组织间裂隙和血管撕裂性出血灶，一般不伴明显脑挫裂伤和颅内血肿。显微镜下发现轴缩球是确认弥漫性轴索损伤的主要依据。轴缩球是轴索断裂后，近断端轴浆溢出膨大的结果，为圆形或卵圆形小体，直径 5 ～ 20μm，一般在伤后 12h 出现，2 周内逐渐增多，持续约 2 个月。

（2）继发性脑损伤：是头部受伤一段时间后出现的脑受损病变，是在原发性脑损伤的基础上逐渐发展起来的病理改变，主要有颅内血肿和脑肿胀、脑水肿。颅内血肿是颅脑损伤中最多见、最危险、却又可逆的继发性病变。根据血肿的来源和部位可分为硬脑膜外血肿、硬脑膜下血肿及脑内血肿。颅内血肿可以使脑静脉回流受阻，导致脑缺血和毛细血管通透性增加，产生脑水肿；血肿增大后，造成颅内压增高和脑血流淤滞，引起脑脊液循环障碍；血肿不断增大，颅内压进一步增高，脑移位加重，导致脑疝和脑干受压。严重时脑干发生缺血软化，最终导致脑干功能衰竭。早期发现并及时处理可在很大程度上改善预后。

4. 根据受伤后脑组织是否与外界相通　分为开放性脑损伤（open brain injury）和闭合性脑损伤（closed brain injury）。有硬脑膜破裂、脑组织与外界相通者为开放性脑损伤，多由锐器或火器直接造成，常伴有头皮裂伤和颅骨骨折；凡硬脑膜完整的脑损伤均属闭合性脑损伤，多为头部接触钝性物体或间接暴力所致。

二、常见病因

1. 头皮损伤的机制　头皮血肿多因钝器伤所致，可出现皮下血肿、帽状腱膜下血肿和骨膜下血肿；头皮裂伤可由锐器或钝器伤所致；头皮撕脱伤多因发辫受机械力牵扯，使大块头皮自帽状腱膜下层或连同颅骨骨膜被撕脱所致。

2. 颅骨骨折的机制　颅骨遭受外力时是否造成骨折，主要取决于外力大小、作用方向、致伤物与颅骨接触面积及颅骨的解剖特点。颅腔近似球体，颅骨有一定的弹性，外力作用于头部瞬间，颅骨产生弯曲变形，外力作用消失后，颅骨又立即弹回，如外力较大，使颅骨的变形超过其弹性限度时，即发生骨折。颅骨骨折的性质和范围主要取决于致伤物的大小和速度：致伤物体积大，速度慢，多引起裂缝骨折；体积大、速度快，易造成凹陷骨折；体积小、速度快，则可导致圆锥样凹陷骨折或穿入性骨折。外力作用于头部的方向与骨折的性质和部位也有很大关系：垂直打击颅盖部的外力常引起着力点处的凹陷或粉碎骨折；

斜向外力打击于颅盖部，常引起线形骨折。此外，伤者年龄、着力点部位、着力时头部固定与否与骨折的关系也很密切。

3. 脑损伤的机制　较为复杂，可概括为由两种作用力造成。①接触力：外力与头部直接碰撞，由于冲击、凹陷骨折或颅骨的急速变形（内陷和弹回），导致局部脑损伤，这种损伤大多发生在着力部位。②惯性力：来源于受伤瞬间头部的减速或加速运动，使脑组织在颅腔内急速移位，与颅壁相撞，与颅底摩擦及受大脑镰、小脑幕的牵扯，导致多处或弥散性脑损伤。受伤时头部若为固定不动状态，则仅受接触力影响；如果运动中的头部突然受阻于固定物体，除有接触力作用外，还受减速引起的惯性力作用。脑与颅骨之间的相对运动造成的脑损伤，既可发生在着力部位，称为冲击伤，又可发生在着力部位的对侧，称为对冲伤。由于颅前窝与颅中窝凹凸不平，各种不同部位和方式的头部外伤，均易在额极、颞极和底面发生惯性力的脑损伤。

三、护理关键点

1. 清理呼吸道无效　与脑干损伤后意识障碍有关。

2. 急性/慢性意识障碍　与严重的脑损伤、颅内血肿、颅内压增高有关。

3. 皮肤完整性受损　与外伤有关。

4. 急性疼痛　与头皮血肿、脑震荡有关。

5. 有感染的危险　与开放性损伤或有脑脊液漏有关。

6. 焦虑　与缺乏颅脑损伤相关知识、担心疾病预后有关。

7. 营养失调：低于机体需要量　与脑损伤后高代谢、呕吐、高热等有关。

8. 潜在并发症　颅内压增高、脑疝、颅内低压综合征、蛛网膜下腔出血、癫痫发作、消化道出血、压疮、泌尿系感染、暴露性角膜炎、有废用综合征的危险等。

四、护理评估

1. 健康史　向患者、家属或目击者详细询问颅脑损伤的过程及突发损伤时患者的状况，尽可能了解损伤过程，以及初步抢救过程的每个细节，了解有无其他外伤史、手术史和疾病史。尽早对患者进行身体评估。

2. 身体状况

（1）生命体征变化：观察患者的病情变化，如果突然出现躁动、脉搏呼吸减慢、血压升高、头痛、呕吐等，可能预示着出现继发性脑损伤。

（2）头皮损伤：有皮肤裂开、出血和挫伤，可导致大量出血甚至休克。轻微的头皮损伤一般不合并其他颅脑损伤。评估时应注意血肿部位、大小，有无持续增大，有无裂伤及撕脱伤。如有裂伤，评估伤口部位、大小、深浅度、有无污染物；若有撕脱伤，评估发辫情况、撕脱方式、部位、面积。

（3）颅骨骨折：是指颅骨受暴力作用所致颅骨结构改变。根据部位可分为颅盖骨折和颅底骨折。

1）颅盖骨折：分为线形骨折和凹陷性骨折两种，前者包括颅缝分离，较多见，后者包括粉碎性骨折。①线形骨折：几乎均为颅骨全层骨折，个别仅为内板断裂。骨折线多为单一，也可多发，呈线条状或放射状，发生率最高，常表现为骨折局部的头皮肿胀和压痛。当骨膜被撕破时，血液可流入帽状腱膜下层，形成血肿。②凹陷性骨折：大多数为颅骨全层凹陷，局部可扪及下陷区，部分患者仅有内板凹陷，陷入骨折片周边的骨折线呈环状或放射状。好发于额、顶部，若骨折片损伤脑重要功能区，可出现偏瘫、失语、癫痫等神经系统定位病症。如并发颅内血肿，可产生颅内压增高症状。凹陷骨折刺破静脉窦可引起致命的大出血。

2）颅底骨折：多为颅盖骨折延伸到颅底或因强烈的间接暴力作用于颅底所致，常为裂缝骨折。由于颅底部的硬脑膜与颅骨贴附紧密，故颅底骨折时易撕裂硬脑膜产生脑脊液外漏而成为开放性骨折。依骨折的部位可分为颅前窝、颅中窝和颅后窝骨折，主要表现为皮下或黏膜下瘀斑、脑脊液外漏和脑神经损伤三方面。

（4）脑损伤

1）脑震荡：是最常见的轻度原发性脑损伤。患者表现为伤后立即出现短暂的程度不同的意识障碍，仅持续数秒或数分钟，一般不超过30min。患者在意识障碍时可能同时出现皮肤苍白、出汗、血压下降、心动过缓、呼吸浅慢、肌张力降低、各生理反射迟钝或消失等自主神经和脑干功能紊乱的表现。清醒后大多不能回忆受伤当时及伤前近期的情况，而对往事记忆清楚，称为逆行性遗忘（retrograde amnesia）。术后患者常有头痛、头晕、失眠、耳鸣、恶心、呕吐、情绪不稳、记忆力减退等症状，一般可持续数日或数周。神经系统检查无阳性体征。

2）脑挫裂伤：患者出现的临床表现差别很大，轻者仅有轻微症状，重者昏迷，甚至迅速死亡。这主要与损伤的部位和严重程度有关，也与是否出现继发性脑损伤（脑水肿、颅内血肿）有关。

①意识障碍：是脑挫裂伤最突出的症状之一，多数患者意识障碍明显，患者伤后立即出现昏迷，其昏迷持续时间与损伤程度、范围直接相关。绝大多数患者昏迷时间超过30min，持续数小时、数日不等，严重者长期持续昏迷。

②头痛、恶心、呕吐：与颅内压增高、自主神经功能紊乱或外伤性蛛网膜下腔出血等有关。后者还可出现脑膜刺激征，脑脊液检查有红细胞。

③局灶症状和体征：依损伤的部位和程度而不同。若伤及脑皮质功能区，可在受伤当时立即出现与伤灶区功能相应的神经功能障碍症状或体征，如语言中枢损伤出现失语，运动区损伤出现锥体束征、肢体抽搐、偏瘫等。若仅伤及额、颞叶前端"哑区"的损伤，可无神经系统缺损的症状和体征。

④颅内压增高和脑疝：因继发颅内出血或脑水肿所致，可使早期的意识障碍或偏瘫程度加重，或意识障碍好转后又加重。

⑤生命体征：轻度和中度脑挫裂伤患者的血压、脉搏、呼吸多无明显改变。严重脑挫裂伤患者由于出血和水肿引起颅内压增高，可出现血压升高、脉搏徐缓、呼吸深慢，危重者出现病理呼吸。

（5）颅内血肿：是脑损伤的继发性损伤。由于血肿直接压迫脑组织，常引起颅内占位性病变的症状、体征和颅内压增高的病理生理改变，可导致脑疝危及生命。

1）硬脑膜外血肿（epidural hematoma）：是血液积聚于颅骨和硬脑膜之间所形成的血

肿。硬脑膜外血肿多见于颅盖部，尤以颞区最常发生，是颅骨损伤致位于骨沟内的硬脑膜动脉或静脉窦出血，或骨折的板障出血所致。症状取决于血肿的部位和扩展的速度。

①意识障碍：进行性意识障碍是颅内血肿的主要症状，可因原发性脑损伤直接导致，也可由颅内血肿形成导致颅内压增高和脑疝引起，后者常发生于伤后数小时至 1～2 日。意识障碍有下述 3 种类型。a. 典型的意识障碍：伤后昏迷有"中间清醒期"，即原发性脑损伤患者的意识障碍清醒后，经过一段时间因颅内血肿形成，颅内压增高使患者再度出现昏迷，并进行性加重。b. 原发性脑损伤较严重或血肿形成较迅速，可不出现中间清醒期，伤后持续昏迷并呈进行性加重。c. 原发性脑损伤轻，伤后无原发性昏迷，至血肿形成后出现昏迷。

②颅内压增高及脑疝表现：一般成人幕上血肿大于 20ml、幕下血肿大于 10ml，即可引起颅内压增高症状，常有头痛、恶心、剧烈喷射性呕吐等，伴有血压升高、呼吸和心率减慢、体温升高。当患者发生小脑幕切迹疝时，患侧瞳孔先短暂缩小，随后进行性散大、对光反应消失，对侧肢体偏瘫进行性加重。幕上血肿者大多先经历小脑幕切迹疝，然后合并枕骨大孔疝，故严重的呼吸循环障碍常发生在意识障碍和瞳孔改变之后。幕下血肿者可直接发生枕骨大孔疝，较早发生呼吸骤停。

2）硬脑膜下血肿（subdural hematoma）：是指出血积聚于硬脑膜下腔所形成的血肿。常继发于对冲性脑挫裂伤，多见于额颞前部。脑出血多来自挫裂的脑实质血管。

①急性和亚急性硬脑膜下血肿：症状类似硬脑膜外血肿，脑实质损伤较重，原发性昏迷时间长，少有"中间清醒期"，颅内压增高和脑疝症状多在 1～3 日呈进行性加重。

②慢性硬脑膜下血肿：由于致伤外力小，出血缓慢，病程较长。a. 慢性颅内压增高症状：头痛、呕吐和视盘水肿等；b. 血肿压迫所致局灶症状和体征：癫痫、失语、偏瘫等；c. 脑供血不足、脑萎缩症状：智力下降、记忆力减退和精神失常等。

3）脑内血肿（intracerebral hematoma）：以进行性加重的意识障碍为主，若血肿累及重要脑功能区，可出现偏瘫、失语、癫痫等症状。

3. 心理 - 社会状况　由于损伤多为意外事故造成，突然的身体变化和对生命的威胁使得患者焦虑和不安。护士在观察病情的同时要了解患者伤后的心理状况，观察、感受并恰当询问患者及其家属的情绪变化、异常表现，对于伤后即出现意识障碍并始终未清醒者，其家属的心理压力会非常大，需要医务人员的关心和帮助。

4. 辅助检查

（1）X 线检查：可以显示颅骨骨折的部位、类型、范围、异物或骨片存留、骨折线是否经过血管沟或静脉窦而造成血管损伤。同时，颅脑损伤可能合并颈部脊髓损伤，可以行颈部摄片，初步排除颈髓损伤。

（2）颅脑 CT 扫描：是判断颅脑损伤的首选检查手段，能确定脑组织损伤部位及性质。挫裂伤区呈点片状高密度区，严重者可伴有脑水肿和脑肿胀。CT 检查还可明确颅内血肿的部位、大小、脑室受压及中线结构移位，以及脑挫裂伤、脑水肿、多个或多种血肿并存等情况。硬脑膜外血肿典型的 CT 表现为颅骨内板与脑表面之间出现高密度、等密度或混合密度的新月形或半月形影。

（3）MRI：显著地增加了脑影像诊断的准确性，可提供颅脑损伤后更多的形态变化，尤其是非广泛出血性病变和小的周边血肿。MRI 适用于 CT 扫描难以解释的局灶性神经功能障碍或长期昏迷的患者。

（4）脑诱发电位：可分别反映脑干、皮质下和皮质等不同部位的功能情况，有助于确定受损部位、判断病情严重程度和判断预后。

（5）腰椎穿刺：目的是留取脑脊液进行常规和生化检查，同时测定颅内压力。此检查适用于神志清楚，有脑膜刺激征或疑有蛛网膜下腔出血者。如患者有明显颅内压增高症状、脑疝前驱症状、疑有颅后窝血肿或有脑脊液漏者，则绝对禁忌行腰椎穿刺，以免诱发脑疝。

五、护理措施

1. 保持呼吸道通畅

（1）体位：清醒者取斜坡卧位，以利于静脉回流。昏迷或吞咽功能障碍者取侧卧位，以免呕吐物、分泌物误吸。

（2）及时清理呼吸道分泌物：脑损伤患者常有不同程度的意识障碍，丧失正常的咳嗽反射和吞咽功能，不能有效排出呼吸道分泌物、血液、脑脊液及呕吐物。因此，应及时清除口腔和咽部血块或呕吐物，定时吸痰。呕吐时将头转向一侧以免误吸。

（3）开放气道：昏迷患者抬起下颌或放置口咽通气道，以免舌根后坠阻碍呼吸。短期不能清醒者，必要时行气管插管或气管切开。若呼吸停止或通气不足，应连接简易呼吸器完成辅助呼吸。

（4）预防感染：根据检验结果，必要时给予抗生素治疗防止呼吸道感染。

2. 正确处理伤口　妥善处理伤口，制止活动性出血，开放性损伤要及早应用抗生素和破伤风抗毒素，预防感染。

（1）头皮损伤：①较小的头皮血肿无须特殊处理，1～2 周可自行吸收。若血肿较大，则需 4～6 周才能吸收，在严格皮肤准备和消毒条件下分次抽吸后再加压包扎。已有感染的头皮血肿，可行切开引流。②头皮裂伤急救时首先采用加压包扎止血法，争取 24h 内清创缝合。常规应用抗生素和破伤风抗毒素（TAT）。注意观察患者有无合并颅骨骨折及脑损伤。③头皮撕脱伤急救时，应用无菌敷料覆盖创面后再进行加压包扎。用无菌巾或干净布包裹撕脱头皮，避免污染，隔水放置于冰块上，随患者迅速送至医院，尽快在伤后 6～8h 清创做头皮瓣复位再植或自体皮移植。④骨膜撕脱不能再植者，需清洁创面，在颅骨外板上多处钻孔，深达板障，待骨孔内肉芽组织生成后再行植皮。

（2）颅骨骨折：①单纯裂缝骨折本身无须特殊治疗，对于骨折引起的硬膜外血肿或脑脊液漏需要进行进一步处理；②合并脑损伤或大面积骨折片陷入颅腔导致颅内压升高引起脑疝者、骨折片压迫重要部位引起神经功能障碍者、小面积凹陷骨折但深度超过 1cm 者、开放性粉碎性骨折者，则需手术整复或摘除陷入的骨片；③颅底骨折以预防颅内感染为主。出现脑脊液漏时即属于开放性损伤，应及时应用 TAT 及抗生素预防感染。大部分脑脊液漏在伤后 1～2 周可自愈，对持续漏液 4 周以上仍未愈合者，可行手术修补硬脑膜。若骨折片压迫视神经，应尽早行手术减压治疗。

（3）脑损伤：①脑震荡患者一般卧床休息 1～2 周，可适当给予镇痛、镇静药物，多数患者两周内恢复正常；②脑挫裂伤的患者以非手术治疗为主，防止脑水肿，减轻脑损伤

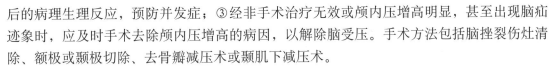

后的病理生理反应，预防并发症；③经非手术治疗无效或颅内压增高明显，甚至出现脑疝迹象时，应及时手术去除颅内压增高的病因，以解除脑受压。手术方法包括脑挫裂伤灶清除、额极或颞极切除、去骨瓣减压术或颞肌下减压术。

（4）颅内血肿：①若颅内血肿较小，患者无意识障碍和颅内压增高症状，或症状已明显好转者，可在严密观察病情下，采用脱水等非手术治疗；②有明显颅内压进行性增高、局灶性脑损害、脑疝早期症状者，应行开颅血肿清除手术并彻底止血；③慢性硬脑膜下血肿若已经形成完整的包膜且有明显症状者，可采用颅骨钻孔引流术，术后在包膜内放置引流管继续引流，利于脑组织膨出和消灭无效腔，必要时冲洗。

3. 加强营养支持　脑损伤后若发生休克时，应及时给予有效止血，快速输血或血浆，补液纠正休克，维持有效的循环功能。创伤后的应激反应可产生严重分解代谢，使血糖增高、乳酸堆积，后者可加重脑水肿。因此，必须及时、有效补充能量和蛋白质以减轻机体损耗。早期可采用肠外营养，待肠功能恢复后，无消化道出血者尽早行肠内营养支持，以利于胃肠功能恢复和营养吸收。不能经口进食的患者给予鼻饲流质食物，如米汤、肠内营养液、果汁、蔬菜汁等，3～5 次 / 天，每次 200ml，以满足机体需要。能进食者给予高蛋白、高维生素、高热量、低盐、低脂、易消化、清淡的饮食，避免摄入辛辣、刺激性食物。

4. 积极控制颅内压　遵医嘱采用降低颅内压的方法，如脱水、激素、过度换气或冬眠降温治疗等。避免造成颅内压骤然升高的因素，如躁动、呼吸道梗阻、高热、剧烈咳嗽、便秘、癫痫发作等。患者出现昏迷及瞳孔不等大，则是颅脑损伤严重的表现，应静脉推注或快速静脉滴注 20% 甘露醇 250ml，同时静脉推注呋塞米，防止脑疝的发生。用药后观察患者意识和瞳孔的变化，评价用药效果。

5. 病情观察

（1）意识状态：是颅脑损伤患者常出现的重要的脑神经功能障碍，可见于大脑皮质、脑干、丘脑、下丘脑的损伤。脑损伤越严重，意识障碍的程度越高。护士应及时评估患者意识状态的变化，原发性脑损伤者如果从意识清醒逐渐出现意识障碍，或者意识障碍的程度加重，说明患者可能出现了继发性脑损伤，预示着病情进一步加重。

（2）生命体征：为避免患者躁动影响测量结果的准确性，应先测呼吸，再测脉搏，最后测血压。

1）体温：伤后早期，由于组织创伤反应，可出现中等程度发热；伤后立即发生高热，多系视丘下部或脑干损伤；在伤后早期体温达 39℃ 以上者应更加重视，因为高热可使代谢率增高，加重脑缺氧和脑水肿，故必须及时处理。伤后数日体温升高，常提示有感染性并发症；若损伤累及间脑或脑干，可导致体温调节紊乱，出现体温不升或中枢性高热。高热患者可应用物理降温，并及时观察降温效果。

2）脉搏、呼吸、血压：注意监测呼吸节律和深度、脉搏快慢和强弱及血压和脉压的变化。若伤后血压上升、脉搏缓慢有力、呼吸深慢，提示颅内压升高，警惕颅内血肿或脑疝发生；枕骨大孔疝患者可突然出现呼吸心搏骤停。颅脑损伤患者出现低血压时较危险，约 35% 的重症颅脑损伤者有低血压。低血压的最主要原因是血液丢失，应立即建立静脉通路，在应用生理盐水等溶液不能纠正低血压时，应该尽快输血。

（3）瞳孔变化：正常瞳孔等大、圆形、直径 2～6mm，直接和间接对光反应灵敏。瞳孔变化可因动眼神经、视神经及脑干等部位的损伤引起。观察两侧睑裂大小是否相等，有无上睑下垂，注意对比两侧瞳孔的形状、大小、对光发射。瞳孔的变化常预示着脑疝的发生。小脑幕切迹疝患者早期患侧瞳孔有短暂缩小，继之瞳孔逐渐散大，直接、间接对光反射消失，伴有意识障碍，对侧肢体偏瘫。如果双侧瞳孔缩小，光反射消失，伴两眼同向偏斜，或瞳孔时大时小，提示脑干损伤，预后不良。双侧瞳孔散大、对光反射消失多提示病情危重、脑疝晚期。护士应该及时评估瞳孔变化并做好记录，以备前后比较。

（4）神经系统体征：原发性脑损伤引起的偏瘫等局灶症状，在受伤当时已出现，且不再继续加重；小脑幕切迹疝伤后一段时间才出现一侧肢体运动障碍且进行性加重，多为小脑幕切迹疝压迫中脑的大脑脚，损害其中的锥体束纤维所致。脑疝发展，脑干受压严重时导致患者出现去大脑强直状态。

（5）并发症的观察及护理

1）压疮：保持皮肤清洁干燥，定时翻身，尤应注意骶尾部、足跟、耳郭等骨隆突部位，不可忽视敷料覆盖部位。消瘦者伤后初期及高热者常需每小时翻身，长期昏迷、一般情况较好者可每3～4小时翻身一次。

2）呼吸系统感染：加强呼吸道护理，定期翻身叩背，保持呼吸道通畅，防止呕吐物误吸引起窒息和呼吸系统感染。

3）泌尿系统感染：昏迷患者常有排尿功能紊乱，短暂尿潴留后继以尿失禁。长期留置导尿管是引起泌尿系统感染的主要原因。留置尿管过程需严格无菌，加强会阴部护理，夹闭导尿管并定时放尿以训练膀胱贮尿功能。尿管留置时间不宜超过3～5d，需长期导尿者，宜行耻骨上膀胱造瘘术，以减少泌尿系统感染。

4）暴露性角膜炎：眼睑闭合不全者，角膜涂眼药膏保护；无须随时观察瞳孔时，可用纱布遮盖上眼睑，甚至行眼睑缝合术。

5）废用综合征：脑损伤患者因意识不清或肢体功能障碍，可发生关节挛缩和肌萎缩。应保持患者肢体于功能位，防止足下垂。每日做四肢关节被动活动及肌按摩2～3次，防止肢体挛缩和畸形。

6. *心理护理* 患者及其家属在颅脑损伤的急性期非常需要医务人员的关心与支持，医务人员的镇定和忙而有序的工作会给患者增加安全感，讲解疾病相关知识，减轻恐惧感。同时，医务人员要善于倾听患者及家属的诉说，帮助他们疏导压力。耐心介绍治疗方案并教会患者如何配合治疗，帮助其正确认识疾病，以及尽早自理，增强患者康复的信心。

六、健康指导

1. *疾病知识指导* 向患者及其家属讲解疾病相关知识，治疗、护理过程中应注意的事项，积极配合治疗。脑损伤后恢复过程中，患者可出现头痛、耳鸣、记忆力减退等症状，给予适当解释和宽慰，使其树立信心，帮助患者尽早恢复自理生活。出院后3～6个月门诊复查，如出现原有症状加重、头痛、呕吐、抽搐、不明原因发热，手术部位发红、积液、渗液等，及时就诊。

2. *用药指导* 指导患者遵医嘱服用药物，若用药物过程中有不适症状及时通知医护人员。有癫痫发作的患者应按时服药，不可随意停药和更改剂量；应用激素类药物如地塞米松、甲泼尼龙等时，注意观察患者有无胃肠道反应；应用降颅内压类药物如甘露醇注射液、甘油果糖注射液、呋塞米注射液时，应注意有无发生水和电解质紊乱及血栓性静脉炎。

3.康复指导　告知患者颅骨骨折达到骨性愈合需要一定时间，在此期间注意安全，以防意外发生。颅骨缺损的患者保护好头部，出门戴保护帽，避免剧烈晃动和撞击，洗头时动作轻柔，伤后 6 个月建议行颅骨修补术。有癫痫发作的患者，不能单独行动，应有专人陪同，注意安全；轻型颅脑损伤恢复期患者，可做床上活动，待病情好转后可做床下活动，鼓励患者自理生活，劳逸结合；重型颅脑损伤恢复期患者，协助家属鼓励患者保持乐观心态，积极参加康复训练，协助患者制订康复计划，进行语言、运动、记忆力等方面的训练，以提高其生活自理能力及社会适应能力。神经功能损伤者应继续坚持功能锻炼，进行辅助治疗（高压氧、按摩、中医药、助听器等）。

第三节　呼吸功能障碍康复护理常规

呼吸功能障碍（respiratory dysfunction）：人体呼吸系统在 20 ～ 25 岁发育至功能的顶峰，随后伴随着年龄的增长而出现结构的改变与功能的衰退，但其储备仍能维持相应生命活动的需求。当个体罹患各种疾病时，呼吸系统功能储备出现相对或绝对不足，进而出现各种呼吸系统相关症状，造成功能的缺失，最终影响其活动能力与生存质量。

一、分类

根据呼吸系统疾病的特点，可以将呼吸系统疾病分为以下种类，但各类之间可能存在一定的交叉。

1.阻塞性肺疾病　根据阻塞部位可分为上气道与下气道阻塞性疾病，前者包括急性上气道阻塞，后者则包括慢性阻塞性肺疾病、支气管哮喘等；这些疾病均表现为不同程度、不可逆或不可逆性气道气流受限。

2.限制性肺疾病　表现以肺容量下降为主，气道气流无明显受限，常见疾病包括肺水肿、肺间质纤维化、肺尘埃沉着病（尘肺）、多发性肋骨骨折、严重的胸膜疾病等。

3.血管性肺疾病　常见的血管性肺疾病包括肺动脉高压、肺栓塞、累及肺部血管的结缔组织病等。

4.感染性肺疾病　各种感染性疾病均可能累及呼吸系统。

5.胸膜源性疾病　主要包括结核性胸膜炎、气胸、胸腔积液、胸膜瘤等。

6.肿瘤性疾病　常见疾病包括原发性肺癌、纵隔肿瘤、巨大甲状腺肿瘤或转移瘤等。

二、护理关键点

1.清理呼吸道无效　与痰液黏稠、咳嗽无力或无效有关。

2.气体交换受损　与肺炎所致的呼吸面积减少有关。

3.焦虑　与病情反复、病情危重、经济状况和自理能力下降有关。

4.潜在并发症　呼吸衰竭、心力衰竭、感染性休克等。

三、护理评估

1. 健康史 采集内容包括患者一般情况、现病史、既往史、个人史、家族史等，注意患者呼吸系统症状的表现形式、诱发因素、加重与缓解情况、既往诊疗史，特别是与康复治疗相关的病史情况。

2. 身体状况

（1）严谨的体格检查能为医务人员提供详尽的第一手资料，特别是患者的呼吸相关体征，如胸廓外形、呼吸方式、咳嗽力量、辅助呼吸肌募集情况、肺部啰音的性质与分布部位、胸廓活动度与弹性等。这些资料将为康复治疗处方的制订提供不可或缺的信息。

（2）呼吸困难评估

1）呼吸困难是呼吸系统疾病患者最常见的主诉症状，也是导致运动终止的主要原因之一。呼吸困难具有强烈的主观色彩，容易受到不同种族、性别、年龄、文化宗教背景的影响，在评估时应充分考虑上述的因素，尊重患者的主观感受，避免越俎代庖。评估一般采用问卷形式完成。

2）常用的呼吸困难问卷分为单维性与多维性，前者仅关注呼吸困难本身的严重程度，如 Borg 呼吸困难指数，或通过可诱发呼吸困难的活动强度的高低来表示其严重性，如改良医学研究委员会气短测量量表，通常用于记录瞬间或某一时点的症状严重程度。后者则将呼吸困难纳入整体的功能评价中，记录某一时间段内患者呼吸困难的严重程度及其影响，一般用于回顾性调查问卷中。常见量表有基线与变化的呼吸困难指数（BDI/TDI）。该量表包括个体的功能受损程度（日常活动量减少）、工作的强弱（个体所能完成的体力活动水平）、用力的大小（可诱发出呼吸困难症状的用力程度）三个维度的基线水平与变化情况进行测量，得分范围分别为"0～12"及"－9～＋9"，分值越低说明患者基础情况越差或病情加重越显著。除此之外，多维性测量工具还包括一些生存质量评定工具，如圣乔治医院呼吸问卷（SGRQ），量表由受试者自行完成，包括 53 道问题，涵盖个体的症状、活动、影响及整体评价四个维度。

（3）运动能力评估

1）所有影响呼吸系统结构与功能的生理性或病理性改变都有可能降低个体的活动能力，特别是老年人。精确的运动能力评估不仅关系到疾病严重程度、预后好坏的判断，还是制订个体化、科学的运动处方的基础。临床常用的运动能力评估包括场地测试与仪器测试。

2）6min 步行试验是最常见的场地测试方式。其具体的评估方法可参照美国胸科学院相关指南。在测试过程中注意患者测试前宣教确保其了解测试目的与流程，在测试过程中使用标准用语并在减少无关因素影响的前提下充分调动患者的主观能动性，同时加强监护，避免出现不良事件。在测试后尽快完成相关指标采集，并继续观察 3～5min，观察患者是否在测试终止后出现不适反应。对于测试结果的分析解读，目前尚没有统一的预测公式，其主要影响因素包括性别、身高与配合意愿等，国内有部分专著提供了数个参考公式。在测试结果的前后比较方面，多个研究认为其最小临床有意义改变值（MCID）为 25～50m 不等。

3）除此之外，场地运动测试还包括登梯试验、递增式往返步行测试、耐力往返步行测试等。其中，登梯实验认为如果患者能快速、连续登上 3 层楼梯，则能耐受肺叶切除手术，而能登上 5 层楼梯者，则可耐受全肺切除手术。而往返步行测试需要相应的音频设备，在国内应用较少。

4）在仪器测试方面，心肺运动测试是无创性运动功能测试的金标准。个体在连续递增或持续恒定的负荷下进行运动，并同步记录其心血管、呼吸、能量代谢、神经体液调节等器官系统的响应情况与变化趋势，从中获取机体的功能水平与储备情况，为评估个体运动能力、预测运动风险、制订个体化运动处方等提供全面、详尽的信息。常用的测试方式包括运动平板、功率自行车、手摇车等。测试前需对个体进行风险评估，同时进行宣教，解释测试的必要性，争取受试者的最大配合，并讲解测试流程与注意事项，确保个体在出现显著不适症状时能及时报告医务人员与终止测试，还要告知其测试风险，并签署知情同意书。以分钟持续递增功率自行车运动测试为例，其过程一般分为静息期、热身期、负荷期与恢复期等阶段，个体在完成设备仪器佩戴后安静端坐于自行车上，坐垫高度以下蹬至最低点时膝关节仍保留轻微屈曲为宜，待 2min 后呼吸平顺时进入 3min 的无负荷热身期，令其逐渐适应踏车运动方式，其后为踏车阻力逐渐增加的负荷期，在达到测试目的或个体出现终止指征时快速进入恢复期。一般根据个体的运动能力高低与测试目的，调节负荷水平，令负荷期控制在 8 ～ 12min，而恢复期则一般设为 3 ～ 5min。

5）心肺运动测试的数据结果包括能量输出、运动心功能、运动肺通气功能、运动肺换气功能、酸碱平衡等众多指标。如果结合静息肺通气功能测试与运动通气 - 容积等相关数据，还能获取呼吸力学方面的数据。对其各项参数的分析需从整体角度出发，结合病史、静息心肺功能检查等综合考虑。一般认为体能的正常参考范围是最大摄氧量大于预测值的 84%。

3. **心理 - 社会状况**　慢性疾病患者常合并心理障碍，老年性呼吸系统疾病患者也不例外，如慢性阻塞性肺疾病患者常合并焦虑、抑郁障碍等。常用的评估量表有汉密尔顿量表、抑郁 / 焦虑自评量表。除此之外，部分生存质量量表中也涉及心理状态维度的评估内容。

4. **辅助检查**　可根据临床需要，为患者选择行胸部 X 线片、CT、MRI、超声波或核医学检查，为医务人员提供患者肺部病变与肌肉功能等方面的情况。

四、护理措施

1. **一般护理**

（1）环境与休息：保持室内空气新鲜，温度控制在 22 ～ 26℃，室内湿度保持 50% ～ 70% 为宜。

（2）有效排痰：老年人因咳嗽无力，常排痰困难，要鼓励老年人摄入足够液体，也可通过雾化、胸部叩击、体位引流的方法促进排痰，病情危重或体弱的老年人禁用体位引流。

（3）长期家庭氧疗（LTOT）：对 COPD 并发慢性呼吸衰竭者可提高生活质量和生存率，尤其是对晚期严重的 COPD 老年人应给予控制性氧疗，一般采用鼻导管持续低流量吸氧 1 ～ 2L/min，吸氧时间 10 ～ 15h/d。

（4）预防误吸：吞咽障碍所引起的口咽部食物、分泌物误吸是导致老年患者吸入性肺炎的首要危险因素。老年患者进食时可抬高床头 30°～60°，头正中稍前曲或向健侧倾斜 30°；进食时间为 30～40min；进餐后 30min 内不宜翻身、叩背等。有吞咽功能的老年人更适宜选择黏稠状食物。除此之外，对严重吞咽困难和已发生误吸的老年患者，应考虑给予鼻饲，防止呛咳。

（5）饮食护理：饮食宜清淡、易消化、高热量、足够蛋白质、充足维生素及水分，少食多餐。

2.病情观察　密切观察呼吸频率、深度、节律变化，观察咳、痰、喘症状及加重情况，尤其注意痰液性状、黏稠度、痰量。密切观察体温变化，有无胸痛、刺激性干咳等症状，关注 COPD 患者的肺功能分级。

3.用药护理　抗感染治疗时一般首选静脉滴注给药。用药宜充分，疗程应稍长，且治疗方案应根据监测结果及时调整。

4.肺康复治疗　是治疗 COPD 患者的一项重要治疗措施，可以使进行性气流受限、严重呼吸困难而很少活动的患者改善活动能力，提高生活质量，减少住院时间及次数，改善患者相关焦虑与抑郁症状。肺康复治疗具体包括呼吸生理治疗、肌肉训练、营养支持、精神治疗与教育等多方面措施。在呼吸生理治疗方面，包括帮助患者咳嗽，用力呼气促进分泌物清除。使患者放松，进行缩唇呼吸及避免快速表浅的呼吸来帮助患者应对急性呼吸困难等。在肌肉训练方面有全身性运动（步行、登楼梯、踏车等）与呼吸肌锻炼（腹式呼吸锻炼等）。在营养支持方面，要求合理膳食，均衡摄入，遵循少量多餐原则，以 3～5 餐/天为宜，达到理想体重；同时避免高热量及高糖饮食，以免产生过量二氧化碳。在精神治疗与教育方面，可以进行积极的心理干预。

5.心理护理　焦虑和抑郁会使老年 COPD 患者变得畏缩、疲乏，与外界隔离，对自己的生活满意度下降，同时会进一步加重失眠。医护人员应与家属相互协作，指导老年人与他人互动的技巧，鼓励参加各种团体活动，发展个人的社交，情绪的改善和社交活动的增加可有效改善睡眠质量。

五、健康指导

1.健康教育　介绍老年患者 COPD 的诱发因素、临床表现、防治措施等基础知识；教育和督促患者戒烟；教会患者和其家属长期家庭氧疗的方法及注意事项；使患者了解就诊时机和定期随访的重要性；提醒患者注意自己的情绪，保持良好的心态。

2.生活指导　为增强机体抵抗力，坚持有氧运动、饮食营养均衡、戒烟限酒、保持口腔清洁卫生、避免受凉和交叉感染、保持良好的手卫生习惯、加强基础疾病的治疗。

3.康复训练　包括骨骼肌运动训练和呼吸肌运动训练两个方面。骨骼肌运动训练项目包括步行、踏车、打太极拳、八段锦等，注意训练强度应为无明显呼吸困难情况下接近患者的最大耐受水平，如此强度才能奏效；呼吸肌运动训练包括腹式呼吸、缩唇呼吸、对抗阻力呼吸、全身性呼吸体操等，对病情较重、不能或不愿参加以上几种呼吸肌锻炼者还可使用各种呼吸训练器，如膈肌起搏器。

4.延续护理　目前，我国对于老年人肺炎出院后的延续照护尚缺乏详细的建议。在规范治疗外，针对老年人出院后的居家延续护理指导十分重要。一方面应加强老年人日常生活活动能力延续护理，如进食指导、个人卫生技巧、穿脱衣裤指导、床 - 椅转移指导及心理指导，另一方面应当关注提高老年人的社会支持。良好的社会支持会缓解老年人压力，社会支持持续互动（与家人、亲戚、朋友、组织等）能缓解老年人的情绪问题，满足老年人融入社会的需求。

第四节　深静脉血栓形成康复护理常规

深静脉血栓（deep vein thrombosis，DVT）是血液在深静脉内不正常凝结引起的静脉回流障碍性疾病，常发生于下肢。血栓脱落可引起肺动脉栓塞（PE），DVT 与 PE 统称为静脉血栓栓塞（venous thromboembolism，VTE），是同种疾病在不同阶段的表现形式。老年住院患者在住院患者中占比较重，由于老年住院体质较差，患有多种慢性病，活动量少，活动强度低，因而成为深静脉血栓高发人群，且患病后预后较差，因此，如何有效地防治老年患者的 DVT，是临床上十分重要的一环。目前，治疗下肢 DVT 没有找到最优方案。因此本病重在预防，采取有效措施及早防治。

一、常见病因

在以下三大因素中，每一因素都与血栓的发生密切相关，但单一因素尚不能独立致病，通常是两个或三个因素的综合作用造成 DVT。

1. 静脉血流滞缓。
2. 静脉壁损伤。
3. 血液高凝状态。

二、护理关键点

1. 疼痛。
2. 潜在并发症：肺栓塞。
3. 活动无耐力。

三、护理评估

1. 健康史　询问患病时长、是否遵医嘱服药，有无相关靶器官损害与临床疾病。
2. 身体状况　焦虑、进食障碍、失眠、入睡困难、记忆力下降、情绪低迷等特征。
3. 心理 - 社会状况　评估患者有无对疾病发展、治疗方面的焦虑和抗拒，有无对该疾病担心和忧虑，是否影响到老年人的社交活动，以及家庭和社会支持度如何等。
4. 辅助检查
（1）放射性同位素检查：该法操作简便，无创伤，正确率高，可以发现较小静脉隐匿性血栓。
（2）多普勒超声检查：首选方法。
（3）静脉造影：为最准确的检查方法。
（4）血液检查：下肢 DVT 的同时纤溶系统也被激活，血液中纤维蛋白复合物溶解时产生的降解产物 D- 二聚体浓度上升。D- 二聚体结果用于初步的下肢深静脉血栓筛查。

四、护理措施

1. 治疗原则

（1）预防为主，主要包括基础预防、机械预防和药物预防。①基础预防：若无禁忌证，卧床患者应抬高下肢，使下肢高于心脏平面 20 ～ 30cm，避免膝下放置硬枕或过度屈髋。根据患者病情恢复情况，鼓励尽早下床活动；对于长期卧床的老年患者，应定期为其翻身、拍背，并鼓励患者主动活动四肢，包括踝泵运动、股四头肌收缩运动、下肢按摩运动等，以促进血液循环。尽量避免下肢或患肢静脉穿刺，规范置入和维护各类静脉管道，在满足治疗需求的情况下应选择外径最小，创伤最小的输液装置。指导戒烟限酒，平衡膳食，控制体重、血糖、血脂，不宜久坐，饮水量 1500 ～ 2500ml/d。②机械预防：存在血栓风险的患者，如无怀疑或被证实存在静脉血栓栓塞症、下肢动脉缺血性疾病、充血性心力衰竭、下肢皮肤开放性损伤或放置引流管等禁忌证，遵医嘱给予医用弹力袜、间歇充气加压装置、足底加压泵等机械预防措施。研究表明，间歇性气压治疗联合踝泵运动对老年患者发生下肢深静脉血栓有较好的预防作用，同时安全性较高。③药物预防：血栓风险等级为中高危风险患者，遵医嘱使用口服或胃肠外抗凝药物，做好用药指导，动态观察用药效果和实验室检查结果，如出现异常值，应立即通知医师进行处理。

（2）非手术治疗，控制一般症状。①一般处理：卧床休息、抬高患肢。病情缓解后患者可进行轻便活动，起床活动时穿医用弹力袜或使用弹性绷带。②药物治疗：包括利尿、溶栓、抗凝、祛聚及中医中药治疗等。

（3）手术治疗：静脉导管取栓术、腔内置管溶栓、球囊扩张、支架植入术，安装下腔静脉滤器等。

2. 治疗与护理总目标

（1）正确用药，无深静脉血栓形成。

（2）及时识别处理并发症，防止出血、肺栓塞等并发症导致的意外事件的发生。

3. 护理计划与实施

（1）病情观察：密切观察患肢疼痛的部位、持续时间、性质、程度、皮温、皮肤颜色、动脉搏动及肢体感觉等，并每日进行测量、记录、比较。

（2）体位与活动：①卧床休息 1 ～ 2 周，禁止热敷、按摩，避免活动幅度过大，避免用力排便，以免血栓脱落。②休息时患肢高于心脏平面 20 ～ 30cm，改善静脉回流，减轻水肿和疼痛。③下床活动时，穿医用弹力袜或使用弹性绷带。

（3）饮食护理：宜进食低脂、高纤维食物，多饮水，保持排便通畅，避免因用力排便引起腹内压增高而影响下肢静脉回流。

（4）疼痛护理：可以采用各种非药物手段缓解疼痛，如音乐疗法、放松疗法、暗示疗法等，必要时遵医嘱给予镇痛药物。

（5）用药护理：遵医嘱应用抗凝、溶栓、祛聚等药物，用药期间应对患者做好下列健康教育。①若患者出现皮肤瘀斑、牙龈出血、鼻出血、尿血、血便或黑便、月经量增多等症状，应及时告知医护人员。②使用软毛牙刷刷牙，勿用力抠鼻，避免磕碰，避免触碰锋利或尖锐物品，避免剧烈运动。

（6）并发症的护理：①出血，是抗凝、溶栓治疗的严重并发症。主要由溶栓、抗凝治疗期间，抗凝药物使用不当造成。应注意观察患者有无创口渗血或血肿，有无牙龈、消化道或泌尿道出血等情况，监测凝血功能的变化，观察有无出血倾向；发现异常立即通知医师，给予对应处理。②肺栓塞：注意患者有无出现胸痛、呼吸困难、咯血、血压下降甚至晕厥等表现，如出现肺栓塞，立即嘱患者平卧，避免深呼吸、咳嗽及剧烈翻动，同时给予高浓度氧气吸入，并报告医师，配合抢救。

五、健康指导

1. 用药指导　遵医嘱按时按量服药，不可漏服或多服。

2. 生活指导

（1）指导患者正确使用弹力袜、弹性绷带，保持良好体位。绝对戒烟，避免进食刺激性食物。

（2）正确使用医用弹力袜：应每天脱下抗血栓袜，进行皮肤、肢体的评估。

（3）弹力袜的清洁与保养：定期用中性洗涤剂在温水中清洗，水温不宜超过 40℃；不要拧干，宜用手挤或用干毛巾吸除多余的水分，于阴凉处晾干；清洁后的弹力袜可放进冰箱冷藏，促进其弹性恢复；避免暴晒或烘干；勤剪指 / 趾甲，修理光滑，穿着时不得戴戒指，可戴手套；经常检查鞋内是否平坦，避免造成弹力袜不必要的磨损；正常维护下弹力袜可使用 3 ～ 6 个月，如弹力袜弹性下降，需及时更换。

（4）正确使用医用弹力袜操作流程

1）操作前准备：穿脱梯度弹力袜前，应先确保无长指甲及尖锐饰品，以免刮伤弹力袜，用卷尺测量足踝最细，以及小腿最粗部位的周长，其中最为常用的是膝下弹力袜与过膝弹力袜。根据测量结果，选择正确尺码的梯度弹力袜，穿梯度弹力袜前先抬腿 5 ～ 10min，防止血液回流，特别是长期站立患者。

2）手伸进弹力袜内，抓住袜根部，将弹力袜由里向外翻到足跟位。

3）两手拇指撑住内侧，四指抓住弹力袜将足伸进其中，示指与拇指协力，将弹力袜拉向足踝部，将整个弹力袜拉过足后跟，并把足跟置于正确的位置，将整个袜筒套到足踝部以上。

4）把弹力袜沿腿的上部往回翻，并向上拉伸至腘窝下方。

5）弹力袜穿着后，要将弹力袜贴身抚平。

6）脱：用两手指斜力抓住弹力袜外侧，从小腿脱至足踝部，两手撑开足跟部协力脱下。

3. 复诊指导　出院 3 ～ 6 个月后到门诊复查，若出现下肢肿胀疼痛，平卧或抬高患肢仍不缓解时，及时就诊。

第五节　神经源性膀胱康复护理常规

神经源性膀胱（neurogenic bladder，NB）：控制排尿功能的中枢神经系统或周围神经受到损害而引起的膀胱尿道功能障碍称为神经源性膀胱。尿不畅或尿潴留是其最常见的症状之一，由此诱发的泌尿系统并发症，如上尿路损害及肾衰竭等是患者死亡的主要原因。

一、常见病因

所有可能影响储尿和排尿神经调控的疾病都有可能造成膀胱和尿道功能障碍。

1. **中枢神经系统因素** 包括脑血管意外、颅脑肿瘤、压力正常的脑积水、脑瘫、智力障碍、基底节病变、多系统萎缩、多发性硬化、脊髓病变、椎间盘病变及椎管狭窄等。

2. **外周神经系统因素** 糖尿病、酗酒、药物滥用，以及其他不常见的神经病变（如卟啉病、结节病）。

3. **感染性疾病** 获得性免疫缺陷综合征、急性感染性多发性神经根炎、带状疱疹、人T淋巴细胞病毒感染、莱姆病、脊髓灰质炎、梅毒及结核病等。

4. **医源性因素** 脊柱手术、根治性盆腔手术如直肠癌根治术、根治性子宫全切除、前列腺癌根治术，以及区域脊髓麻醉等。

5. **其他因素** 欣曼（Hinman）综合征、重症肌无力、系统性红斑狼疮、家族性淀粉样变性、多发性神经病变等。

二、护理关键点

1. 排尿异常。
2. 反复泌尿系统感染。
3. 排便异常。
4. 性功能障碍症状。
5. 神经系统症状。
6. 下肢畸形及步态异常。

三、护理评估

1. **发病经过** 详细了解患者发病的时间、原因、过程及排尿障碍的特点。

2. **排尿情况** 询问患者目前的排尿方式、排尿控制情况、有无尿意、有无排尿耗时、尿液的性状、颜色及有无并发症等。

3. **既往病史** 询问患者是否有外伤、手术、糖尿病、脊髓炎、前列腺增生等病史，以及是否使用过可能影响排尿功能的药物（如抗胆碱能药物、α受体阻滞药、三环类抗抑郁药等）。

4. **生活习惯** 了解患者的饮水和排尿习惯，以及经济情况、家庭支持和心理状况。

5. **简易膀胱容量和压力测定** 通过简易方法评估患者的膀胱容量和压力变化。

（1）膀胱残余尿量测定：排尿后立即导尿或用 B 超检查测定膀胱内的残余尿量，以了解膀胱排尿功能或判断下尿路梗阻情况。

（2）膀胱内压力测定：通过水柱法膀胱内压力与容量测定技术，评估膀胱充盈期与排尿期逼尿肌与括约肌的功能，以及膀胱的顺应性和稳定性。

6. **辅助检查**

（1）实验室检查：血尿常规、肾功能等检查，以排除感染、结石、肿瘤等。

（2）尿流动力学检查：通过导管插入膀胱，测量膀胱内压、尿流率、逼尿肌收缩力、膀胱顺应性等，识别不同类型的膀胱功能障碍。

（3）影像学检查：膀胱超声、膀胱造影等，用于测量膀胱残余尿量，评估膀胱形态、容量及排空情况，观察膀胱排尿时的动态变化。

四、护理措施

1. 治疗原则

（1）积极治疗原发病：神经源性膀胱患者首先应积极针对其原发病因进行治疗，原发神经系统病变未稳定前，应以非手术治疗为主，以控制病情进展，减少并发症的发生。

（2）遵循无创到有创的治疗顺序：治疗方式的选择应遵循从无创、微创到有创的原则。首先通过非侵入性治疗手段如药物治疗、康复训练等控制病情，若效果不佳再考虑进行有创治疗如手术治疗。

（3）影像尿动力学检查的重要性：单纯依据病史、症状和体征通常难以明确尿路功能状态，影像尿动力学检查对于治疗方案的确定和治疗方式的选择具有重要意义。制订治疗方案时，应结合患者的具体情况，综合影像尿动力学检查结果进行个体化治疗。

（4）综合治疗策略：神经源性膀胱的治疗需综合运用多种方法，包括药物治疗、康复训练、间歇导尿、手术治疗及生活习惯调整等，以达到最佳治疗效果。

（5）药物治疗：是神经源性膀胱治疗的重要手段之一。常用的药物包括抗胆碱能药物（如 M 受体阻滞剂）、α 受体阻滞剂、β 受体激动剂等，可缓解膀胱过度活动症状，增加膀胱容量，减少尿频、尿急和尿失禁等不适。但需注意药物可能带来的副作用，如口干、眼干、便秘等，需在医师指导下使用。

（6）康复训练：是神经源性膀胱治疗的关键环节。通过盆底肌训练、膀胱训练、电刺激等康复方法，可以增强盆底肌肉力量，改善膀胱功能，减轻尿频、尿急等症状。康复训练需要长期坚持，并在医师指导下进行。

（7）间歇导尿：是神经源性膀胱治疗的有效方法之一。通过定期自行导尿，可以降低膀胱内压力，预防膀胱过度充盈和尿路感染。间歇导尿需要患者掌握正确的操作方法，并在医师指导下进行。

（8）手术治疗：对于药物治疗和康复训练无效的患者，可以考虑手术治疗。常见的手术方法包括膀胱扩大术、尿流改道术、膀胱颈悬吊术等。手术治疗可以改善膀胱功能，但有一定的风险和并发症，需在医师充分评估后进行。

（9）生活习惯调整：是神经源性膀胱治疗的基础。患者应保持良好的作息规律，避免过度劳累；饮食宜清淡，少食辛辣刺激性食物；多饮水，保持尿路通畅；避免憋尿，及时排尿；保持心情愉悦，减轻心理压力。

（10）终身随访：神经源性膀胱的病情具有临床进展性，治疗后应终身定期随访，有助于及时发现病情变化，调整治疗方案，预防并发症的发生。

2. 治疗与护理的总体目标

（1）保护肾功能：神经源性膀胱可能导致尿液不能正常排出，进而引起肾积水，严重时可能损害肾功能。因此，治疗的首要目标是保护肾功能。通过药物、手术等手段，使尿液能够顺畅排出，减轻肾负担，防止慢性肾衰竭的发生。

（2）预防尿路感染：由于尿液不能正常排出，神经源性膀胱患者容易发生尿路感染。预防尿路感染是治疗的重要目标之一。通过定期清洁、合理使用抗生素等方法，降低尿路感染的风险，保障患者的泌尿系统健康。

（3）改善膀胱功能：膀胱功能受损是神经源性膀胱患者的主要症状之一。治疗的目标之一是通过药物治疗、物理治疗、生物反馈等多种方法，增强膀胱的收缩力和尿液储存能力，使膀胱能够恢复正常功能。这有助于减轻尿频、尿急等症状，提高患者的生活质量。

（4）提高生活质量：神经源性膀胱对患者的生活质量产生严重影响。治疗与护理的总体目标之一是通过改善膀胱功能、预防并发症、减轻心理负担等多种措施，使患者能够正常生活、工作，提高生活质量。这包括减轻患者的身体不适、改善心理状态、提高社会适应能力等方面。

（5）减少并发症：神经源性膀胱可能导致多种并发症，如膀胱结石、肾积水等。治疗的目标之一是减少这些并发症的发生。通过定期检查、及时治疗，防止并发症的出现，降低患者病情恶化的风险。

3. 护理计划与实施

（1）排尿习惯训练：详细记录患者 3d 的排尿情况，以确定患者排尿模式。根据排尿模式和日常习惯，确立排尿间隔时间表。排尿间隔时间不少于 2h，在预定的时间协助并提示患者排尿。

（2）诱导排尿训练：利用条件反射诱导排尿，能离床的患者，协助患者到洗手间坐在马桶上，打开水龙头让患者听流水声。对需卧床的患者，放置便器，用热毛巾外敷膀胱区或用温水冲洗会阴，边冲洗边轻轻按摩患者膀胱膨隆处。

（3）开塞露塞肛诱导排尿：采用开塞露塞肛，促使逼尿肌收缩，内括约肌松弛而导致排尿。

（4）排尿意识训练（意念排尿）：适用于留置尿管的患者。每次放尿前 5min，患者卧于床上，指导其全身放松，想象自己在一个安静、宽敞的卫生间，听着潺潺的流水声，准备排尿，并试图自己排尿，然后由陪同人员缓缓放尿。想象过程中，强调患者运用全部感觉，开始时可由护士指导，当患者掌握正确方法后由患者自己训练，护士督促、询问情况。

（5）反射性排尿训练：导尿前 30min，通过寻找扳机点，如以手腕的力量，指腹轻轻叩击耻骨上区或大腿上 1/3 内侧，50 ～ 100 次 / 分，每次叩击 2 ～ 3min，或牵拉阴毛、挤压阴蒂或阴茎或用手刺激肛门诱发膀胱反射性收缩，产生排尿。

（6）代偿性排尿训练：① Valsalva 屏气法，患者取坐位，身体前倾，屏气呼吸，增加腹压，向下用力做排便动作帮助排出尿液。② Crede 按压法：用拳头于脐下 3cm 处深按压，并向耻骨方向滚动，动作缓慢柔和，同时嘱患者增加腹压帮助排尿。

（7）盆底肌训练：患者在不收缩下肢、腹部及臀部肌肉的情况下自主收缩盆底肌肉（会阴及肛门括约肌），每次收缩维持 5 ～ 10s，重复做 10 ～ 20 次，每日 3 组。患者也可以坐在马桶上，两腿分开，开始排尿，中途有意识地收缩盆底肌肉，使尿流中断，如此反复排尿、止尿，重复多次，使盆底肌得到锻炼。

（8）清洁间歇性导尿技术：清洁间歇性导尿技术是指在清洁条件下，定时将尿管经尿道插入膀胱，规律排空尿液的方法。清洁的定义是所用的导尿物品清洗干净，将会阴部及尿道口用清水清洗干净，无须消毒，插管前使用洗手液洗净双手即可，不需要无菌操作。通过间歇导尿可使膀胱间歇性扩张，有利于保持膀胱容量和恢复膀胱的收缩功能，规律排出残余尿量，减少泌尿系统和生殖系统的感染，使患者的生活质量得到显著改善。

五、健康指导

1. **饮食指导**　患者应注意饮食清淡，丰富营养，并保持膳食平衡。忌食辛辣食物和酒精，因为这些食物和饮品可能会刺激膀胱，对神经功能产生影响。同时，患者应该多吃提高免疫力的食物，以增强身体的抗病能力。

2. **生活方式调整**　患者应禁烟酒，并避免剧烈运动，以免对膀胱产生不良影响。同时，要注意休息，保持充足的睡眠和规律的作息。

3. **病情监测**　需要定期进行必要的检查，如腹部 B 超、泌尿系 B 超、残余尿检查等，以评估病情，了解肾、输尿管、膀胱形态及残余尿量。此外，膀胱尿道造影和尿动力学检查也是重要的检查手段，可帮助了解膀胱功能是否受损。

4. **心理支持**　神经源性膀胱可能会对患者的心理产生一定影响，家属和医护人员应给予患者充分的心理支持，帮助他们树立战胜疾病的信心。

5. **出院指导**　患者在出院后，仍需注意保持良好的生活习惯和饮食习惯，避免过度劳累和情绪波动。同时，要定期进行复查和随访，以便及时了解病情变化。

第六节　神经源性肠道功能障碍康复护理常规

神经源性肠道功能障碍（neurogenic bowel dysfunction，NBD）是指控制直肠功能的中枢神经系统或周围神经受到损害而引起的一种直肠功能障碍，患者多数表现为顽固便秘、腹胀、大便失禁、排便时间延长、缺乏排便意识等，常见于脊髓损伤、脑卒中、脑外伤、脑肿瘤、多发性硬化、糖尿病等疾病。

一、常见病因

1. **脊髓损伤**　是神经源性肠功能障碍的主要病因之一。

2. **脑卒中及脑外伤**　也会影响控制肠道功能的中枢神经系统，从而导致神经源性肠道功能障碍。

3. **神经系统疾病**　多种神经系统疾病也会引发神经源性肠道功能障碍，包括多发性硬化、肌萎缩性脊髓侧索硬化症等。

4. **糖尿病**　糖尿病患者的长期高血糖状态会对神经系统造成损害，特别是自主神经系统。

5. **肠道炎症**　虽然肠道炎症不是直接由神经系统疾病引起的，但它可以导致肠道黏膜充血、水肿、糜烂，进而影响肠道功能。

6. **小肠结构异常**　如肠道狭窄、肠梗阻等，也会导致肠道功能障碍。

7. **肠道肿瘤**　可能会阻塞肠道，引起便秘、腹痛、便血等症状。

二、护理关键点

1. 便秘 与中枢神经对肠道的控制功能受损等有关。
2. 腹胀 与便秘和肠道内容物长时间滞留，肠道内会产生大量气体等有关。
3. 情绪波动 可能与肠道不适感和长期病痛的困扰等有关。
4. 腹泻与黏液便 可能与肠道的自主神经功能紊乱等有关。
5. 腹部不适与疼痛 可能与肠道的炎症、痉挛或梗阻等有关。
6. 其他症状 可能与患者的营养吸收不良、电解质紊乱及长期病痛有关，表现为头晕、乏力、食欲缺乏等全身性症状。

三、护理评估

1. 一般情况
(1) 基本信息：包括患者的年龄、性别、职业、文化程度、宗教信仰等。
(2) 病史：了解患者的既往病史、手术史、用药史等，特别是与肠道功能相关的病史。

2. 神经系统状况
(1) 脊髓损伤情况：了解脊髓损伤的部位、程度、类型（UMN 或 LMN 损伤）及损伤时间等。
(2) 神经系统症状：评估患者的肢体活动能力、感觉障碍情况、反射情况等。

3. 肠道功能评估
(1) 排便习惯：询问患者平时的排便习惯，包括排便时间、频率、量及性状等。
(2) 便秘与大便失禁：评估患者是否存在便秘、大便失禁等症状，记录其发生的频率、程度及伴随症状。
(3) 腹部症状：评估患者是否存在腹痛、腹胀、腹部包块等症状。

4. 辅助检查
(1) 影像学检查：如腹部 X 线片、CT、MRI 等，了解肠道结构、形态及蠕动情况。
(2) 功能检查：如结肠传输试验、直肠测压、肛门直肠肌电图等，评估肠道功能状态。

四、护理措施

1. 治疗原则
(1) 积极治疗原发疾病。
(2) 一般治疗：①调整生活习惯。②饮食管理：增加膳食纤维和水果的摄入，减少辛辣食品，采用高纤维低脂肪饮食。同时，成人每日应保证足够的液体摄入量（2000～2300ml），以软化粪便，促进肠道蠕动。③适量运动：适当增加运动量，如散步、慢跑等，可以促进肠道蠕动，减少便秘的发生。④定时排便：帮助患者养成定时排便的习惯，即使无便意也应坚持定时排便，以减少大便失禁的风险。
(3) 避免不良因素：①避免使用导致排便困难的药物，如某些镇痛药、抗抑郁药等；②纠正不良的排便习惯，如长时间蹲坐、用力排便等。

（4）药物治疗

1）泻剂：包括渗透性泻剂、番泻叶、大便软化剂等，用于软化粪便，促进排便。

2）促动力药：如莫沙必利片、伊托必利片等，可增强肠道动力，促进肠道蠕动。

3）神经营养药物：针对神经受损的原因进行治疗，使用神经营养药物改善神经功能。

（5）非药物治疗

1）生物反馈治疗：是一种行为疗法，通过监测心率变异性等身体信号，帮助患者学习控制这些生理反应，从而改善胃肠功能紊乱。该技术通常需要多次会诊，在专业人员指导下进行。

2）针灸治疗：是将特制针具刺入人体特定穴位以刺激经络的方法，能够调节自主神经系统活动，改善肠胃运动功能。针灸治疗对于痉挛性便秘、腹泻等症状均有一定疗效。

3）压力管理训练：涉及认知重构、放松练习等策略，旨在帮助患者识别并应对日常生活中的心理应激源。良好的压力管理有助于稳定情绪反应，减少由紧张或焦虑引发的消化系统异常表现。

（6）手术治疗：对于经上述治疗无效的患者，可考虑外科手术治疗。手术方法可能包括肠道切除、肠吻合等，具体方案需根据患者的病情和医师建议制订。

2. 治疗与护理的总体目标

（1）实现可预见与自我控制的肠道排空：首要目标是帮助患者在合适且社会可接受的时间和地点实现自我控制、可预见的肠道排空。

（2）最小化物理和药物治疗的依赖：在治疗过程中，尽量减少对物理疗法和药物治疗的依赖，通过综合性的康复护理措施，如定时排便制度、腹部按摩、饮食管理等，达到在可接受的时间范围内实现完全肠道排空的目的。

（3）预防并发症：通过科学有效的治疗和护理，预防便秘、大便失禁、自主神经反射异常（如可危及生命的反射亢进）等并发症的发生。

（4）提高生活质量：最终目标是最大限度地提高患者的生活质量，包括恢复患者的社会功能、心理健康和身体舒适度。

3. 护理计划与实施

（1）合理安排饮食：增加水分和纤维素含量高的食物，减少高脂肪、高蛋白食物的大量摄入，病情许可时每日液体摄入量不少于 2000ml。

（2）定时排便：根据患者既往的习惯安排排便时间，养成每日定时排便的习惯，通过训练逐步建立排便反射，亦可每日早餐后 30min 内进行排便活动。

（3）促进直结肠反射的建立：手指刺激直肠（肛门牵张）可缓解神经肌肉痉挛，诱发直肠肛门反射，促进结肠尤其是降结肠的蠕动。弛缓性直肠用局部刺激不能排出粪便，不适宜用手指刺激。具体操作为示指或中指戴指套，涂润滑油后缓缓插入直肠，在不损伤直肠黏膜的前提下，沿直肠壁做环形运动并缓慢牵伸肛管，诱导排便反射。左侧卧位，示指指腹顺时针 3～5 圈、4 个方向牵拉，每个方向约 5s，手指插入长度为示指一节或一节半，操作时机为每天一次，每次 3～5min、训练时间点相同，尽量餐后 30min。

（4）排便体位：排便常采用可以使肛门直肠角增大的体位即蹲位或坐位，此时可借助重力作用使粪便易于排出，也易于增加腹压，有益于提高患者自尊、减少护理工作量、减轻心脏负担。若不能取蹲或坐位，则以左侧卧位较好。对于脊髓损伤的患者也可使用辅助装置协助排便。

（5）指导患者腹部按摩：训练患者排便时，操作者用单手或双手的示指、中指和环指自右沿结肠解剖位置向左环形按摩。从盲肠部开始，依结肠蠕动方向，经升结肠、横结肠、降结肠、乙状结肠做环形按摩，或在乙状结肠部由近心端向远心端做环形按摩，每次 5 ～ 10min，2 次 / 天。

（6）指导患者增强腹肌运动：患者坐在座厕上或卧床患者取斜坡位，嘱患者深吸气，往下腹部用力，做排便动作。

（7）指导患者盆底部肌肉运动：患者平卧，双下肢并拢，双膝屈曲稍分开，轻抬臀部，缩肛、提肛 10 ～ 20 次，练习 4 ～ 6 次 / 天。

（8）灌肠：小剂量药物灌肠 15min 后即会出现肠蠕动，可减少自主神经过反射的发生，适用于 T_6 以上的脊髓损伤患者。可利用有节制功能的导管装置进行灌肠，增强排便控制能力，提高患者生活质量。具体操作：将导管插入直肠，在给药时在肛门附近利用气囊固定导管使其不易脱出，给药结束后放气囊，将导管拔出。

（9）药物治疗与辅助疗法：①遵医嘱用药，根据医师建议，合理使用泻药、润滑剂或肠道刺激剂等药物，以缓解便秘或腹泻症状。②生物反馈疗法：对于部分患者，生物反馈疗法可以帮助其重新学习控制盆底肌肉，改善排便功能。③针灸与理疗：中医针灸和物理疗法如电刺激，可能对某些患者有效，需在专业医师指导下进行。

五、健康指导

1. 定期复查 定期到医院进行复查，监测病情变化，及时调整治疗方案。

2. 记录日记 记录每日的饮食、排便情况及任何不适症状，有助于医师更准确地评估病情，制订个性化的治疗计划。

第七节 人工髋关节置换术康复护理常规

人工髋关节置换术（total hip arthroplasty，THA）是通过植入人工髋关节假体，治疗髋关节疾病的外科技术，是成人髋关节成形术中常用的方法。随着老年人口的逐渐增多，接受人工关节置换的患者也逐年增加。据专家预计，到 2050 年我国老年人口将达到 4.85 亿。据相关数据统计，我国关节置换在 2012 ～ 2019 年的年均增长率达 16.67%。人工髋关节置换技术包括人工股骨头置换、全关节置换、髋关节表面及部分置换等髋关节重建技术，此技术历经一个多世纪的发展，从单极头到双极头半髋关节，再由半髋关节发展出全髋关节，从骨水泥固定到生物固定，伴随着人工关节产品的设计革新，临床疗效也获得不断提升，以全髋置换最为常见。

一、常见病因

1. 骨关节炎、类风湿关节炎、强直性脊柱炎创伤、酒精中毒等所致的股骨头坏死。

2. 老年人股骨颈骨折不愈合，或伴骨折后股骨头坏死，股骨近端或髋臼的某些肿瘤。

3. 先天性髋关节脱位，疼痛严重，且继续加重者，髋关节功能重建术或固定术失败者。

4. 稳定多年的化脓性髋关节炎或髋关节结核等。

二、护理关键点

1. 疼痛。

2. 感染。

3. 关节挛缩。

4. 深静脉血栓形成。

5. 焦虑与恐惧。

6. 日常生活活动能力受限。

三、护理评估

1. **健康史**　询问老年人既往史、药物过敏史及可能影响手术伴随疾病的其他系统疾病，如循环、呼吸、消化、泌尿、内分泌、血液和免疫系统疾病等。

2. **身体状况**　评估疼痛、关节活动度、关节周围肌肉肌力，患肢感觉、运动及肿胀情况，患肢足背动脉搏动、皮肤温度、皮肤颜色及趾端活动情况等。

3. **心理 - 社会状况**　评估老年人有无对疾病发展、治疗方面的焦虑和猜疑，有无对疾病预后的担心和忧虑，是否影响到患者的日常生活及社交活动，以及家庭和社会支持度如何等。

4. **辅助检查**

（1）X 线检查显示病变部位。

（2）CT 检查显示关节病变程度和具体部位。

（3）MRI 检查对关节周围软组织有很好的评价效果。

四、护理措施

1. **康复护理原则**　康复护理方案必须遵循个体化、渐进性、全面性三大原则。

（1）关节置换术后康复是很复杂的问题，除需考虑到本身疾病外，还应了解其手术方式，患者的精神状态及对康复治疗的配合程度等因素，制订个体化的康复护理方案。

（2）术后康复训练的手段需根据患者的恢复情况逐渐增加，不同的阶段采取相应的康复护理技术，切忌操之过急。

（3）康复护理需从术前开始即介入，且需定期进行康复护理评估，了解患者的功能进展情况。

2. **康复护理目标**　分为短期目标和长期目标。

（1）短期目标：减轻疼痛，恢复患者体力，增强关节周围肌肉的肌力，增加关节活动度，改善关节稳定性。

（2）长期目标：改善平衡协调能力，恢复日常生活活动能力，避免非生理活动模式及疲劳损伤，保护人工关节，延长其使用期。

3. 护理计划与实施

（1）休息与活动：术前 1 周停止吸烟，并学会深呼吸及腹式呼吸运动，术后给予平卧位，患髋外展 15°～30°，若患者不能自行保持髋中立位，可穿防旋鞋，护理操作或排尿、排便时托住髋部，防止假体脱位和伤口出血。术后第 1 天，从仰卧位练习开始，包括踝泵、股四头肌及臀肌等长收缩、足跟滑动使髋屈曲至 45°、髋关节内旋至中立位，逐步过渡到坐位膝关节伸直及髋关节屈曲练习，注意髋部禁忌动作。骨水泥固定型患者可早期负重，非骨水泥固定型患者 6 周后才能负全重。术后 2～8 周进行柔韧性及肌力强化训练，需加强股四头肌、腓肠肌、腘绳肌等肌群牵张练习。此外，步行训练为该阶段重要内容。术后 8～14 周进行后期强化训练，可利用器械进行髋部伸肌、外展肌和屈肌渐进性抗阻力练习。本体感觉及平衡训练仍是这一阶段重点。

（2）饮食护理：麻醉清醒后 6h 即给予流质，饮食术后第 1 天给予普食，宜选用高蛋白、高钙、高维生素饮食，并补充足够水分。

（3）用药护理

1）髋关节置换术前预防性使用抗生素可有效降低手术部位感染率。常规预防性抗生素应根据患者体重给药，一般选择第一代头孢菌素，如头孢唑林。对 β- 内酰胺类抗生素过敏的患者可考虑万古霉素或克林霉素。在理想情况下，预防性抗生素使用应尽可能接近切皮时间。第一代头孢菌素和克林霉素应在切皮前 1h 内给药，万古霉素应在切皮前 2h 内给药。术后可以继续给予抗生素预防感染，但需注意总预防用药时间一般不超过 24h。

2）术前可以使用对乙酰氨基酚、环氧合酶 -2 抑制剂、加巴喷丁类等药物控制疼痛，术中可使用含有长效局部麻醉药的局部浸润镇痛和术后口服药物的组合。

3）术前给予缺铁性贫血患者促红细胞生成素和铁剂来改善患者血红蛋白水平。术中使用氨甲环酸可安全、有效地减少髋关节置换术失血量。

（4）病情监测：术后病情观察除生命体征外，还包括伤口渗血及负压引流情况，引流是否通畅，引流液的量和性状；患肢肿胀程度及肢体远端肤色，了解是否有末梢循环障碍等。

（5）心理护理：向患者讲解手术的目的及意义，麻醉及手术过程，日常护理注意事项等，使其做好心理准备，从而减轻恐惧感，积极配合治疗护理。

五、健康指导

1. 用药指导 遵医嘱按时按量服药，不可漏服或多服。

2. 生活指导

（1）禁忌动作：术后 8 周内的禁忌动作包括髋关节屈曲大于 90°、髋关节内收超过中线、髋关节内旋超过中立位，以上动作易引起假体脱位，术后 8 周，经手术医师随访评估后，可解除这些禁忌。

（2）离床训练：早期离床训练中，对单侧 THA 患者，指导其从患侧离床，同时避免髋部禁忌动作，这有助于维持患肢外展位，避免内收内旋。对双侧同时行 TIA 患者，可从任一侧离床，但应避免双下肢交叉或沿床边转动时内旋下肢。

（3）循序渐进：肌力训练、关节活动度训练、平衡训练、患肢负重练习均需遵循循序渐进的原则。

（4）预防下肢水肿：活动量的增加可引起下肢水肿，加压弹力袜可最大限度地减轻下肢水肿并预防 DVT 的发生。

（5）脱拐：何时由助行器过渡到双拐，到单拐或手杖，甚至脱拐均需根据患者的耐受程度及手术医师和康复医师随访评估后决定。

（6）下肢不等长感：患者自感双下肢不等长十分常见。术前肌肉短缩和关节高度丧失及术后肿胀，均会影响患者术后对患肢的感受，一般术后 12 周将逐渐消退。

（7）驾车：对于左侧 THA 患者，停用麻醉药品后即可恢复驾驶自动挡汽车，但有研究表明，患者术后至少 6 周内驾车反应能力均存在不同程度的损害，故建议患者在解除髋部禁忌动作后再开始驾车。

（8）文体活动：可允许患者恢复部分体育和娱乐活动，但不鼓励 THA 患者恢复高冲击性的运动项目，如单打网球、跑步、壁球等。

（9）家居活动：THA 术后患者需进行必要的家居改造，预防跌倒，减少假体脱位和骨折的风险，包括清除家庭走道障碍物如重新整理家具，看管好宠物，卷起不用的电线和电话线等；把常用的物品放在患者容易拿到的位置；保持浴室地面及台面干燥；在厨房、浴室放置座椅；在座椅和座厕上放置较硬较厚的坐垫，以保持坐位时关节屈曲不大于 90°。

3. **定期监测**　强调出院后预防感染，如出现关节肿胀、疼痛，伤口有渗出，伤口周围皮肤发红发热，活动后、跌倒后、扭伤后关节痛，请及时到医院就诊。出院后 1 个月、3 个月、6 个月、1 年须复查，以后每年复查。

第八节　人工膝关节置换术康复护理常规

人工全膝关节置换术（total knee arthroplasty，TKA）是一种以人工材料制成的假体关节替代人体受损膝关节，以达到重建一个接近正常功能的关节，并恢复和改善关节运动功能的骨科手术。TKA 是膝关节炎患者最安全有效的缓解疼痛、提高患肢功能的治疗方法。相关数据显示，从 2017 年开始，单髁关节的假体总数持续升高。在 2012～2019 年，膝关节置换年均增长率达到 27.43%。近年来，TKA 的技术得到了飞速发展，大量病例获得优良的随访结果，但 TKA 在早期和晚期也出现了一系列的问题，包括感染、关节僵硬、假体周围骨折和深静脉血栓形成等，面临需要进行膝关节翻修的问题。

一、常见病因

1. 类风湿关节炎和强直性脊柱炎的膝关节晚期病变。

2. 感染性关节炎引起的膝关节病损并伴有疼痛和功能障碍，如大骨节病、血友病性关节炎。

3. 创伤后的骨关节炎，如粉碎性骨折后关节面未能修复而严重影响功能的病例，以及因半月板损伤或切除后导致的继发性骨关节炎等。

4. 退变性膝关节骨性关节炎，老年性膝关节骨关节炎占 TKA 的最大比例，表现为疼痛、畸形、活动受限并呈进行性发展。

5. 膝关节的畸形，如膝内翻、膝外翻。

二、护理关键点

1. 疼痛。

2. 感染。

3. 关节挛缩。

4. 深静脉血栓形成。

5. 焦虑与恐惧。

6. 日常生活活动能力受限。

三、护理评估

1. **健康史** 询问老年人既往史、药物过敏史及可能影响手术伴随疾病的其他系统疾病，如循环系统、呼吸系统、消化系统、泌尿系统、内分泌系统、血系统液和免疫系统疾病等。

2. **身体状况** 评估疼痛、关节活动度、关节周围肌肉肌力，患肢感觉、运动及肿胀情况，患肢足背动脉搏动、皮肤温度、皮肤颜色及指/趾端活动情况，双下肢长度等。

3. **心理 - 社会状况** 评估老年人情绪、精神及心理状况。可使用观察及交流的方法，了解老年人对疾病的认识及了解程度，家属对康复的期望，家庭的生活经历，受教育程度，家庭经济状况等。

4. **辅助检查**

（1）X线检查显示病变部位。

（2）CT检查显示关节病变程度和具体部位。

（3）MRI检查对关节周围软组织有很好的评价效果。

四、护理措施

1. **康复护理原则** 康复护理方案必须遵循个体化、渐进性、全面性三大原则。

（1）关节置换术后康复是很复杂的问题，除需考虑到本身疾病外，还应了解其手术方式、患者的精神状态及对康复治疗的配合程度等因素，制订个体化的康复护理方案。

（2）术后康复训练的手段需根据患者的恢复情况逐渐增加，不同的阶段采取相应的康复护理技术，切忌操之过急。

（3）康复护理需从术前开始即介入，且需定期进行康复护理评估，了解患者的功能进展情况。

2. **康复护理目标** 分为短期目标和长期目标。

（1）短期目标：减轻疼痛，恢复患者体力，增强关节周围肌肉的肌力，增加关节活动度，改善关节稳定性。

（2）长期目标：改善平衡协调能力，恢复日常生活活动能力，避免非生理活动模式及疲劳损伤，保护人工关节，延长其使用期。

3. **护理计划与实施**

（1）休息与活动：术前加强膝关节屈伸练习，改善关节活动度。术后给予平卧位，患肢抬高至略高于右心房水平，患膝置于伸直位，搬动时托住膝部，防止假体脱位和伤口出血。术后当日即开始进行股四头肌、臀肌、腘绳肌等长练习，踝与足趾关节的主动屈伸活动。术后 2 ～ 3d，若无屈膝限制，逐步加强治疗性练习，包括卧位、坐位、站立位转换，主动屈伸髋、膝关节训练，直腿抬高练习及髌骨主动和被动活动等。术后 2 ～ 8 周，重点恢复关节活动度，主动辅助屈膝 ≥ 105°，主动辅助伸膝 ＝ 0°，此阶段还需进行日常生活能力训练。术后 9 ～ 16 周最大限度地恢复关节活动度，使患者完成更高级的活动，如上下更高的台阶和正常完成日常生活活动。

（2）饮食护理：患者术前戒烟酒，补充充足的水分，每日饮水量 ＞ 1500ml，术后 6h 可进流质饮食、半流质饮食、普食，饮食应富含高蛋白、高维生素、高纤维素，以增强抵抗力，促进伤口愈合。

（3）用药护理：关节置换术后抗凝治疗一般不应少于 7 ～ 10d，必要时延长至 28 ～ 35d。现阶段临床上最常用的预防血栓形成的药物为低分子量肝素、利伐沙班等。使用抗凝药物的用药期间，责任护士应经常巡视病房，注意观察患者有无出血现象，观察皮肤有无瘀斑，口腔、牙龈、鼻腔有无出血；观察注射部位、术后切口及各种穿刺口有无皮下淤血、瘀斑或出血；观察并准确记录各种引流液的颜色及引流量，有无血尿和黑粪等；注意有无头痛、恶心呕吐、意识障碍等脑出血症。

（4）病情监测：术后病情观察除生命体征外，还包括伤口渗血及负压引流情况，引流是否通畅，引流液的量和性状；观察弹性绷带的松紧带，患肢足背动脉搏动、末梢皮肤温度、颜色、肿胀、感觉及运动情况。

（5）心理护理：向患者讲解手术的目的及意义，麻醉及手术过程，日常护理注意事项等，使其做好心理准备，从而减轻恐惧感，积极配合治疗护理。

五、健康指导

1. 用药指导　遵医嘱按时按量服药，不可漏服或多服。

2. 生活指导　饮食上多食用高钙食物，预防骨质疏松。可进行适宜运动，如骑固定式自行车及水中运动来减轻运动中患膝的负荷，减轻因运动而引起的关节肿胀和疼痛。根据医师评估和患者个人能力恢复情况，鼓励患者参加文娱活动，避免高强度运动。

3. 定期监测　强调出院后预防感染，如出现关节肿胀、疼痛，伤口有渗出，伤口周围皮肤发红发热，活动后、摔倒后、扭伤后关节痛，请及时到医院就诊，出院后 1 个月、3 个月、6 个月、1 年按时复诊，查看恢复情况。

第九节　日常生活活动能力康复护理常规

日常生活活动能力（activity of daily living，ADL）：狭义的 ADL 是指人在独立生活而每天必须反复进行的最必要的、基本的、具有共同性的动作群，即进行衣、食、住、行及个人卫生等基本动作和技巧。广义的 ADL，还包括与他人的交往，以及在社会内乃至更高层次上的社会活动。日常生活自理能力可以分为基本性日常生活自理能力（basic activity of daily living，BADL）和工具性日常生活自理能力（instrumental activity of daily living，

IADL）。随着年龄增长，老年人日常生活活动自理能力逐渐下降，失能率显著增加。据预测，截至 2030 年，我国失能老年人口将超过 7765 万。

一、常见病因

1. 与年龄的增长，身体功能和自身恢复能力有关。
2. 与慢性疼痛、营养不良、患慢性病有关。
3. 受经济水平较低，家庭及社会支持较少等多因素的影响。
4. 与患阿尔茨海默病，多发梗死性痴呆有关，或其他原因所致的痴呆。包括脑肿瘤、脑外伤、感染、中毒和代谢障碍引起的老年期痴呆疾病。

二、护理关键点

1. 疼痛。
2. 活动无耐力。
3. 衰弱与孤独。
4. 有跌倒的风险。

三、护理评估

1. 健康史　询问老年人既往史、是否存在躯体疾病及伴随症状，如痴呆、脑血管疾病等。
2. 身体状况　采用改良巴氏量表（MBI）对医院或长期照护机构的老年人进行评估。评估社区老年人 IADL 采用 Lawton IADL 指数量表。
3. 心理 - 社会状况　是否存在精神疾病，如焦虑、抑郁等，以及是否存在认知功能障碍。评估家庭和社会支持度情况。

四、护理措施

1. 治疗原则
（1）针对性原则：严格按照老年人的疾病特点、病程、评定结果等制订个体化康复训练计划，并根据功能状况变化及时调整训练方案。
（2）渐进性原则：训练强度由小到大，时间由短到长，动作的复杂性由易到难。开始训练一项活动时难度不宜过高，以免引起患者焦虑情绪。
（3）持久性原则：训练时间越长，动作的熟练程度越高，效果越好，因此训练需要持之以恒。
（4）综合性原则：在训练中，既重视局部的训练，也要重视全身功能状况的改善，还要注意老年人的心理健康状态。调整心理状态，可以调动其参与训练的积极性，同时良好的功能训练效果，也可以促进老年人的心理健康，所以训练中要注重身心整体功能的康复。
（5）安全性原则：不管采取任何训练方式，都应以保证安全为前提，训练中密切观察病情变化，避免因训练方法不当造成患者损伤或病情加重。

2. 治疗与护理总体目标 提高患者日常生活活动能力，减少问题行为，较好地发挥残存功能，生活质量得以提高。

3. 护理计划与实施

（1）休息与活动

1）移动训练：需在具备一定静态、动态平衡能力后开始训练。

2）进食训练：通常选择适宜的餐具及单一的进食环境，半坐位或半卧位，从易下咽的糊状食物开始进行训练。

3）修饰活动（如洗脸、刷牙等）训练：可使用动作活动能力分析法后逐步开始训练。

4）穿上衣的训练：可使用动作活动能力分析法后逐步开始训练。

5）穿裤子、鞋、袜的训练：可在使用不同种类辅助器具下进行训练。

6）淋浴训练：保持一个无障碍环境更利于老年人行动，需在陪护人员监督指导下开始主动或辅助下训练。

7）如厕训练：陪护者需定时带老年人如厕，养成按时排便的习惯，老年人须在监督下开展大小便如厕训练。

8）家务活动训练：参与家务活动时，应量力而行，从简单的家务活动逐步过渡到较为复杂的家务活动，循序渐进。

9）翻身训练：整个活动应先抬头并向翻身侧转头和颈，通过早期训练促进躯干旋转，提高肢体的运动功能及控制能力。

10）从床上坐起训练：为避免直立性低血压，应采取逐渐增加角度的被动坐起方法。

11）步行训练：在专业机构选择合适的步行辅助用具，且需要具备较好的平衡能力和上肢支撑体重的能力后才可进行训练。

12）驱动轮椅训练：需在专业机构适配轮椅以满足不同失能老年人的需求，确保体位支撑，适合不同生活环境的需要。

13）上下楼梯训练：需在平衡能力且下肢的肌力达到一定标准后，在专业人员辅助下开始训练。

（2）饮食护理：给予高热量、高维生素、高纤维素、低盐低脂、适量优质蛋白的易消化饮食，根据病情变化及时调整和补充各种营养素。

（3）用药护理：根据患者基础疾病指导老年人按医嘱用药，督促按时服药，强化老年人服药依从性。

（4）病情监测：训练过程中观察老年人反应，做好各种并发症的预防与护理。

（5）心理护理：关心、尊重老年人，指导克服焦虑情绪，增强老年人自我照顾能力与自信心；营造和谐的亲情氛围和舒适的休养环境。

五、健康指导

1. 训练过程中注意安全，固定好各种管路，以免发生跌倒、坠床、烫伤和管路脱出等。

2. 若老年人存在严重感知、心理、情绪方面问题，先暂缓训练。

3. 训练内容与老年人需求相结合，增加积极性与主动性。

第十节　感觉障碍康复护理常规

感觉是指各种形式的刺激作用于人体各种感觉器官后在人脑中的直接反应。感觉障碍（sensory disorder）是指机体对各种形式刺激（如痛、温度、触、压、位置、振动等）无感知、感知减退或异常的一组综合征。解剖学上将感觉分为内脏感觉（由自主神经支配）、特殊感觉（包括视觉、听觉、嗅觉、味觉，由脑神经支配）和一般感觉。一般感觉由浅感觉（痛觉、温度及触觉）、深感觉（运动觉、位置觉和振动觉）和复合感觉（实物觉、图形觉、两点辨别觉等）所组成。

感觉障碍依其病变性质可分为刺激性症状和抑制性症状两大类。感觉径路刺激性病变可引起感觉过敏（量变），也可引起感觉障碍如感觉倒错、感觉过度、感觉异常及疼痛（质变）等。感觉通路受破坏时出现感觉减退或缺失。感觉障碍根据病变部位不同可分为末梢型感觉障碍、神经干型感觉障碍、后根型感觉障碍、脑干型感觉障碍、皮质型感觉障碍、丘脑型感觉障碍、内囊型感觉障碍、髓内型感觉障碍。

一、常见病因

1. 中枢神经系统病变　如脑血管病变、脊髓损伤或病变等。
2. 周围神经病变　如臂丛神经麻痹、坐骨神经损害等。
3. 外伤　如切割伤、撕裂伤、烧伤等。
4. 缺血或营养代谢障碍　糖尿病、雷诺现象（雷诺病）、多发性神经炎等。

二、护理关键点

1. 感知觉紊乱。
2. 有跌倒的风险。
3. 有皮肤受损的风险。
4. 焦虑与恐惧。

三、护理评估

1. 健康史　评估患者的意识状态，注意有无认知、情感或意识行为方面的异常，了解感觉异常的表现形式，如麻木感、冷热感、潮湿感、重压感、针刺感、震动感或自发疼痛等；感觉障碍分布的范围、出现的形式（发作性或持续性）、发展的过程、加重或缓解的因素。

2. 身体状况　感觉系统检查主观性较强，宜在环境安静、患者意识清楚及情绪稳定的情况下评估，检查时自感觉缺失部位查向正常部位，自肢体远端查向近端，注意近远端、左右对比，切忌暗示性提问，尽量使患者充分配合，必要时重复检查。检查内容：①浅感觉，包括痛觉、触觉、温度觉；②深感觉，包括运动觉、位置觉、振动觉；③复合感觉，包括定位觉、图形觉、两点辨别觉、实体觉；④全身评估，评估患者全身情况及伴随症状，如肌力、肌张力、步态、语言功能、视觉、听觉等是否正常，注意相应区域的皮肤颜色、毛发分布、有无烫伤或外伤瘢痕、皮疹、出汗等。

3. 心理 - 社会状况　评估患者是否因感觉异常而烦闷、忧虑或失眠。

4. 辅助检查　根据患者感觉障碍的部位分布、性质等选择合适的检查。

（1）末梢型感觉障碍应选择肌电图、腰椎穿刺脑脊液动力学检查及常规检查，必要时应做神经活检。

（2）后根型和髓内型应根据感觉平面选择脊髓 CT 或 MRI、腰椎穿刺脑脊液检查、脊髓血管造影等。

（3）脑干型、丘脑型、内囊型、皮质型等应选择脑 MRI、脑电图、脑血管造影等检查。

四、护理措施

1. 感觉障碍治疗原则　积极治疗原发病，减轻症状，防治并发症，加强功能锻炼，促进康复。

2. 治疗与护理总体目标　①患者能适应感觉障碍状态。②感觉障碍减轻或逐渐消失。③患者生活需要得到满足，不发生因感觉障碍引起的各种损伤。

3. 护理计划与实施

（1）生活护理：保持床单位清洁、干燥，定时翻身，避免感觉障碍的身体部位长时间受压或受到机械性刺激。慎用热水袋或冰袋，防止烫伤、冻伤，对感觉过敏的患者尽量避免不必要的刺激。对深感觉异常、步态不稳者，下床活动时给予搀扶，以防跌撞受伤。

（2）饮食护理：给予高蛋白、高维生素、易消化饮食，根据病情变化及时调整和补充各种营养素。

（3）用药护理：目前临床上尚未形成针对感觉功能障碍的药物，临床用药主要是对基础疾病的治疗。在此基础上加用神经保护因子、营养神经因子等药物。

（4）病情监测：密切观察患者安全，避免发生烫伤、跌倒等意外事件的发生，做好各种并发症的预防与护理。

（5）心理护理：感觉障碍常使患者缺乏正确的判断而产生紧张、恐惧心理或烦躁情绪，严重影响患者的运动能力和兴趣，应关心、体贴患者，主动协助其日常生活活动，多与患者沟通，取得患者信任，使其正面面对，积极配合治疗和训练。

（6）感觉训练：包括在运动训练中，应建立感觉 - 运动训练一体化的概念。可进行肢体的拍打、按摩、理疗、针灸、被动运动和各种冷、热、电的刺激。例如，每天用温水擦洗感觉障碍的身体部位，以促进血液循环；被动活动关节时反复适度地挤压关节，牵拉肌肉、韧带，让患者注视患肢并认真体会其位置、方向及运动感觉，让患者闭目寻找停滞在不同位置的患肢的不同部位，多次重复直至找准，这些方法可促进患者本体感觉的恢复。上肢运动感觉功能的训练可使用木钉盘，如使用砂纸、棉布、毛织物、铁皮等缠绕在木钉外侧，当患者抓木钉时，通过各种材料对患者肢体末梢的感觉刺激，提高其中枢神经的感知能力，还可以通过患侧上肢的负重训练改善上肢的感觉和运动功能。

五、健康指导

1. 讲解感觉障碍的相关知识及观察要点，遵循感觉 - 运动一体化的训练原则，增强患者安全意识及康复训练与护理的依从性。

2. 训练时环境安静，避免嘈杂。耐心指导并观察皮肤状况，避免皮肤损伤。

3. 鼓励患者提高生活自理能力，告知感觉训练的长久性，将感觉障碍的康复融入日常生活活动中，避免出现倦怠。

4. 保持情绪稳定，及时缓解不良情绪，增强康复训练的信心和主动性。

5. 做好患者出院指导和随访工作，指导患者及照护者注意安全，延续感觉障碍康复训练与日常生活动作相结合。如有异常立即就医。

第十一节　言语障碍康复护理常规

言语障碍（lalopathy）是指言语发音困难，气流中断或者言语韵律出现困难。典型的言语障碍有构音障碍、口吃等。常见类型有失语症、构音障碍、听力障碍所致的言语障碍等。

一、常见病因

1. 中枢神经系统损伤。
2. 心理和精神异常造成的言语障碍。
3. 言语语言功能单元损伤引起的言语障碍。

二、护理关键点

1. 语言沟通障碍。
2. 焦虑、抑郁。

三、护理评估

1. 健康史　评估患者的职业、文化水平与语言背景，如出生地、生长地及方言等；以往和目前的语言能力；患者的意识水平、精神状态及行为表现，是否意识清楚、检查配合，有无定向力、注意力、记忆力和计算力等智能障碍。详细询问患者的发病过程，如若患者不能很好地表达，应由家属或他人代述。

2. 身体状况　主要通过与患者交谈，让其阅读、书写及采用标准化的量表来评估患者言语障碍的程度、类型和残存能力。注意检查患者有无听觉和视觉缺损；是右利手还是左利手，能否自动书写或听写、抄写；能否按照检查者指令执行有目的的动作；能否对话、看图说话、跟读、物体命名、唱歌、解释单词或成语的意义等。评估口、咽、喉等发音器官有无肌肉瘫痪及共济运动障碍，有无面部表情改变、流涎或口腔滞留食物。

3. 心理-社会状况　评估患者有无悲观、焦虑、抑郁等不良心理反应，家庭及社会支持情况。

4. 辅助检查　采用纤维喉镜、电子喉镜、肌电图等技术手段，对患者说话时喉部、口腔、咽腔及鼻腔的形态与功能进行直接观察，同步实时分析相关声学参数，并据此对治疗效果进行综合评估。

四、护理措施

1. *治疗原则*

（1）针对性治疗：一对一训练，治疗针对性强。兼顾患者的特殊性，实施针对性的康复措施，如针灸治疗、辨证施护、多维度语言使用训练、沟通技能训练。

（2）渐进性治疗：对言语功能障碍的患者，尽早在专业言语和语言治疗师的指导下，进行康复治疗。根据患者情况进行方案的调整。

（3）个性化治疗：根据患者具体情况，制订个人心理计划和具体语言训练内容。

（4）主动性治疗：当患者充分理解语言训练的方法和要求时，可将部分需要反复训练内容让患者自主训练。

（5）家庭参与：患者在治疗期间，可以在家属的陪同下进行小组治疗，促进患者对社交语言的运用，增强患者的社会性。

2. *治疗与护理的总体目标*　①能最大限度地保持沟通能力，采取有效的沟通方式表达自己的需要；②能配合语言训练，语言功能逐步恢复正常。

3. *护理计划与实施*

（1）生活护理：创造安静、舒适的环境，避免过多的视觉刺激，以免分散患者的注意力；安排舒适稳定的座椅及高度适当的桌子；同时，室内通风，光线、温度、湿度适宜。

（2）饮食护理：根据言语障碍患者有没有合并高血压、高血脂、糖尿病、冠心病等基础疾病给予相应的低盐低脂无糖饮食。常见的言语障碍以失语症居多，并且多是由脑血管病引起的，因此推荐清淡、营养、偏软的饮食。而有发音困难的患者由于口咽部肌肉的活动不好，通常伴有吞咽困难，饮食太稀，进食时容易被呛到，可以适当在粥里加点水果来补充营养，还能增加食物的浓稠度，同时逐步训练吞咽功能。

（3）康复训练指导

1）康复时机：根据患者的需要、目标和言语障碍的严重程度，尽早进行言语康复并适当地增加训练强度。言语训练建议安排在上午，每次 30min。超过 30min 的训练可安排上午、下午各 1 次。短时间、高频率的训练比长时间、低频率的训练效果更好。训练要持续数月、1 年或更久。

2）康复方式：根据患者实际情况，选择个性化的语言康复方式，并为患者制订合理的康复目标及计划，可使用新型医疗手段，如强化训练、药剂、计算机辅助医疗、脑刺激等，并与传统语言功能锻炼相结合的方式。

3）康复治疗过程中的护理：①尽可能去理解患者说的每一件事，并缓慢、清晰、简单、亲切地与其说话，必要时可重复。②把护理重点放在患者现存的能力上，指导患者借助手势、交流手册等代偿手段进行日常生活交流，激发交流欲望。③要有耐心，给患者足够的时间去思考和回答医护人员提出的问题。用他们熟悉的名称和术语交谈。④进行训练时，不要让患者精疲力竭，也不要以命令的口吻对患者说话，要像对待普通人一样对待患者。⑤鼓励患者主动训练，对患者出现的急躁情绪要理解，对其所取得的微小进步需给予鼓励。⑥正确判断和处理患者的要求。当听不懂患者所说的内容时，要耐心启发，不能表现出不耐烦或取笑患者。

（4）用药护理：干预的药物分为影响单胺类神经递质药物（溴隐亭、左旋多巴、右苯丙胺等）、影响胆碱类神经递质药物（多奈哌齐、加兰他敏、吡拉西坦等）和影响氨基酸类神经递质药物（盐酸美金刚），多奈哌齐联合言语治疗可改善语音的输出和输入，提高患者对词汇 - 语义的处理能力；吡拉西坦可改善书面语言、复述和自发言语；美金刚可显著改善自发言语、理解、命名和日常交流。

（5）心理护理：患者常因无法表达自己的需要和感情而烦躁、自卑，护理时应耐心解释不能说话或说话吐词不清的原因，关心、体贴、尊重患者，避免挫伤其自尊心的言行；鼓励克服羞怯心理，大声说话，当患者进行尝试和获得成功时给予肯定和表扬；鼓励家属、朋友多与患者交谈，并耐心、缓慢、清楚地解释每一个问题，直至患者理解、满意；营造一种和谐的亲情氛围和轻松、安静的语言交流环境。还可以使用音乐疗法提升患者幸福感，减少负面情绪。

五、健康指导

1. 用药指导　指导患者遵医嘱正确用药。

2. 生活指导　保持健康的生活方式，如合理饮食、规律运动。鼓励患者参与以社区为基础的康复团体；帮助患者沟通日常需求，支持其参与日常和重大的生活决策。

3. 定期监测　患者出院前应进行沟通能力评估，并将评估结果纳入出院计划；定期随医就诊。

第十二节　精神心理障碍康复护理常规

精神心理障碍（psychological disorder）是指大脑功能失调出现的认知、情感、意志和行为等精神心理方面异常的一组疾病。此类疾病复发率和发作频率高，不仅给患者造成主观痛苦体验，严重时甚至出现自残和自杀行为，还给家庭和社会造成极大的医疗负担。精神心理障碍包括焦虑症、强迫症、抑郁症、双相障碍、精神分裂症、睡眠障碍、进食困难等。全球 60 岁及以上人群精神障碍患病率达 17.3%，其中低收入国家患病率比高收入国家高1.7 倍。根据全球疾病负担研究，精神障碍导致老年人伤残调整寿命年占比达 13.9%，老年人常见心理健康问题以抑郁、焦虑为主，在全球范围内，大约四分之一（32.8%）的自杀死亡发生在 60 岁或以上人群中，男性自杀率为女性的 3.1 倍。

一、常见病因

老年期的精神障碍可为器质性、功能性和混合型三种，通常以混合型多见。因为患者高龄，常合并有多系统疾病，并发症多，所以老年期精神障碍预后较差。

1. 器质性精神障碍　随着年龄的增长，老年人身体各项功能均有不同程度的下降，因此老年人是器质性脑部疾病的高发群体。阿尔茨海默病（AD）以病理性脑萎缩为多，占总数的 40% 左右。它起病缓慢，通常以健忘、记忆力减退开始，然后逐渐出现注意力分散而影响到日常生活。继而可见定向障碍、虚构和夜间徘徊等症状。最后主动活动降低、情感麻木、思维能力和全身功能减退。近期记忆减退明显，远期记忆相对来说保留长久。脑血管性精神障碍初期患者常表现为头痛、头晕、注意力低下、健忘、言语缓慢和部分性瘫痪。继而可出现痴呆、情感障碍，夜间可见意识障碍、定向障碍等。判断能力和人格相对来说保留得比较好。

2. **功能性精神障碍**　主要表现为老年性抑郁症，以焦虑感和疑病症状为主，有时可见痴呆状态。相对于青年人的抑郁，老年人的抑郁症更容易固定化。

3. **混合型精神障碍**　指同时存在器质性和功能性精神障碍的表现，即在有明确的躯体或脑部器质性病变基础上，又出现了一些无法单纯用器质性病变解释，而是与心理、社会因素等相关的精神症状。老年期由于身体状况复杂，多种疾病并存，所以混合型精神障碍较为多见，诊断和治疗相对也更为复杂。

二、护理关键点

1. 有受伤的危险。

2. 自理能力缺陷。

3. 进食障碍。

4. 睡眠型态紊乱。

三、护理评估

1. **健康史**　询问患病时长、是否遵医嘱服药，有无相关靶器官损害与临床疾病。

2. **身体状况**　焦虑、进食障碍、失眠、入睡困难、记忆力下降、情绪低迷等特征。

3. **心理-社会状况**　评估患者有无对疾病发展、治疗方面的焦虑和抗拒，有无对该疾病担心和忧虑，是否影响到老年人的社交活动，以及家庭和社会支持度如何等。

4. **辅助检查**

(1) 磁共振：被广泛地应用于认知功能障碍的患者，以排除结构异常，并提供积极的诊断信息。局灶性对称性内侧颞叶萎缩对 AD 有预测价值。此外磁共振可排除其他神经退行性疾病，评估脑血管疾病，为 AD 的诊断及鉴别诊断提供有利依据。

(2) 脑脊液检测：可用于排除罕见的、可逆的认知障碍，也有助于 AD 的诊断。AD 的典型脑脊液检查表现为 $A\beta_{42}$ 水平降低，tau 蛋白和磷酸化 tau 蛋白水平升高，这些指标的检测有助于预测轻度认知功能障碍发展为 AD 的可能性，因此被纳入诊断标准。迄今为止，在常规的临床应用中还没有发现 AD 特异性的血液生物学标志物。

四、护理措施

1. **治疗原则**

(1) 由于老年患者的精神状况很差，日常生活主观能动性弱，家属必须合理安排患者的日常生活。

(2) 宜采取以下综合措施：①良好的家庭照顾；②舒适的休养环境；③支持性心理治疗；④鼓励参加文娱治疗活动，帮助他们正确对待疾病和现实生活，帮助他们提高心理承受能力，学习如何应对压力事件；⑤保证足够的营养；⑥预防感染等躯体并发症和走失等意外；⑦合理的药物治疗。

2.治疗与护理总目标

（1）积极治疗躯体疾病，保持乐观情绪。

（2）积极配合康复训练，强化自理能力。

（3）正确用药与治疗，无不良事件发生。

3.护理计划与护理措施

（1）心理疏导：①对于情绪较差的患者可讲述疾病及治疗相关的健康知识，让患者对疾病保持一个正确的认知观念，增强患者战胜疾病的信心。并指导患者积极进行娱乐和健身活动，调动患者对生活的热爱，培养患者的兴趣爱好。②器质性精神障碍患者由于长时间遭受疾病的折磨，更加容易出现消极或抑郁等不良心理状态，甚至会产生轻生念头，护理人员需要随时保持对患者的警惕，以免意外事件的发生。

（2）合理用药：奥氮平和喹硫平是临床上首选的非典型抗精神病药物，可取得满意的治疗效果。喹硫平与奥氮平二者药物机制相似程度高，均能加快老年器质性精神障碍患者的阳性与阴性症状改善，促进精神状态复常，改善患者血清学指标，其中喹硫平的不良反应更少，安全性更高。奥氮平联合氟哌利多醇治疗急性功能性精神障碍，能显著改善患者的临床症状，且用药的安全性较高。用药期间应观察患者的用药效果、不良反应等。

（3）安全护理：由于精神心理障碍性疾病是集认知、情感、意志和行为等多方面异常的一组疾病，因此老年人的安全护理尤为重要，应集中注意以下事项。

1）防暴力：准确识别暴力行为出现前患者的情绪状态有助于防止暴力行为升级，了解相关危险因素则能为预防暴力行为做好准备。缓解老年精神障碍患者症状的有效技术①自我控制技术，医护人员不仅要学会自我控制，还要让患者学会自我控制。要掌握放松技巧，学会自我调节情绪，避免让患者感到不被尊重，保持语调平缓和清晰。允许患者自由表达观点，帮助患者从多个角度分析问题、认识到不用暴力解决问题的可能，转移患者注意力。②安全接触技术，与患者保持适当距离时，除考虑到避免受到攻击外，还要考虑到保证患者的个人空间。距离太近，会使患者感受到威胁，进而表现出戒备和恐惧。要与患者保持适当的距离，在最佳沟通和最大化安全之间保持平衡，根据需要灵活调整距离。③互动沟通技术和策略选择技术，在精神科发生的暴力攻击事件中语言攻击占比最大，因此，护理人员要掌握沟通技巧。老年精神障碍患者的暴力行为通常是由自身疾病引起的，存在触发因素。所以，不要站在患者的对立面，应该引导患者合理宣泄，进行暴力风险评估时应将重点放在评估患者情绪状态和危险因素方面；在与患者互动、沟通前护理人员应清除周围危险物品、与患者保持合适的距离；沟通时要认真倾听，鼓励患者表达感受和需要，进而实施人文关怀策略。

2）防跌倒：协助保持环境安全，发现跌倒隐患时，应立即予以纠正并进行处理。医护人员对患者进行动态跌倒风险评估，对患者和（或）照护者进行预防跌倒的健康教育，落实相应的预防措施。保持地面干燥，拖地或地面潮湿时放置警示标识，通道无障碍物。提供安全的住院环境和设施，活动区域无障碍物、确保各种设施处于安全状态。护理措施：保持病区地面清洁干燥；将日常物品放于患者或家属易取处；教会患者及其家属使用床头灯及呼叫器，放于可及处；指导患者及其家属渐进坐起、渐进下床的方法；穿合适的鞋及衣裤，适用于低风险患者；家属24h陪护；使用床栏；使用相应的警示标牌；加强对患者的夜间巡视；必要时使用保护性约束。

3）防走失：为老年人制订规律的生活和出行计划，并尽量保证有家人陪同外出，特别是在人多的地方。住院期间佩戴手腕带，不可随意摘取，家属 24h 陪护。

（4）饮食护理：①合理膳食，日常饮食应以清淡、易消化食物为主，如瘦肉、蛋类及菌菇类食物，这些食物富含维生素、卵磷脂、镁元素，可改善大脑细胞的营养状态，延缓大脑细胞的衰老速度，增强患者的大脑抵抗力，提升患者记忆力，提高患者大脑健康水平。注意：摄入过量铝元素是导致老年痴呆症发生的主要原因，所以尽量不使用铝锅或是少使用铝锅。②随着年龄增长，生理性功能退化成为老年人进食困难的又一重要因素，丧失进食所需要的精细技能。进食障碍护理：①体位：保持坐位或半卧在床上，身体与床的夹角为 60°。进食前观察意识清醒状态，询问患者舒适度和进食意愿。②食物选择：饭菜要色香味美，饮食在固体糊状物和液体之间调整。喂水时要先请医师经过评估，有些患者不能直接饮水，可将水加入食物或增稠剂变稠后才能喝。③进食速度：进食时要缓慢，一口量要合适，必要时吃一口，再空吞咽一口，再吃第二口，完全吞下去后再喂。④鼻饲：吞咽困难严重不能经口进食者，可给予鼻饲饮食。鼻饲时要定时定量注入自制流食，也可给予营养素、蛋白粉等注入，做好鼻胃管护理。⑤解释：对于不愿进食的老年痴呆患者要耐心解释，鼓励患者进食，并询问患者想法及意愿，使患者心情愉悦地进食。规律进食时间，合理安排进食场所，集体进食，不能边看电视边进食，用恰当的言语提醒患者。对于疑有毒害自己怀疑饭菜有毒不进食的患者，可当着患者的面先尝试，让其任意挑选饭菜，适当满足其要求。对于行为躁狂、偏激，并有攻击破坏行为不肯进食的患者，先暂不劝说喂食，耐心劝说陪伴，待情绪稳定后再喂食。要关注老年人，不要孤立老年人。a. 口咽活动度训练，训练者将勺子放于患者口唇上、下、左、右位置，指导患者伸舌舔勺，并进行咀嚼动作，以锻炼舌肌、咀嚼肌。做鼓腮、笑、吹气、吮手指动作，以锻炼颊肌、喉部内收肌，以上训练 1～2 次/天，每次 20～30min，可根据患者病情适当进行增减。b. 咽部刺激，用冰冻的棉棒蘸少许水或食醋刺激患者的软腭、舌根及咽后壁，然后做空口吞咽动作，训练 3 次/天，每次 5～10min。主要包括鼓腮、伸缩舌、咬合等口腔练习，每次训练时间 15min，每日训练 3 次，其次是进行抬头、低头等颈部训练，3 次/天，每次 20min；这些训练都需要在进餐至少 2h 后进行，以此避免呕吐发生。

（5）睡眠护理：部分患者会伴随有不同程度的睡眠障碍，对日常的精神状态等造成严重的影响，针对这种现象，护理人员需要以改善患者睡眠质量为主，睡前可帮助患者泡脚或进行心理疏导，必要时可通过药物进行干预，缓解当前阶段睡眠障碍的临床症状。

（6）基础生活护理：做好基础护理及排泄护理，对大小便失禁者，定时协助老年人排尿、排便，防止尿潴留和肠梗阻；若尿湿了衣裤及时更换，不要批评指责，保持皮肤、床铺的整洁和干燥。有研究表明，便秘的发生发展与精神心理因素关系密切，同时，便秘也会导致患者精神心理障碍，特别是慢性便秘，更易导致患者精神心理异常。因此，在日常工作中，不仅要关注患者的精神症状，也要关注患者的排泄情况。防止便秘宜采取以下综合措施。①腹部按摩：腹部顺时针环形按摩，按摩时可用双手示指、中指、环指重叠在腹部，按肠走行方向，由结肠向横结肠、降结肠至乙状结肠做顺时针环形按摩，2～3 次/天，每次 15～20min，以疏导气机，加快胃肠蠕动促进排便。②适当的运动：可以增加胃肠蠕动和肌张力，每日定时组织患者进行室内外活动，如散步、打球、做操、跳绳等健身锻炼，尤其是便秘腹式呼吸运动（吸气时鼓腹并放松肛门、会阴；呼气时收腹并缩紧肛门、会阴；气呼尽略加停顿，再进行呼吸；如此反复 6～8 次）能加强生理排便功能，恢复正常的排便反射机制，同时也丰富了患者的住院生活，增强患者体质。③改善饮食结构，纠正不良的饮食习惯：避免过度节食，食物过于精细。食物选择要粗细搭配，避免以高糖、动物性食物为主食，忌食烈酒、浓茶、咖啡、韭菜、蒜、辣椒等刺激性食物，增加食物中纤维素的摄取量，给予含纤维素高的食物，包括粗粮，如玉米面、豆类等及芹菜、白菜；多食水果、多饮水，督促患者每日饮水 1500ml 以上。适当吃一些润肠通便作用的食物，如蜂蜜、芝麻、核桃、牛奶等；在烹调菜肴时可适当多放一些食用油，如豆油、菜油、麻油、花生油等。④重建排便习惯：排便安排在餐后，每天在固定的时间督促患者排便，即使排不出便也要坚持下去，以养成定时排便的生活习惯。

（7）康复训练：①日常生活活动训练。具体措施可着重培训个人卫生、盥洗、饮食、衣着、排便等活动，坚持每日数次手把手地督促教导和训练，并可结合奖励刺激。除了严重衰退者缺乏效果外，大多患者在 2～3 周即明显改善。但这种训练必须持之以恒，一旦放松，即可恢复原状。至于其他未出现衰退的患者，由于急性发病期过后尚残留某些精神障碍，也可影响日常生活活动。通常表现较为被动，懒散及对事物缺乏情感关注等，则需进行督促和引导。②文娱体育活动训练。着重于培养社会活动能力，加强社会适应力，提高情趣和促进身心健康。如歌咏、舞蹈、书画、乐器演奏、体操、球类比赛等。③社会交往技能训练。患者的社会交往能力常因长期脱离社会生活而逐渐减弱。通过社会交往技能训练，可有效提升患者对压力情境的能力，增强其社会适应性，帮助其更好地融入社会生活。

五、健康指导

1. **用药指导** 遵医嘱按时按量服药，不可漏服或多服。

2. **生活指导** 指导家属督促或协助老年人保持口腔卫生，每天定时刷牙。不能自己刷牙者，早晚温盐水或漱口水清洗口腔。对于长期卧床的老年人要定时翻身、擦背，可购置防褥疮床垫或气垫床垫以防出现压疮。

3. **密切观察** 指导家属严密监测老年人的精神心理状态，如出现症状加重情况或出现暴力行为应及时就医。

第十三节 截瘫神经痛康复护理常规

截瘫神经痛是脊髓损伤（spinal cord injury，SCI）患者损伤平面以下躯体出现的疼痛，其机制尚不清楚。神经病理性疼痛（neuropathic pain，NP）是 SCI 后最常见的并发症，其患病率高达 56%～83%，疼痛的程度有轻有重，严重的疼痛使患者无法忍受。疼痛的性质与幻肢痛相近，但因患者并未截肢，所以又与幻肢痛不同。适度的疼痛刺激对机体起一定的保护作用，但过度长期的疼痛不仅让机体忍受折磨，而且会严重影响患者日常生活活动和康复护理进展，老年人疼痛可能导致老年患者的心理健康问题，引发焦虑和抑郁症状。

近几年来，疼痛越来越被重视和关注，疼痛已成为临床工作中继体温、脉搏、呼吸、血压四大生命体征之后的第五大生命体征。

一、常见病因

1. 神经根受刺激　创伤以后引起的创伤性蛛网膜炎，神经根本身创伤均可刺激神经产生疼痛。

2. 脊髓损伤　由于内脏功能失调引起的肠道痉挛、子宫挛缩、泌尿系炎症刺激或尿路结石引起的疼痛。

3. 痉挛　由于关节或肌腱挛缩引起。

二、护理关键点

1. 疼痛。

2. 有受伤的风险。

3. 睡眠型态紊乱。

4. 焦虑。

三、护理评估

1. 健康史　询问患者截瘫神经痛的患病时长、是否遵医嘱服药，有无其他器官损害及疼痛症状。

2. 身体状况　持续的、间断的、规律的、不规律的烧灼痛、针刺痛、麻木痛、放射痛、切割痛、绷紧痛和跳动性疼痛等特征。

3. 心理 - 社会状况　评估患者有无对疾病发展、治疗方面的焦虑和抗拒，是否影响老年人的社交活动及睡眠，以及家庭和社会支持度如何等。

4. 辅助检查　临床中常用疼痛评估工具可分三大类：视觉模拟量表（VAS）、数字评定量表（NRS）及综合视觉和数字制订的面部表情评定量表（FPS-R）。VAS 评分适用于理解力正常的患者；NRS 评分适用人群比较广泛，在临床中常用；FPS-R 评分最直观，看图容易理解，不受文化程度限制，临床中也较常用。

（1）NRS 可用于理解数字并能表达疼痛的患者。将疼痛程度用 0 ～ 10 共 11 个数字表示，0 表示无痛，10 表示最剧烈的疼痛；数字越大，疼痛程度越重。由患者根据其疼痛程度选择相应的数字。

（2）VRS 可用于理解文字并能表达疼痛的患者。根据患者对疼痛程度的表达，将疼痛程度分为 4 级。无痛；轻度疼痛：有疼痛但可忍受，不影响睡眠；中度疼痛：疼痛明显，不能忍受，要求使用镇痛药物，影响睡眠；重度疼痛：疼痛剧烈，不能忍受，须用镇痛药物，严重影响睡眠。

（3）FPS-R 可用于不能理解数字和文字的患者。由患者选择最能表达其疼痛程度的面部表情。

四、护理措施

1. 治疗原则

（1）截瘫神经痛发病机制尚不清楚，没有明确的治疗方法。目前临床上治疗脊髓损伤后神经病理性疼痛的方法有以下几种：①物理治疗（经颅磁刺激）；②心理治疗（如神经电刺激、神经阻滞）；③药物治疗（如阿片类药物）和针灸。

（2）积极处理原发病，合理用药控制疼痛症状。

2. 治疗与护理总目标

（1）基于疼痛的复杂性及患者的老年特点，选择正确且适合老年患者的疼痛评估工具，并从社会、心理、生物、认知行为等方面综合评估患者。快速识别疼痛患者的主观心理变化，以便及时采取有针对性的干预措施，有效控制患者疼痛症状。

（2）疼痛症状控制稳定不影响患者睡眠，活动耐力增加。

（3）心绪稳定，及时发现不良情绪，减少或不发生因心理情绪障碍等导致的意外事件。

（4）正确用药与治疗，有效控制疼痛。

3. 护理计划与实施

（1）病情监测：动态评估病情，选择合适的评估工具动态评估患者疼痛、心理、认知行为等方面，由于脊髓损伤引起的神经疼痛存在自发性、多变性和长时性，因此护士应随时掌握患者的动态，第一时间了解患者的病情变化，了解患者疼痛的性质、程度、发作频率、对疼痛的耐受程度及患者对疼痛所做出的应对方法进行记录。及早识别患者心理健康问题，及早给予干预，消除不良情绪。只有动态地掌握患者病情，才能及时有效地给予治疗护理措施。

（2）心理护理：老年人通常在心理健康方面更加脆弱，因此需要特别关注他们的心理需求。改善心理状态的方法：①情感支持，加强沟通。护士和其他医疗专业人员可以与患者建立亲近的关系，倾听他们的担忧，提供情感支持，并帮助他们应对焦虑和抑郁。护理干预的目标是提供老年患者所需的心理支持和社交支持，以减轻他们因疼痛所带来的心理和社交负担。②创造良好的环境，强化睡眠护理。首先为患者营造良好的睡眠环境，包括合理调控室内温度、湿度、严格控制病房环境噪声等，并协助其在不影响病情情况下，选取舒适卧位进行睡眠。同时，护理人员需积极做好睡眠教育，消除对睡眠的认知偏差，让其在睡眠时尽可能放松，便于快速进入睡眠；而对于存在一定睡眠障碍的患者，需进行有针对性地干预，如白天减少睡眠时间，尽可能在白天参与文化娱乐等活动，晚上按时酝酿睡意、进行作息，以提升睡眠质量。此外，还需严格做到"四轻"原则，即在夜间睡眠时间护理人员应尽可能地减少巡视、医护操作等，让患者有良好的睡眠环境，并严格执行相关家属陪护制度，避免人员过多形成干扰，对于可能存在的影响因素及时进行干预，如疼痛、负性情绪等，保障患者能正常睡眠。③选择合适有效转移注意力的方法。例如，按摩、放松训练、音乐疗法，一种常规方法是投其所好，根据患者的喜好选择某一种其感兴趣的方式转移注意力，如下棋、看电视、听音乐等。④心理暗示疗法。对于过度依赖药物或镇痛针的患者此法很有效。在征得医师同意情况下，使用和药物外观无差别对患者无伤害的安慰剂，并可在患者语言上强化药物的镇痛作用，使患者在心理上达到安慰效果。

（3）疼痛护理：老年慢性疼痛患者心理弹性及疼痛自我管理水平处于中等偏低，因此疼痛教育是疼痛干预中的重要环节，对患者康复具有促进作用。疼痛管理知识和技能缺乏、疼痛自我管理时间和精力有限、疼痛自我管理动力不足、害怕疼痛避免活动锻炼等阻碍老年人实施疼痛自我管理行为。提高疼痛自我管理行为水平的方法：①加强疼痛管理知识和技能宣教，可通过定期举办专题讲座、社区义诊、发放通俗易懂的科普手册等形式，对其进行针对性的疼痛教育；另外，可借助互联网医院、微信公众号等平台推送科普视频和文章，方便老年人持续获取疼痛管理资源，提高自我管理水平。对于文化程度较低的老年人，可邀请家属参与，确保其理解教育内容。②合理分配时间和精力，对于缺乏时间和精力管理疼痛的老年人，鼓励家庭成员根据老年人的自理能力，承担力所能及的家庭照顾工作，增强其自我管理慢性疼痛的依从性。对于独居或行动不便的老年人，必要时安排家庭医师或护士上门随访和辅导。③提高疼痛自我管理动力：对于自我管理动力不足的慢性疼痛老年人，重点激发其内驱力，根据实际情况自主选择疼痛管理的方法，及时给予反馈和肯定，持续提升自我效能感，促进自我管理行为。

（4）用药护理：依据患者的疼痛评估情况，对患者实施个体化管理。老年人为高危人群，应告知医师谨慎用药，监测药物不良反应，及时评价镇痛效果。镇痛药常见不良反应的预防和护理：①胃肠道毒性，避免空腹服用；用药期间应观察有无消化道出血及胃肠道症状，如胀气、恶心、便血等。②便秘：每日评估患者排便情况，及早发现便秘征象；应遵医嘱给予预防性缓泻药物；指导患者摄入充足的水分及膳食纤维，并适当运动，规律排便，建议患者在晨起或餐后 2h 内尝试排便；选择腹部顺时针环状按摩，循经按摩配合耳穴贴压、中药穴位贴敷、经皮电刺激等预防便秘；持续便秘者应排除肠梗阻、肠嵌塞、高钙血症及其他药物的影响，应依据便秘情况严重程度给予对症处理。③恶心呕吐：应指导患者规律排便，初次用药数天内或既往有阿片类药物诱发恶心呕吐者，宜遵医嘱预防性使用止吐药物；应评估恶心呕吐的严重程度，遵医嘱给予对症处理；应观察有无恶心呕吐引起的水和电解质紊乱，遵医嘱及时纠正，并维持内环境稳定；应做好口腔清洁，呕吐后可根据患者的喜好应用清水、茶叶水、柠檬水、甘草水等维持口腔的舒适感。④尿潴留：指导患者及时排尿，避免膀胱过度充盈，可采取诱导排尿，热敷会阴部或按摩膀胱区。出现尿潴留者应遵医嘱导尿，留置导尿管者应执行留置导尿管护理常规。⑤瘙痒：保持皮肤清洁，可用清水或无刺激洗剂清洁皮肤，指导患者穿着质地柔软、纯棉内衣；皮肤干燥患者可涂抹无刺激性润肤剂；将患者指甲剪短，睡眠时可戴上手套，避免不自主抓伤皮肤；评估患者有无皮肤改变，排除过敏及其他药物引起的瘙痒，应依据瘙痒情况遵医嘱用药处理。

（5）饮食护理：饮食习惯是影响老年人多重慢性病风险的重要因素之一。因此，护理人员在照顾老年人时，需要采取措施确保其获得适当的营养和降低慢性病风险。①评估老年人的营养状况：护理人员需要对老年人的营养状况进行全面评估，包括体重、身高、饮食习惯、营养摄入等，以了解老年人营养需求。②制订个性化的饮食计划：根据老年人的营养评估结果，护理人员应制订适合的个性化饮食计划，确保其获得足够的蛋白质、维生素和矿物质，以及控制糖分、盐分和脂肪的摄入量。③提供营养丰富的食物：应确保老年人获得营养丰富的食物，包括新鲜的水果蔬菜、全谷物、低脂乳制品、瘦肉和鱼类等。④鼓励健康的饮食习惯：护理人员应教育老年人养成良好的饮食习惯，如定时定量进餐、避免过度饮食、过饱饮食、不吃过于油腻和辛辣的食物等。

（6）安全护理：由于截瘫神经痛病程比较漫长且没有明确的治疗方法，要协助老年患者做好持久战的思想，因为疼痛不仅对身体造成痛苦，还可能破坏患者的情绪平衡，甚至会产生严重负面现象如抑郁、自杀等。因此，对于高危老年患者需随时了解患者自杀意念的强度及可能采取的方法，谨慎地做好患者周围的环境及危险物品的保管。患者采取自杀行为通常是在趁人不注意或容易失去警惕时行动，如在周末、假期和病情开始好转的时刻。此时需要特别注意并密切观察其病情变化，以防意外。①妥善安置患者：对于高危患者应将其安置在护理人员易观察的大房间，设施安全，光线明亮，空气流通、整洁舒适的治疗休养环境中。墙壁以明快色彩为主，并且挂壁画及适量的鲜花，以利于调动患者积极良好的情绪，焕发对生活的热爱。②严格执行整体护理管理制度：护理人员要有高度的责任感，对有消极意念的患者，要做到心中有数，重点巡视。尤其在夜间、凌晨、午睡、饭前和交接班及节假日等病房人员少的情况下，护理人员特别要注意防范。③加强对病房设施的安全检查：检查床的性能、床头呼叫铃、紧急呼叫器等是否处于完好备用状态。④严格做好药品及危险物品的保管工作，杜绝不安全因素：发药时，应仔细检查患者口腔，严防藏药或蓄积后一次性吞服。试体温时，对严重抑郁患者应做到手不离表，严防咬吞体温计。会客时，应反复向家属交代病情，取得家属的帮助和配合，做好患者的疏导工作。

五、健康教育

1. 教育人群分两类，即患者和其家属，根据患者及家属的文化程度、理解能力选择不同的教育方式及教育内容。

2. 讲解疾病的基础知识，治疗方法及目的，疼痛的原因及应对方法，更要对家属做好相关疾病知识的指导及心理疏导。

3. 由于截瘫神经痛病程比较漫长且没有明确的治疗方法，要协助老年患者做好持久战的工作，出院后应督促患者进行康复治疗，同时应给予患者鼓励与支持。

第十四节　痉挛康复护理常规

痉挛（spasm）是指速度依赖性、紧张性牵张反射亢进、间歇或持续的肌肉不自主收缩为特征的感觉运动功能障碍，临床主要表现为肌张力增高、深反射亢进、阵发性挛缩和肌强直。痉挛是中枢神经损伤后常见的一种并发症，其特点是肌肉过度活动，如果不给予及时正确的干预，会导致肌肉和软组织的挛缩，进而影响患者的日常生活能力。

痉挛常见于中枢神经系统疾病，根据病变部位不同可分为下述类型。①脑源性痉挛：多见于脑卒中、脑外伤和脑性瘫痪，一般在发病后 3～4 周出现。②脊髓源性痉挛：可见于脊髓损伤、脊髓缺血、退行性脊髓病、横贯性脊髓炎、脊髓肿瘤、颈椎病等，痉挛一般在发病后 3～6 个月出现。③混合性痉挛：如多发性硬化引起的痉挛。

一、常见病因

1. 尿路感染、尿路结石、便秘等膀胱和肠道因素。

2. 压力性损伤、局部破损、嵌甲等皮肤因素。

3. 深静脉血栓、感染等因素。

二、护理关键点

1. 疼痛。

2. 疲乏。

3. 睡眠紊乱。

4. 肢体畸形。

三、护理评估

1. 健康史　根据患者病史、体格检查全面评估痉挛程度，至少每年 1 次。

2. 身体状况　评估患者损伤程度和平面、主被动活动范围，有无并发症如疼痛或异常肢体位置，以及对肢体活动能力的影响，采用 Ashworth 量表、Tardieu 量表和视觉模拟评分（VAS）评估患者痉挛程度。

3. 心理 - 社会状况　评估患者的认知程度、心理状态，对痉挛发生是否存在焦虑、抑郁等情绪及家庭及社会支持程度。

4. 辅助检查

（1）临床神经电生理检查：如进行肌电图（EMG）检查，分析其 H 反射、F 波、Hmax/Mmax 等。

（2）钟摆试验：是一种客观的、可重复地评估痉挛状态的生物力学方法，主要用于下肢股四头肌与绳肌痉挛程度的定量评定。

（3）步态分析：有助于判断发生痉挛的肌肉及痉挛的严重程度。

四、护理措施

1. 治疗原则

（1）因肌痉挛出现功能问题或护理问题时才需要治疗。

（2）根据肌痉挛类型选择治疗方式：治疗方式分为外周性和中枢性。外周策略是局灶性和多灶性合理治疗方式。区域性肌痉挛的处理原则可以结合区域性和中枢性方式。全身性肌痉挛则主要考虑中枢策略。

（3）个体化治疗计划：①肌痉挛处理比较复杂，需要多学科综合治疗小组与患者及其家人、护理人员合作进行。②根据患者痉挛程度、分布、偏好和治疗目标及不良反应，制订个体化治疗计划。③选择干预方案前，采取积极措施去除加剧痉挛的风险因素。④可推荐采用分级和阶梯式的方式治疗痉挛。

（4）物理治疗是肌痉挛的基础治疗，将主动运动训练与理疗、按摩、矫形器及药物等措施合理结合进行综合治疗。主要包括冷疗法、电刺激疗法、温热疗法、rTMS 治疗、温水浴等。

（5）手术治疗在患者痉挛状态无法有效缓解时予以考虑。

2.治疗与护理的总体目标

（1）达到患者与照顾者预期的目标，如生活自理、独立步行、痉挛减轻。

（2）功能性目标，包括被动与主动目标。被动目标如有助于戴夹板、减少异常姿势和肌痉挛相关性疼痛、改善护理；主动的目标旨在改善步态、日常生活能力、改善身体外观形象、自尊等。

（3）技术性目标，降低肌张力、改善关节位置及其活动范围；降低痉挛频率和严重程度。

3.护理计划与实施

（1）休息与活动：①保持软组织的伸展性和适当的训练，控制不必要的肌肉活动和避免不适当用力。②损伤急性期即将患者置于抗痉挛体位，对去皮质强直者采取俯卧位，去脑强直者采取半坐卧位。③脊髓损伤患者卧床时可利用枕头将髋和膝关节保持屈曲最小化，肩关节内收和内旋最小化，坐位时保持腰椎正常前凸。

（2）饮食护理：液体总摄入量在正常人的基础上增加 500ml，保持充足水分（1500～2000ml/d）和膳食纤维（30g/d），减少高脂肪、高蛋白食物的摄入。

（3）用药护理：①口服药物首选推荐 γ-氨基丁酸受体激动剂（巴氯芬）、α_2 肾上腺素受体激动剂（替扎尼定）和 Ca^{2+} 释放阻滞剂（丹曲林）。②巴氯芬易产生肌肉无力且骤然停药会产生反跳性痉挛，需监测患者意识、自主神经及体温变化。③巴氯芬适合成人患者，鞘内注射巴氯芬用于广泛性痉挛患者。④地西泮用于控制夜间痉挛，不良反应为意识模糊、低血压和胃肠道症状。⑤丹曲林疗效优于地西泮，安全及耐受性好，不良反应为肌肉无力，存在肝毒性，建议每 3～6 个月监测 1 次肝功能。⑥患者只能耐受低剂量或对某种药物无反应时，建议联合用药。⑦化学去神经药物局部肌内注射，如苯酚、乙醇及肉毒毒素，适合于解决局部痉挛，对全身的影响最小，注射期间禁用氨基糖苷类抗生素或阿奇霉素，或者其他影响神经肌肉传导的药物（如筒箭毒碱型肌松药）。

（4）病情监测：密切监测痉挛的发展情况，识别和消除可能加重或诱发痉挛的因素，减少疼痛或不适、便秘、尿路或呼吸道感染、压力性损伤、衣服过紧、姿势管理不佳等危险因素。

（5）心理护理：运用心理治疗方法减轻患者的心理障碍，减少焦虑、抑郁、恐慌等神经症状，帮助患者建立良好的人际关系，促进人格的正常成长，很好地面对生活及适应社会。

五、健康指导

1.用药指导 口服抗痉挛药物是治疗痉挛的首选方法。药物应遵医嘱逐渐增加或减少剂量。告知患者及照护者药物使用方法及注意事项。

2.生活指导 保持适宜室温，避免不良刺激，服装舒适，并对功能障碍肢体保暖。做好皮肤护理，预防痉挛部位皮肤损伤。当肢体出现痉挛时，不要蛮力对抗，避免引起肌肉痉挛进一步加重，可在近端关节适度按压，直至痉挛停止。

3.定期监测 痉挛可在急性损伤后数月或数年出现，并导致机体功能丧失加重和住院治疗，定期对患者进行随访，确定脊髓损伤患者痉挛远期发生发展情况及治疗效果。

第十五节　盆底功能障碍康复护理常规

盆底功能障碍（pelvic floor dysfunction）是由于各种原因导致盆底组织受损或支持薄弱，进而使盆腔器官的生理状态及功能发生病理改变，盆腔器官（下尿道、生殖道、下消化道等）出现移位导致功能障碍，患者出现一系列临床有关症状，该类疾病称之为女性盆底功能障碍性疾病。

一、常见病因

1. 遗传因素　在盆底功能障碍的发病中起着重要作用。

2. 年龄因素　随着年龄的增长，机体各项功能逐渐下降，肌肉、筋膜等组织出现退化。

3. 肥胖　是盆底功能障碍的一个重要风险因素。肥胖会增加腹部压力，进一步加重盆底肌肉的负担，导致盆底肌肉和结缔组织的损伤。

4. 妊娠与分娩　是大多数女性都要经历的生理过程，也是造成盆底肌肉损伤与松弛的首要原因。

5. 内分泌失调　是导致盆底功能障碍的一个重要因素。

6. 慢性疾病　如糖尿病、高血压等，可能会影响盆底肌肉的功能，增加患病风险。

7. 腹压增加　如长期便秘、慢性咳嗽、长期提重物等，都会增加腹部压力，导致盆底肌肉和结缔组织的疲劳和损伤。

8. 医源性因素　手术、放疗等治疗手段可能对盆底组织产生损伤，导致盆底功能障碍。

9. 化学物质暴露　长期接触有害化学物质可能会损害盆底肌肉的健康状况，增加患病的风险。这些化学物质可能通过影响细胞代谢、损伤 DNA 等方式，对盆底组织造成损害。

二、护理关键点

1. 尿失禁（尿频、尿急、憋不住、咳嗽漏尿等）。

2. 性功能障碍（阴道松弛等）。

3. 盆腔器官脱垂（子宫或阴道脱垂）。

4. 大便失禁或便秘。

5. 慢性盆底痛或腰背痛。

三、护理评估

1. 问诊　是护理评估的第一步，主要目的是了解患者的主诉、现病史、既往史及现存功能障碍等情况。

2. 查体　是评估患者盆底目前状况的重要环节。主要包括会阴检查和妇科检查。会阴检查关注会阴有无伤口、伤口愈合情况（有无红肿、硬结、触痛或压痛）、会阴体弹性、阴道口能否闭合等。妇科检查则主要了解子宫位置及复旧情况。

3. 检查　进一步检查可能包括验尿或其他妇科检查，如盆底肌功能评估、直肠检查、阴道收缩压测定等。这些检查有助于全面了解患者的盆底功能状态。

4. 盆底肌力评估

（1）肌肉收缩强度：评估肌肉能否对抗阻力。

（2）肌肉收缩持续时间及疲劳度：了解肌肉的持久性和耐力。

（3）对称性：检查两侧盆底肌肉的收缩是否对称。

（4）重复收缩能力及快速收缩次数：评估肌肉的快速反应和重复收缩能力。

四、护理措施

1. 治疗原则

（1）生活方式调整：①增加饮水量，保持充足的水分摄入，有助于改善尿液浓度，减少尿路感染的风险。②饮食调整，多食用富含膳食纤维的食物，如芹菜、菠菜等，有助于改善便秘症状，减轻盆底压力。③避免剧烈运动，减少高强度的体力活动，避免加重盆底肌肉的负担。④控制体重，通过合理的饮食和适当的体育锻炼（如慢跑、游泳等），控制体重在合理范围内，以减轻盆底的压力。

（2）自主训练：①盆底肌肉锻炼，如凯格尔运动，通过反复自主收缩和放松盆底肌肉，增强肌肉力量，改善盆底功能。②憋尿训练，在排尿过程中有意识地憋尿，锻炼盆底肌肉的收缩能力，提高控尿能力。

（3）药物治疗：①促进排便药物；②雌激素补充；③肌肉松弛药物。

（4）物理治疗：①电刺激疗法；②生物反馈治疗。

（5）功能训练和手术治疗。

2. 治疗与护理的总体目标

（1）防止盆腔器官脱垂加重。

（2）减轻尿失禁。

（3）促进血液循环。

（4）增加盆底肌肉的强度、耐力和支持力。

（5）缓解肌肉异常的高张力、恢复肌肉弹性。

（6）增强神经反射能力。

3. 护理计划与实施

（1）悬吊训练（sling exercise training，SET）：是运用悬吊训练装置结合神经肌肉激活技术（neuromuscular activation）、骨关节活动度训练、肌力训练等，进行主动、被动或助力治疗和康复训练的一种物理治疗方法。通过悬吊设备，使人体排除重力的影响后，在不稳定的状态下进行主动训练，通过促进人体躯干核心肌肉收缩而产生训练效果，从而达到持久改善肌肉骨骼疾病的目的。SET通过改变悬吊点、运用弹性绳、调整稳定程度、增减悬吊高度及改变悬吊肢体躯干位置等技巧，基于肌肉适能训练的方式及原则，可衍生出更多巧妙变化，来协助肢体活动、提升关节稳定性、肌肉适能训练、心肺耐力训练及神经肌肉控制训练等。

（2）神经肌肉电刺激（neuromuscular electrical stimulation，NMES）：是一项应用低频脉冲电流刺激神经或肌肉两端使其收缩，以恢复其运动功能的方法，常用于由于长期不活动、手术或伤害导致的废用肌肉的力量训练，进而保持肌肉质量、保持和增加关节活动度、促进自主肌肉控制，并且减少痉挛。

（3）超短波疗法（ultrashort wave therapy）：频率 30 ～ 300MHz、波长 10 ～ 1m 的电流为超短波电流。应用超短波电流作用于人体以治疗疾病的方法，称为超短波疗法。对炎症过程的作用：超短波的非热效应对急性炎症有良好的治疗作用，对亚急性、慢性炎症采用微热量或温热量同样起到促进炎症消散、吸收的作用。其干预炎症过程的作用主要表现在以下几个方面：①改善神经功能，降低炎症病灶兴奋性。②增强免疫系统功能，抑制炎症组织中细菌的生长。③改变炎症组织的 pH，消除局部酸中毒，有利于炎症的消退。④促进肉芽组织和结缔组织生长，加速伤口愈合。⑤使炎症组织中钙离子增加、钾离子减少，降低炎症组织的兴奋性，使炎症渗出液减少。

（4）微波治疗：微波对急性、亚急性及慢性炎症有抗炎作用，这与微波的温热作用有关。受微波辐射的机体可出现局部血管扩张，血流加快，使组织内吸收加快。分米波疗法和厘米波疗法的治疗作用与超短波疗法相似，温热作用可使组织血管扩张、改善血液循环、改善组织代谢和营养，还具有镇痛、脱敏、消散急性或亚急性炎症、促进组织细胞再生修复、缓解骨骼肌和平滑肌痉挛、调节神经功能等作用。

（5）心理治疗：性功能障碍者。

（6）盆底肌肉康复器：阴道哑铃放入距阴道口 2cm 位置，适应保持，然后尝试坐、行走、爬楼梯等方式锻炼，15 ～ 20min/d。

（7）凯格尔（Kegel）训练：改善肛门及尿道括约肌的功能，增加盆底稳定性，并使闭合尿道升压，治疗压力性尿失禁（轻度尿失禁患者 68% 明显改善，重度尿失禁患者 13% 明显改善），或通过刺激生殖区使其血流增加，从而改善性功能。运动时，尽量减少大腿、臀部和腹部肌肉的参与，协同作用虽无法避免，但不可作为主要发肌，并保持正常呼吸，每次运动前排空大小便，以保证锻炼的正常进行。

（8）子宫脱垂的运动疗法

1）缩肛运动：用盆底肌肉收缩法向上收缩，就如同排便后收缩肛门，每天做数回，每回收缩 10 ～ 20 次。

2）臀部抬高运动：患者平卧，两足踏床，紧贴臀部，将手臂放在身体两侧，然后用腰部力量将臀部抬高与放下。2 次 / 天，每次 20 下左右，并逐步增多次数。

3）下蹲运动：两手扶在桌上或床边，两足并拢，做下蹲与起立动作，1 ～ 2 回 / 天，每回 5 ～ 15 次。但要注意，平时要防止空蹲，如需蹲下，建议放一凳子。

4）凯格尔训练：患者仰卧，双腿弯曲，保持正常呼吸；关闭尿道、肛门、阴道，收缩肛门，想象阴道内有一物品，然后将其由下至上提起；收缩 - 坚持 3 ～ 5s—放松，反复如此，连续做 15 ～ 30min，2 ～ 3 次 / 天，或收缩 - 放松为一次，每天 150 ～ 200 次；此过程可配合呼吸，呼气时收缩，吸气时维持或放松；6 ～ 8 周为一个疗程，4 ～ 6 周有明显改善，3 个月效果显著。

五、健康指导

1. 保持清洁　注意保持阴部的清洁卫生，避免感染。

2. 合理饮食　均衡饮食，多摄入富含纤维素的食物，预防便秘。

3. 避免久坐久站　适当活动，避免长时间保持同一姿势。

4. 定期复诊　遵医嘱定期复诊，及时调整治疗方案。

第十六节　睡眠障碍康复护理常规

睡眠障碍（sleep disorder）是指睡眠的数量或质量异常，或是在睡眠中或睡眠－觉醒交替时发生异常的行为或生理事件。睡眠障碍作为老年综合征之一，可分为失眠症、睡眠呼吸障碍、异态睡眠、日间嗜睡、不宁腿综合征或睡眠中周期性肢体运动、昼夜节律失调性睡眠 - 觉醒障碍。老年群体发生睡眠障碍率可达 30% ～ 41.2%，对老年人的身心健康带来诸多不良影响，引发老年人自主神经系统功能紊乱、免疫力低下，代谢紊乱等问题。

一、常见病因

1. 原发性睡眠障碍与老年人体内褪黑素分泌逐渐减少有关。

2. 合并各种躯体疾病，如高血压、糖尿病、类风湿关节炎、胃食管反流、慢性疼痛、慢性肺部疾病、充血性心力衰竭及前列腺增生等，这些疾病与引起患者夜间疼痛、频繁咳嗽气喘、尿频尿急、吐泻有关。

3. 各种心理因素及精神症状，如遭遇生活事件、焦虑、抑郁、心理障碍等。

4. 药源性因素，如激素、利尿药、中枢性抗高血压药、抗抑郁药物等。

5. 行为和环境因素，如临睡前大量饮用咖啡或浓茶、缺乏运动和久坐的生活方式、声音嘈杂、光线刺激等。

二、护理关键点

1. 睡眠型态紊乱。

2. 疲乏。

3. 焦虑。

4. 有受伤的危险。

5. 应对无效。

三、护理评估

1. 健康史　询问老年人既往病史，是否存在躯体疾病及伴随症状，如慢性心力衰竭、脑卒中、肿瘤、肾衰竭等。了解老年人用药情况及有无药物依赖。

2. 身体状况　针对睡眠的一般医学评估侧重睡眠障碍密切相关的病史，结合自我报告和照料者或床伴报告，应了解老年患者的入睡时间、睡眠时间、入睡后中间清醒时间和入睡后中间清醒次数等，详尽采集有关睡眠卫生习惯的信息，包括症状及持续时间。

3. 心理 - 社会状况　询问患者是否有精神疾病如焦虑、抑郁等，以及是否存在认知功能下降，近期是否经历心理创伤事件。评估睡眠问题是否影响到老年人的社交活动。

4. 辅助检查

（1）多导睡眠图：是目前客观测量睡眠的"金标准"，有助于鉴别睡眠障碍的类型。

（2）睡眠体动记录仪：通过传感器测量肢体的运动，间接反映出睡眠 - 觉醒情况。

（3）脑电图：进一步证据提示神经系统疾病时，可使用连续全波段脑电图检查。

四、护理措施

1. *治疗原则*　首先明确睡眠障碍的并发疾病，治疗和控制并发疾病。同时，采用多种方式增加有效睡眠时间，避免药物干预的副作用。睡眠障碍的治疗主要包括非药物治疗和药物治疗。

（1）非药物治疗：老年患者睡眠障碍的非药物治疗是除治疗伴发疾病以外的首选方法，包括睡眠环境重建、卫生健康教育、认知行为治疗、光照疗法、持续气道正压通气疗法、体育锻炼等。

1）认知行为疗法（cognitive behavioral therapy，CBT）：认知行为干预是目前具有最多实证研究支持其治疗慢性失眠的一线治疗方法，其主要分为睡眠限制、刺激控制、放松训练、睡眠卫生和认知疗法。它结合了行为睡眠医学和心理治疗原理，在施行认知疗法时，需要指导帮助老年人对失眠引起的症状及苦恼有一个客观的正确的理解和认识，以减少其消极情绪。

2）光照疗法：光线是睡眠 - 觉醒节律的重要调节因素，光照疗法可帮助患者重新调整生物钟，对治疗睡眠 - 觉醒节律障碍有较好的疗效。对睡眠时相提前者，连续每天晚上给予 2h 的 4000LUX 光照，对于睡眠时相延迟的老年人，清晨给予 4000LUX 光照 2h，不仅能延迟睡眠节律，还能改善睡眠结构和睡眠质量。由于老年人可能无法耐受较长时间的光照，导致光照疗法的依从性和治疗效果降低。在初始治疗时，可以根据老年人的治疗反应进行光照时间和强度的调整。

3）持续气道正压通气（continuous positive airway pressure，CPAP）治疗：对于中重度及体位治疗无效的睡眠呼吸障碍老年人，CPAP 是治疗的一线方法。CPAP 治疗可有效减少睡眠呼吸暂停及低通气事件的发生，纠正缺氧及呼吸相关的微觉醒，改善日间思睡，提高认知能力、记忆力和注意力。

4）睡眠环境重建及睡眠卫生教育：建立安静、安全舒适的睡眠环境，保证起居生活规律化，纠正不良睡眠习惯，尽量减少或消除咖啡因和酒精摄入，睡前放松训练等。在预期入睡时间前至少 2h 避免参加令人兴奋的活动，增加日间活动内容与活动量，白天增加光照，避免长时间日间小睡。

5）有氧运动结合抗阻训练均可改善老年人的睡眠，但需注意疾病相关风险及跌倒和运动损伤。

（2）药物选择

1）失眠的药物治疗：包括苯二氮䓬类、非苯二氮䓬类（唑吡坦、佐匹克隆、右佐匹克隆、扎来普隆等）、褪黑素受体激动剂（阿戈美拉汀）、有镇静作用的抗焦虑抑郁药物（曲唑酮、米氮平等）、双食欲素受体拮抗剂（莱博雷生）。老年患者的药物治疗应个体化，首选非苯二氮䓬类，间断及按需使用，控制剂量和使用疗程，不同镇静药交替使用，注意药物的相互作用，防范成瘾及跌倒风险。

2）睡眠呼吸障碍的药物治疗：首先避免可能加重睡眠呼吸障碍的因素，控制体重，改善生活方式，谨慎服用镇静催眠药物、肌肉松弛剂，酌情应用褪黑素、褪黑素受体激动剂，亦可以直接针对患者失眠或日间过度嗜睡进行治疗。

3）快速眼动睡眠期行为障碍的药物治疗：尽可能停用或避免使用已知会加重睡眠行为障碍的药物，如 5- 羟色胺类抗抑郁药。大剂量褪黑激素（6～18mg）和小剂量氯硝西泮（0.5～1mg）均能有效抑制大多数患者的行为。老年患者使用氯硝西泮片需要权衡呼吸抑制、肌松及跌倒风险等。

4）不宁腿综合征的药物治疗：首先需要识别潜在的危险因素，纠正可能的铁缺乏，保证充足睡眠，如减少或停用相关药物。药物治疗主要包括 α2δ 电压门控钙通道配体（如普瑞巴林、加巴喷丁）、多巴胺类药物（如普拉克索、罗匹尼罗）、阿片类药物和苯二氮䓬类药物。药物治疗从小剂量开始，晚上服用。

2. 治疗与护理的总体目标

（1）尽可能改善老年人的睡眠质量，缓解症状，缩短睡眠潜伏期，减少夜间觉醒次数，延长总睡眠时间，保持正常睡眠状态。

（2）恢复日间社会功能，提高患者生活质量。

3. 护理计划与实施

（1）休息与活动：睡眠环境应安静舒适，光线应偏暗，温度和湿度适中，合理利用光照，起居时避开噪声，消除影响睡眠的因素。鼓励老年人白天进行适当的体育锻炼，避免晚间焦虑或情绪激动，必要时入睡前如厕。

（2）饮食护理：饮食宜清淡、易消化，忌浓茶、咖啡、酒精、辛辣刺激及肥甘厚腻的食物，晚餐七八成饱即可，不宜过饱，睡前不宜吃东西，以免加重胃肠负担，影响睡眠质量。

（3）用药护理：指导老年人正确服用催眠药，根据失眠的不同情况选用不同的药物，入睡困难者服用见效快、作用时间短的短效药物，以避免晨醒后药物的持续效应。睡眠不深又早醒者可服用起效缓慢、作用时间持久的长效药物。入睡困难、睡眠不深和早醒者可使用中效药物。根据疗效和不良反应及时做出调整，以减少药物不良反应。

（4）病情监测：定期监测老年人的血生化指标，帮助老年人识别自身睡眠的生理规律，正确认识睡眠，指导患者白天出现难以抗拒的困倦时应及时就医。

（5）心理护理：运用支持性心理护理，帮助患者认识心理刺激、不良情绪对睡眠的影响，使患者学会自行调节情绪，正确面对心理因素，消除失眠诱因。为老年人提供疾病知识，帮助老年人认识失眠的原因、性质和规律，同时可给予科普读物进行学习，增强老年人战胜疾病的信心。

五、健康指导

1. 养成良好的睡眠卫生习惯　鼓励老年人养成规律的生活作息，避免睡前观看刺激、紧张的电视节目或过于兴奋的娱乐活动。采取措施促进睡眠，睡前 30min 饮用温热牛奶，晚上用热水泡脚、按摩足底。避免情绪刺激，有意识地控制自身心理生理活动，入睡前后使身体和心理充分放松，不在床上从事与睡眠无关的活动；无论夜间睡眠质量如何，都必须按时起床；避免白天睡觉。

2. 睡眠环境指导　定时开窗通风使室内空气新鲜，避免对流风直吹人体；保持合适的室温、湿度；室内光线柔和，窗帘选择能遮挡光线的布料；窗户密闭性好，减少周围噪声。选择合适的卧具，首选硬质木板床，被褥整洁，厚薄适当，枕头高低适度，睡姿以右侧卧位为佳。

3. 生活方式指导　鼓励老年人加强锻炼、增强体质，建议进行 10min 中等强度的有氧活动，每周 4 次或每周 2 次至少 20min 的高强度有氧运动；同时避免做无氧运动，如举哑铃等，容易导致过度疲劳甚至诱发心血管疾病。太极拳、八段锦、易筋经、五禽戏等中医传统导引术动作轻柔、缓慢，适合体质虚弱的老年人。根据个人爱好参加团体活动，进行适当的社会交往。

参 考 文 献

白舸，王砚丽，刘瑞芳，等，2024. 预防老年卧床患者压力性损伤的体位改变证据总结 [J]. 护士进修杂志，39(6): 615-623.

蔡青，白姣姣，唐军，2023.《综合医院谵妄诊治中国专家共识 (2021)》老年谵妄非药物护理部分解读 [J]. 实用老年医学，37(3): 321-324.

曹晓静，马乐，2024. 女性压力性尿失禁治疗研究进展 [J]. 局解手术学杂志，33(8): 655-659.

柴攀，张铁铁，杜鹏，2023.《加拿大泌尿外科学会男性下尿路症状 / 良性前列腺增生指南更新》解读 [J]. 泌尿外科杂志 (电子版)，15(4): 3-16.

常红，赵洁，张诗涵，等，2018. 量化食物稠度对减少脑卒中吞咽障碍患者误吸的效果评价 [J]. 中华护理杂志，53(1): 32-35.

陈凤，苏恩惠，郭丹丹，等，2024. 老年多重慢性病与饮食习惯的关系及风险预测模型构建 [J]. 护理研究，38(15): 2683-2689.

陈玲，詹秋庆，邓美定，等，2018. 脊髓损伤后神经源性肠道功能障碍患者的综合护理干预分析 [J]. 中国医学创新，15(3): 76-79.

陈肖，2023. 住院患者跌倒护理干预行为现状及影响因素研究 [D]. 长沙：中南大学 .

陈立君，张阳，靳宝莲，等，2024. 间歇性气压联合踝泵运动对老年急性缺血性脑卒中患者住院期间下肢深静脉血栓的预防价值 [J]. 血管与腔内血管外科杂志，10(3): 287-291.

陈伟嘉，2021. 老年人生活空间评估及其与主观幸福感和生活质量的关系 [D]. 南昌：江西中医药大学 .

陈晓妹，陈青，陈春燕，2021. 眩晕患者住院期间安全问题及护理对策 [J]. 中国误诊学杂志，16(3): 257-259.

陈旭娇，齐海梅，2024. 老年综合评估技术 [M]. 北京：人民卫生出版社 .

陈旭娇，严静，王建业，等，2017. 中国老年综合评估技术应用专家共识 [J]. 中华老年病研究电子杂志，4(2): 1-6.

陈羽双，杨斯钰，金梦，2022. 老年患者睡眠障碍管理的最佳证据总结 [J]. 中华护理教育，19(1): 38-43.

陈羽双，杨斯钰，张叶霞，等，2021. 老年人慢性疼痛管理的最佳证据总结 [J]. 中华现代护理杂志，27(7): 922-929.

程丹萍，2019. 循证护理在肿瘤患者癌性疼痛护理中的应用效果分析 [J]. 实用临床护理学电子杂志，4(46): 40, 54.

程良莹，张艳，张振香，等，2020. 老年人家庭功能评估工具研究进展 [J]. 护理研究，34(4): 680-682.

程云，程倩秋，2019. 老年人尿失禁的评估与护理 [J]. 上海护理，19(3): 73-75.

代峰，2020. 青岛市社区老人轻度认知功能障碍患病率及影响因素研究 [D]. 青岛：青岛大学 .

代峰，孔伶俐，陈娇，等，2019. 青岛市社区老人轻度认知功能障碍患病率及影响因素的研究 [J]. 精神医学杂志，32(3): 195-199.

代美，李昌秀，周静，等，2024. 老年营养风险指数临床应用的研究进展 [J]. 护理研究，38(9): 1622-1626.

党俊武，李晶，2019. 中国老年人生活质量发展报告 (2019)[M]. 北京：社会科学文献出版社 .

丁佩佩，李伦兰，黄慧，等，2023. 脊髓损伤者痉挛管理的最佳证据总结 [J]. 中华现代护理杂志，29(36): 4925-4931.

董杏娟，2012. 康复护理对脊髓损伤后神经源性膀胱患者功能恢复的影响 [J]. 齐齐哈尔医学院学报，33(20):

2845-2846.

冯运红，李小平，胡德华，2021. 医养结合模式下老年人生活质量研究进展 [J]. 老年医学研究，2(5): 40-45.

冯珍，宋为群，2022. 意识障碍康复评定与治疗学 [M]. 北京：人民卫生出版社 .

高静，杨雪，李龙心，等，2023. 全球领导人营养不良倡议 (GLIM) 标准在老年人群营养不良诊断中的应用 [J]. 实用老年医学，37(3): 295-299.

高曙光，熊依林，2024. 日间髋关节置换手术临床实践中国专家共识 [J]. 中国修复重建外科杂志，38(5): 513-520.

高元，陈莉，2017. 女性盆底功能障碍性疾病患者经盆底康复训练、护理干预联合使用效果研究 [J]. 临床医药文献电子杂志，4(31): 6050-6050.

葛胜男，尹敏敏，万勤，等，2021. 脑卒中后言语障碍康复治疗研究进展 [J]. 听力学及言语疾病杂志，29(1): 102-106.

龚德，王颖敏，钟丽容，等，2021. 神经源性膀胱功能障碍评估与管理相关指南的整合研究 [J]. 护理学报，28(3): 27-33.

关榴燕，2019. 脊髓损伤神经源性直肠的康复护理研究进展 [J]. 世界最新医学信息文摘，19(8): 161-162.

郭光华，谢闪亮，2018. 进一步重视老年压力性损伤的综合防治 [J]. 中华损伤与修复杂志 (电子版)，13(1): 8-12.

郭娜娜，刘学军，杜毓锋，等，2019. 老年病人营养状况及评估的研究进展 [J]. 中西医结合心脑血管病杂志，17(8): 1184-1187.

郭跃龙，2017. 神经源性直肠的康复护理 [J]. 基层医学论坛，21(6): 727-728.

韩旭亚，田丽，吕丹，等，2022. 衰弱老年人综合护理干预效果的系统评价 [J]. 中华护理教育，19(10): 938-943.

郝春满，王李，许英霞，等，2023. 北京地区养老机构老年人睡眠障碍的影响因素分析 [J]. 北京医学，45(11): 929-933.

郝小飞，贾玉英，陈洁，等，2024. 阈下抑郁症评估工具在老年人中的应用现状 [J]. 中华老年多器官疾病杂志，23(7): 553-556.

何桂香，2018. 康复护士临床工作手册 [M]. 北京：人民卫生出版社 .

何佳信，梁鹤婷，袁晓丽，等，2023. 老年患者自评感官功能和日常生活活动能力现状及关系研究 [J]. 护士进修杂志，38(9): 775-779.

何磊，徐伟，何满兰，等，2023. 脊髓损伤患者肢体痉挛护理管理的最佳证据分析 [J]. 中华创伤杂志，39(7): 652-658.

何雪苹，2018. 奥氮平联合氟哌啶醇治疗急性功能性精神障碍的效果探究 [J]. 当代医药论丛，16(5): 79-81.

何颖玫，蔡青，白姣姣，2022. 老年谵妄患者护理干预研究进展 [J]. 上海护理，22(10): 62-65.

贺晴雯，罗伍春，段功香，2017. 运用德尔菲法对脑卒中患者情绪和社会功能障碍量表适用性的调查分析 [J]. 中国实用护理杂志，33(25): 1943-1946.

胡景岑，丁银圻，庞海玉，等，2024. 中国 10 个地区中老年人尿失禁的描述性分析 [J]. 中华流行病学杂志，45(1): 11-18.

胡凌燕，刘红，张之娟，2018. 神经源性直肠功能训练在脊髓损伤患者直肠功能障碍治疗中的应用 [J]. 护理实践与研究，15(19): 155-156.

胡汝锐，康琳，段艳平，2024. 老年睡眠障碍的研究进展 [J]. 中国临床保健杂志，27(2): 172-177.

胡三莲，高远，2022. 实用骨科护理 [M]. 上海：上海科学技术出版社 .

胡婷婷，沈朝辉，张付秀，2016. 综合干预对神经源性直肠功能障碍患者康复护理的效果研究 [J]. 世界临床医学，10(15): 195-196.

胡秀英，肖惠敏，2022. 老年护理学 [M]. 5 版 . 北京：人民卫生出版社 .

黄健，张旭，2022. 中国泌尿外科和男科疾病诊断治疗指南：2022 版 [M]. 北京：科学出版社 .

黄丽霞，谷玉红，房桂英，等，2017. 盆底康复训练联合护理干预盆底功能障碍性疾病效果研究 [J]. 河北医药，39(10): 1595-1596, 1600.

黄秋敏，高悦，李解生，等，2021. 2018—2019 年中国四省 55 岁及以上人群认知功能现状及人口经济学影响 [J]. 卫生研究，50(1): 21-28, 36.

黄娅若，李彦林，杨琼君，等，2023. 膝关节置换术患者运动干预的最佳证据总结 [J]. 中华护理杂志，58(18): 2265-2272.

黄艳，2022. 基于贵州省人群探索 EQ-5D 量表新增认知维度在一般人群和老年慢病人群中的适用性 [D]. 贵阳：贵州医科大学.

贾建平，王舒衡，2023. 阿尔茨海默病发病机制及治疗进展 [J]. 中风与神经疾病杂志，40(5): 387-390.

姜小鹰，2013. 老年人家庭护理 [M]. 北京：人民卫生出版社.

蒋琪霞，解怡洁，白育瑄，等，2022. 中国老年人皮肤损伤患病率及其流行特征的多中心横断面研究 [J]. 中国全科医学，25(21): 2569-2576.

景冬梅，宋佳牡，宋薇，等，2022. 基于 FMEA 联合 PMT 护理模式在养老机构老年人安全管理中的应用研究 [J]. 实用老年医学，36(10): 1067-1070.

雷晓莉，2019. 老年人慢性疼痛治疗中护理干预的效果研究 [J]. 临床医药文献电子杂志，6(84): 99, 102.

李丹丹，2018. 蒙特利尔认知评估量表在重庆市社区老年人轻度认知障碍筛查中的应用研究 [D]. 重庆：重庆医科大学.

李九红，陈婷，黄伶智，等，2024. 3 种跌倒风险评估工具对养老机构中老年人跌倒风险的预测价值比较 [J]. 护理研究，38(13): 2296-2301.

李蕊，吴越，郑晓峰，等，2023. 老年共病住院患者衰弱风险预测模型的构建及验证 [J]. 护士进修杂志，38(11): 1006-1011.

李霜，袁晓丽，江智霞，等，2024. 老年人自我报告视力和听力功能障碍及其交互作用与衰弱的相关性研究 [J]. 实用老年医学，38(4): 343-347.

林玮键，唐琦，肖宁，等，2022. 尿动力学指标对糖尿病神经源性膀胱的诊断价值 [J]. 国际泌尿系统杂志，42(2): 268-272.

林洋，王芳，王寒，等，2023. 老年共病患者衰弱患病率的 Meta 分析 [J]. 中国全科医学，26(25): 3185-3193.

刘芳，李漓，张馨元，2024. 社区老年人慢性肌肉骨骼疼痛自我管理行为意向的质性研究 [J]. 现代临床护理，23(6): 22-28.

刘娟，丁清清，周白瑜，等，2021. 中国老年人肌少症诊疗专家共识 (2021)[J]. 中华老年医学杂志，40(8): 943-952.

刘娟，齐艳，孙文霞，2020. 综合营养评估工具在心衰患者中的应用价值 [J]. 现代预防医学，47(17): 3117-3120.

刘楠，李卡，2022. 康复护理学 [M]. 5 版. 北京：人民卫生出版社.

刘瑞，余中华，张霞，等，2024. 老年失能全周期综合康复管理模式专家共识 [J]. 华西医学，39(6): 856-865.

刘淑清，尹家祥，洪汝丹，2022. 老年人日常生活活动能力流行病学研究进展 [J]. 中国老年保健医学，20(1): 116-119, 123.

刘双，朱翠，李梓钰，等，2023. 尿失禁患者的护理研究进展 [J]. 泌尿外科杂志 (电子版)，15(4): 68-72.

刘燕，辛兆红，2014. 护理干预对老年痴呆患者吞咽障碍的影响研究 [J]. 中国继续医学教育，6(6): 72-73.

刘莹，2017. 我国综合医院住院卧床患者压疮发生现况及影响因素相关研究 [D]. 北京：北京协和医学院.

陆静珏，许文杰，2023. 老年慢性失眠慢病管理指南 [J]. 中西医结合研究，15(5): 311-324.

罗祎晟，陈少平，傅丽，等，2024. 医养康护背景下缓解老年精神障碍患者症状的策略探究 [J]. 卫生职业教育，42(1): 150-153.

吕孟菊，柳俊杰，李雪琳，2022. 吞咽障碍患者饮食管理方案的构建 [J]. 中华护理杂志，57(12): 1427-1434.

吕青云，张晓楠，江思璇，等，2023. 中文版明尼苏达心衰生活质量量表的维度分析 [J]. 现代预防医学，50(7): 1267-1272.

慢性阻塞性肺疾病急性加重诊治专家组，2023. 慢性阻塞性肺疾病急性加重诊治中国专家共识 (2023 年修

订版) [J]. 国际呼吸杂志 , 43(2): 132-149.

毛海燕 , 2016. 康复护理联合脐灸对脊髓损伤后神经源性膀胱患者功能恢复和生活质量的影响 [J]. 中医药导报 , 22(4): 121-123.

毛美琪 , 王建宁 , 熊晓云 , 2017. 临床常见疾病护理常规 [M]. 南昌 : 江西科学技术出版社 .

南亚昀 , 颜婷 , 刘悦 , 等 , 2024. 慢病对老年人生活质量影响的研究 [J]. 宁夏医学杂志 , 46(6): 539-542.

农冬晖 , 玉钰 , 邹小惠 , 等 , 2023. 老年女性压力性尿失禁的护理研究进展 [J]. 现代医学与健康研究电子杂志 , 7(14): 131-134.

庞晓芹 , 2023. 延续性护理对老年前列腺增生症患者自我护理能力和生活质量的影响 [J]. 山东医学高等专科学校学报 , 45(3): 239-240.

逄冬 , 刘昕 , 2022. 肩手综合征康复护理指南 [M]. 北京 : 人民卫生出版社 .

裴福兴 , 翁习生 , 2017. 现代关节置换术加速康复与围术期管理 [M]. 北京 : 人民卫生出版社 .

彭婷 , 2023. 社区居家老年人生活质量评价及影响因素研究 [J]. 长沙民政职业技术学院学报 , 30(3): 40-45.

齐碌 , 2024. 心理支持干预结合疼痛与睡眠多维度强化护理对老年髋部骨折患者疼痛及睡眠质量的影响 [J]. 新疆中医药 , 42(2): 48-51.

祁红婧 , 刘泽键 , 宋金凤 , 等 , 2024. 老年女性压力性尿失禁康复治疗的研究进展 [J]. 中国老年保健医学 , 22(1): 3-7.

祁亚菲 , 尹珍珍 , 许晗 , 2021. 赋权理论的电话随访对老年冠心病患者 PCI 术后心理弹性及 WHOQOL-100 评分的影响 [J]. 疾病监测与控制 , 15(6): 481-483.

尚菊菊 , 刘红旭 , 李享 , 2023. 基于指南 / 共识探讨中医 / 中西医结合防治冠心病的诊疗进展 [J]. 北京中医药 , 42(9): 939-942.

沈炼伟 , 王维 , 2022. 中国健康与养老追踪调查 : 中老年人跌倒的相关因素分析及列线图预测模型的构建 [J]. 现代预防医学 , 49(11): 2040-2047.

石汉平 , 赵青川 , 王昆华 , 等 , 2015. 营养不良的三级诊断 [J]. 中国癌症防治杂志 , 7(5): 313-319.

四川大学华西医院 , 北京医院 , 《中国老年保健医学》杂志编辑委员会 , 2022. 老年健康综合评估与管理系统应用指南 [J]. 中国老年保健医学 , 20(6): 3-14.

宋麟 , 许文雪 , 郭静 , 等 , 2023. 多元化护理模式在老年营养不良患者中的应用 [J]. 齐鲁护理杂志 , 29(1): 37-39.

宋校磊 , 庞磊 , 邵晋凯 , 2023. 女性压力性尿失禁的非手术治疗研究进展 [J]. 安徽医药 , 27(11): 2126-2130.

宋岳涛 , 2023. CGA 老年综合评估 [M]. 2 版 . 北京 : 中国协和医科大学出版社 .

宋志澄 , 曹剑 , 王红丽 , 等 , 2023. 步态分析在脑小血管疾病患者中的研究进展 [J]. 中华老年心脑血管病杂志 , 25(6): 664-666.

苏泓华 , 石万红 , 郭立 , 等 , 2022. 不同营养评估工具对胃癌预后预测价值的研究进展 [J]. 中国现代医生 , 60(27): 130-136.

孙鑫 , 2022. 奥塔戈运动对社区衰弱前期老年人衰弱状态及生活质量影响的应用研究 [D]. 南昌 : 南昌大学 .

孙玉梅 , 张立力 , 张彩虹 , 2022. 健康评估 [M]. 2 版 . 北京 : 人民卫生出版社 .

汪忠镐 , 吴继敏 , 胡志伟 , 等 , 2020. 中国胃食管反流病多学科诊疗共识 [J]. 中华胃食管反流病电子杂志 , 7(1): 1-28.

王凤娟 , 荆小奚 , 许冰蕊 , 等 , 2022. 老年卧床患者使用减压床垫翻身间隔时间的系统评价 [J]. 循证护理 , 8(21): 2852-2856.

王富军 , 王文琦 , 2022. 《中国老年 2 型糖尿病防治临床指南 (2022 年版)》解读 [J]. 河北医科大学学报 , 43(12): 1365-1370.

王浩宇 , 陈菲菲 , 王雪莹 , 等 , 2022. 中医优质护理结合心理指导在老年器质性精神障碍护理中的效果 [J]. 实用中医内科杂志 , 36(5): 100-102.

王洪梅 , 李娜 , 王红 , 等 , 2023. 住院老年眩晕患者衰弱现状及影响因素研究 [J]. 中华护理杂志 , 58(2): 205-210.

王会玲，李辉，邵兵，等，2024. 髋膝关节置换术患者围手术期加速康复护理的最佳证据总结 [J]. 中国实用护理杂志，40(2): 110-117.

王金宇，徐榛，吴玉芬，等，2020. 中西医治疗脑卒中后感觉障碍临床研究进展 [J]. 中国伤残医学，28(16): 97-99.

王陇德，常继乐，张宗久，2020. 中国脑卒中防治报告 [M]. 北京：人民卫生出版社.

王倩倩，章涛，李傅冬，等，2023. 老年人群白内障的影响因素分析 [J]. 预防医学，35(4): 311-315.

王如蜜，陈建设，郝建萍，等，2018. 国际吞咽障碍食物标准 [M]. 北京：北京科学技术出版社.

王润，周春兰，玉美，等，2021. 卒中后失语患者言语康复管理的证据总结 [J]. 护理学报，28(11): 16-20.

王婷，杨军，王金环，等，2021. 膝关节置换术后的护理 [J]. 当代护士（上旬刊），28(1): 70-71.

王婷婷，傅巧美，黄莹，等，2024. 心理弹性在老年慢性疼痛患者疼痛管理自我效能与生活质量间的中介效应 [J]. 中国医药导报，21(3): 76-80.

王晓明，2021. 重视老年人慢性心力衰竭的临床诊治特点 [J]. 中华老年心脑血管病杂志，23(10): 1009-1011.

王旭，2020. 老年慢性病患者跌倒的危险因素及相关分析 [D]. 长春：吉林大学.

王熠平，黄天雯，杨秀玉，等，2012. 康复护理对脊髓栓系综合征术后神经源性膀胱功能恢复的影响 [J]. 现代临床护理，11(1): 37-39.

王云，张华，马玲，等，2023. 护理干预对盆底肌训练压力性尿失禁患者生活质量和护理质量的影响 [J]. 西部中医药，36(10): 116-119.

魏玺，2023. 我国中老年人生活质量综合评价及影响因素研究 [D]. 郑州：河南财经政法大学.

文菁莲，唐炜，罗玉红，等，2024. 脊髓损伤患者神经源性肠道功能障碍管理的最佳证据总结 [J]. 中华现代护理杂志，30(7): 919-925.

吴静仪，陈福刚，王立童，2024. 重复性经颅磁刺激治疗脊髓损伤后神经病理性疼痛的研究进展 [J]. 中国康复，39(4): 241-245.

吴明明，田燕歌，马锦地，等，2019. 慢性阻塞性肺疾病患者肺康复的临床研究进展 [J]. 中国老年学杂志，39(3): 733-736.

吴秋彦，邱丹，肖水源，2023. 新冠肺炎防控常态化期间医务人员睡眠质量与社会支持的关系 [J]. 中国心理卫生杂志，37(5): 442-448.

吴文娜，欧志梅，邱桂花，2014. 膀胱管理方案在脊髓损伤后神经源性膀胱康复护理中的应用 [J]. 护理实践与研究，11(4): 150-151.

肖韵，魏永杰，闫琳，等，2023. 老年性耳聋病因及分子机制的研究进展 [J]. 实用医院临床杂志，20(4): 5-8.

谢朝云，李耀福，熊芸，等，2018. 老年坠积性肺炎多重耐药菌感染相关因素分析 [J]. 中华老年多器官疾病杂志，17(12): 895-900.

谢家兴，2022. 康复护理常规与技术 [M]. 北京：人民卫生出版社.

熊保盈，刘太一，陈婷，2022. 中老年人日常生活活动能力减弱情况及影响因素研究 [J]. 中国全科医学，25(16): 1950-1955.

徐淑芬，王元姣，柴文娟，等，2016. 运动想象疗法联合间歇性导尿治疗神经源性膀胱的康复护理 [J]. 护理与康复，15(4): 362-364.

徐苏，蔡文玮，李晨奕，等，2024. 社区老年人吞咽障碍现状及其影响因素：一项横断面研究 [J]. 中国全科医学，27(17): 2083-2090.

杨黎，邝小迪，苏爱华，2019. 老年人失能及其测评工具的研究进展 [J]. 护理研究，33(10): 1722-1726.

杨琳，杨志英，2021. ERAS 协会"髋 / 膝关节置换术围术期加速康复护理共识"解读 [J]. 护理研究，35(11): 1881-1885.

尤黎明，吴瑛，2022. 内科护理学 [M]. 7 版. 北京：人民卫生出版社.

于卫华，戴夫，潘爱红，2018. 医养结合老年护理实践指南 [M]. 合肥：中国科学技术大学出版社.

于洋，邓明群，郭立新，等，2024.《中国老年糖尿病诊疗指南 (2024 版)》更新要点解读 [J]. 中国医学前沿杂志（电子版），16(7): 22-28.

于英慧，2015. 老年营养不良患者营养支持效果观察 [D]. 大连：大连医科大学.

臧同，张翔，苏成发，2023. 喹硫平与奥氮平对老年器质性精神障碍患者的治疗效果、认知能力和精神状态的影响对比 [J]. 现代医学与健康研究电子杂志，7(21): 1-3.

张琪，刘腊梅，2022. 老年人步态与平衡评估工具研究进展 [J]. 中国慢性病预防与控制，30(4): 307-311.

张琪琪，徐菊玲，2020. 失能老人跌倒原因分析及干预措施研究综述 [J]. 中西医结合护理（中英文），6(8): 300-303.

张素华，郭新峰，2023. 代谢综合征与老年良性前列腺增生的相关性研究 [J]. 青岛医药卫生，55(5): 358-360.

赵芳，张明霞，武全莹，2023. 从护理角度解读《2022 年版中国老年 2 型糖尿病防治临床指南》[J]. 护理实践与研究，20(9): 1263-1268.

赵锦颖，邱艳丽，康馨匀，等，2018. 吞咽障碍评估工具的研究进展 [J]. 中西医结合心脑血管病杂志，16(6): 716-718.

赵文星，2022. 老年人综合能力评估 [M]. 北京：人民卫生出版社.

赵泽润，李菲，2024. 我国农村地区老年人失能现状及影响因素研究 [J]. 中国卫生事业管理，41(3): 300-306.

郑洁皎，桑德春，孙强三，等，2018. 老年康复学 [M]. 1 版. 北京：人民卫生出版社.

郑萍，杨琳，刘宁，2022. 脑卒中后言语功能障碍病人护理与管理的最佳证据总结 [J]. 循证护理，8(1): 19-22.

曾荣，2017. 盆底康复训练在子宫全切术后盆底功能障碍中的护理效果 [J]. 现代诊断与治疗，28(13): 2529-2530.

曾小红，彭飞，何晓华，等，2023. 医学影像护理常规 [M]. 南昌：江西科学技术出版社.

中国痴呆与认知障碍诊治指南写作组，中国医师协会神经内科医师分会认知障碍疾病专业委员会，2020. 中国阿尔茨海默病一级预防指南 [J]. 中华医学杂志，100(35): 2721-2735.

中国康复医学会帕金森病康复专业委员会，2018. 中国帕金森病康复治疗专家共识 [J]. 中国康复医学杂志，33(10): 1111-1118.

中国老年医学学会高血压分会，北京高血压防治协会，国家老年疾病临床医学研究中心，2023. 中国老年高血压管理指南 2023[J]. 中华高血压杂志，31(6): 508-538.

中国老年医学学会呼吸病学分会，2018. 中国老年肺炎诊治专家共识 [J]. 中国全科医学，21(11): 1301-1307.

中国老年医学学会呼吸病学分会慢性阻塞性肺疾病学组，2020. 中国老年慢性阻塞性肺疾病临床诊治实践指南 [J]. 中华结核和呼吸杂志，43(2): 100-119.

中国老年医学学会康复分会，全膝关节置换围手术期康复干预中国专家共识组，2024. 全膝关节置换围手术期康复干预中国专家共识 [J]. 中华物理医学与康复杂志，46(2): 97-104.

中国吞咽障碍康复评估与治疗专家共识组，2017. 中国吞咽障碍评估与治疗专家共识 (2017 年版) 第一部分评估篇 [J]. 中华物理医学与康复杂志，39(12): 881-892.

中国吞咽障碍膳食营养管理专家共识组，2019. 吞咽障碍膳食营养管理中国专家共识 (2019 版)[J]. 中华物理医学与康复杂志，41(12): 881-888.

中华护理学会，2023. T/CNAS 24 — 2023 成人雾化吸入护理 [S]. 北京：团体标准平台.

中华人民共和国中央人民政府 . 中国残疾人实用评定标准（试用）[EB/OL]. (2006-12-2)[2020-6-7]. https: // www. gov. cn/ztzl/gacjr/content_459939. htm.

中华医学会肠外肠内营养学分会，2023. 中国成人患者肠外肠内营养临床应用指南 (2023 版)[J]. 中华医学杂志，103(13): 946-974.

中华医学会肠外肠内营养学分会，中国人体健康科技促进会肠道微生态与肠菌移植专业委员会，上海市预防医学会肠道微生态专业委员会，2024. 慢性便秘肠道微生态临床应用中国专家共识 (2024 版)[J]. 中华胃肠外科杂志，27(4): 326-337.

中华医学会骨质疏松和骨矿盐疾病分会，章振林，2023. 原发性骨质疏松症诊疗指南 (2022) [J] 中国全科

医学 , 26(14): 1671-1691.

中华医学会老年医学分会 , 2019. 中国老年人帕金森病诊治专家共识 [J]. 中国老年学杂志 , 39(12): 2985-2992.

中华医学会老年医学分会心血管疾病学组 , 《老年慢性心力衰竭诊治中国专家共识》编写组 , 2021. 老年人慢性心力衰竭诊治中国专家共识 (2021)[J]. 中华老年医学杂志 , 40(5): 550-561.

中华医学会老年医学分会 , 《中华老年医学杂志》编辑委员会 , 2022. 老年人衰弱预防中国专家共识 (2022) [J]. 中华老年医学杂志 , 41(5): 503-511.

中华医学会神经病学分会痴呆与认知障碍学组 , 2024. 阿尔茨海默病源性轻度认知障碍诊疗中国专家共识 2024[J]. 中华神经科杂志 , 57(7): 715-737.

中华医学会心血管病学分会 , 中国医师协会心血管内科医师分会 , 中国医师协会心力衰竭专业委员会 , 等 , 2024. 中国心力衰竭诊断和治疗指南 2024[J]. 中华心血管病杂志 , 52(3): 235-275.

中华医学会重症医学分会 , 2019. 老年重症肺炎诊治中国专家共识 [J]. 中华重症医学电子杂志 , 5(3): 1-12.

钟静 , 王秀华 , 2019. 老年人肌少症非药物干预的研究进展 [J]. 中国护理管理 , 19(8): 1256-1262.

周星辰 , 廖如榆 , 黄龄漪 , 等 , 2023. 脑卒中后痉挛患者肢体功能康复的最佳证据总结 [J]. 现代医药卫生 , 39(13): 2232-2238.

周艳艳 , 丁家森 , 高瞻 , 等 , 2024. 女性压力性尿失禁中医诊疗指南 (2023)[J]. 中医杂志 , 65(13): 1408-1416.

周洋 , 2023. 冠状动脉粥样硬化性心脏病患者药物治疗管理路径专家共识 [J]. 临床药物治疗杂志 , 21(6): 1-18.

朱明军 , 毛静远 , 张健 , 2024. 慢性心力衰竭临床研究结局指标选择与应用专家共识 [J]. 中医杂志 , 65(11): 1196-1200.

朱囡囡 , 郑明明 , 李经纬 , 等 , 2022. 阿尔茨海默病患者精神行为症状及影响因素的调查研究 [J]. 神经损伤与功能重建 , 17(4): 231-233.

踪玮 , 王爱平 , 2021. 视力障碍对老年人社会功能影响的研究进展 [J]. 护理研究 , 35(9): 1621-1625.

《老年性骨质疏松症中西医结合诊疗指南工作组》 , 史晓林 , 刘康 , 2024. 老年性骨质疏松症中西医结合诊疗指南 [J]. 中国骨质疏松杂志 , 30(7): 937-946.

《中国老年骨质疏松症诊疗指南 (2023)》工作组 , 中国老年学和老年医学学会骨质疏松分会 , 中国医疗保健国际交流促进会骨质疏松病学分会 , 等 , 2023. 中国老年骨质疏松症诊疗指南 (2023)[J]. 中华骨与关节外科杂志 , 16(10): 865-885.

Andersen K, Kochanek KD. Age-related suicide patterns: a cross-national analysis of 86 WHO member states. Am J Public Health. 2020;110(S2):S217-S224. doi:10.2105/AJPH.2020.305715

Cruz-Jentoft A J, Baeyens J P, Bauer J M, et al. , 2010. Sarcopenia: European consensus on definition and diagnosis: Report of the European Working Group on Sarcopenia in Older People[J]. Age Ageing, 39(4): 412-423.

Cruz-Jentoft A J, Landi F, Schneider S M, et al. , 2014. Prevalence of and interventions for sarcopenia in ageing adults: a systematic review. Report of the International Sarcopenia Initiative(EWGSOP and IWGS)[J]. Age Ageing, 43(6): 748-759.

Dahlem N W, Zimet G D, Walker R R, 1991. The Multidimensional Scale of Perceived Social Support: a confirmation study[J]. J Clin Psychol, 47(6): 756-761.

GBD 2021 Mental Disorders Collaborators. Global, regional, and national burden of mental disorders in older adults, 1990–2021. Lancet. 2021;398(10312):1700-1712. doi:10.1016/S0140-6736(21)02143-7

Hao Q, Li J, Dong B, et al. , 2017. Chinese experts consensus on assessment and intervention for elderly patients with frailty[J]. Chin J Geriatr, 36(3): 251-256.

Huang X, Liu Z. Global prevalence of mental disorders in older adults: a systematic review and meta-analysis. World Psychiatry. 2022;21(2):256-275. doi:10.1002/wps.20984

Hunt C, Moman R, Peterson A, et al. , 2021. Prevalence of chronic pain after spinal cord injury: a systematic review and meta-analysis[J]. Reg Anesth Pain Med, 46(4): 328-336.

Johns J, Krogh K, Rodriguez GM, et al. , 2021. Management of Neurogenic Bowel Dysfunction in Adults after Spinal Cord Injury: Clinical Practice Guideline for Health Care Providers[J]. Top Spinal Cord Inj Rehabil, 27(2): 75-151.

Montero-Odasso M, van der Velde N, Martin F C, et al., 2022. World guidelines for falls prevention and management for older adults: a global initiative[J]. Age Ageing, 51(9): afac205.

Procidano M E, Heller K, 1983. Measures of perceived social support from friends and from family: three validation studies[J]. Am J Community Psychol, 11(1): 1-24.

World Health Organization. Multimodal suicide prevention strategies for older adults: WHO guideline. Geneva: WHO; 2021. ISBN: 978-92-4-002210-1

Yu R, Leung J, Woo J, 2014. Incremental predictive value of sarcopenia for incident fracture in an elderly Chinese cohort: results from the osteoporotic fractures in men(MrOs) study[J]. J Am Med Dir Assoc, 15(8): 551-558.

Zhang H H, Jiang Y Y, Rao W W, et al. , 2020. Prevalence of depression among empty-nest elderly in China: a meta-analysis of observational studies[J]. Front Psychiatry, 11: 608.

Zhao W, Zhang Y, Liu X, et al. , 2020. Comorbid depressive and anxiety symptoms and frailty among older adults: Findings from the West China health and aging trend study[J]. J Affect Disord, 277: 970-976.

附　　录

附表 1　Fried 量表

序号	检测项目	男性	女性
1	体重下降	过去 1 年中，体重下降 > 4.5kg 或 5% 体重	
2	步速下降（4.57m）	身高 ≤ 173cm：≥ 7s 身高 > 173cm：≥ 6s	身高 ≤ 159cm：≥ 7s 身高 > 159cm：≥ 6s
3	虚弱（握力体现）(kg)	BMI ≤ 24.0kg/m²：≤ 29 BMI 24.1 ~ 26.0kg/m²：≤ 30 BMI ≤ 26.1 ~ 28.0kg/m²：≤ 31 BMI > 28.0kg/m²：≤ 32	BMI ≤ 23.0kg/m²：≤ 17 BMI 23.1 ~ 26.0kg/m²：≤ 17.3 BMI ≤ 26.1 ~ 29.0kg/m²：≤ 18 BMI > 29.0kg/m²：≤ 21
4	运动量降低（MLTA）	男性 < 383kcal/ 周（约散步 2.5h）	女性 < 270kcal/ 周（约散步 2h）
5	疲乏	流调中心用抑郁量表（CES-D）的任一问题得 2 ~ 3 分 您过去的 1 周以下现象发生了几天？ 条目 1：过去 1 周我感觉做每件事都很吃力 条目 2：过去 1 周我不能向前行走 0 分 < 1d；1 分：1 ~ 2d；2 分：3 ~ 4d；3 分：> 4d	

附表 2　FRAIL 量表

疲乏	过去 4 周内大部分时间或所有时间感到疲乏
耐力减退	在不用任何辅助工具及不用他人帮助的情况下，中途不休息爬 1 层楼梯有困难
自由活动下降	在不用任何辅助工具及不用他人帮助的情况下，走完一个街区（100m）较困难
疾病情况	医师曾经告诉你存在 5 种以上如下疾病：高血压、糖尿病、急性心脏病发作、脑卒中、恶性肿瘤（微小皮肤癌除外）、充血性心力衰竭、哮喘、关节炎、慢性肺病、肾病疾病、心绞痛等
体重下降	一年内非自主体重降低 > 5%

附表 3　临床衰弱量表（CFS）

1. 非常健康	身体强壮、积极活跃、精力充沛、充满活力，定期进行体育锻炼，处于所在年龄段最健康的状态
2. 健康	无明显的疾病症状，但不如等级 1 健康，经常进行体育锻炼，偶尔非常活跃
3. 维持健康	存在的健康缺陷能被控制，除常规行走外，无定期的体育锻炼

续表

4. 脆弱易损伤	日常生活不需要他人帮助，但身体的某些症状会限制日常活动，常见的主诉为行动缓慢和感觉疲乏
5. 轻度衰弱	明显的动作缓慢，IADLS（工具性日常生活活动能力量表）需要帮助（如去银行、乘公交车、干重家务活、用药等）；轻度衰弱会进一步削弱患者独自在外购物、行走、备餐及干家务活的能力
6. 中度衰弱	所有的室外活动均需要帮助，在室内上下楼梯、洗澡需要帮助，可能穿衣服也会需要一定的辅助
7. 严重衰弱	个人生活完全不能自理，但身体状况较稳定，一段时间内（小于6个月）不会有死亡的危险
8. 极严重衰弱	生活完全不能自理，接近生命终点，已经不能从任何疾病中恢复
9. 终末期	接近生命终点，预期生存小于6个月

附表4 老年人衰弱调查问卷（VES-13）

年龄	65～74岁/75～84岁/≥85岁	≥85岁 3分 75～84岁 1分 65～74岁 0分
健康自评	健康自评状况	差/与同龄人一样 1分 极好/很好/好 0分
活动状况	弯腰、蹲伏或跪下 举重或搬运45kg重物 双臂伸及肩膀以上 书写或抓取小物件 步行约400m 做繁重家务如擦洗地板或窗户	任意一个条目回答： 活动有较大困难/无法做 1分 没有困难/一点困难/有些困难 0分 （总得分不得超过2分）
功能状态	购买个人物品 沐浴或泡澡 做一些简单家务 管理钱财 步行穿过房间	任一条目均对"是否存在困难/不能做"进行回答： 是 4分 否 0分 （一项回答为"是"记4分）

附表5 汉密尔顿焦虑量表（Hamilton anxiety scale，HAMA）

指导语：请在下表中符合近一周具有的身心症状的分数上打"√"。

圈出最适合患者情况的分数					
身心症状	无症状	轻微	中等	较重	严重
1. 焦虑心境	0	1	2	3	4
2. 紧张	0	1	2	3	4
3. 害怕	0	1	2	3	4

续表

身心症状	无症状	轻微	中等	较重	严重
	圈出最适合患者情况的分数				
4. 失眠	0	1	2	3	4
5. 认知功能	0	1	2	3	4
6. 抑郁心境	0	1	2	3	4
7. 躯体性焦虑：肌肉系统	0	1	2	3	4
8. 躯体性焦虑：感觉系统	0	1	2	3	4
9. 心血管系统症状	0	1	2	3	4
10. 呼吸系统症状	0	1	2	3	4
11. 胃肠道症状	0	1	2	3	4
12. 生殖泌尿系统症状	0	1	2	3	4
13. 自主神经系统症状	0	1	2	3	4
14. 会谈时行为表现	0	1	2	3	4

结果解读：总分≥29分，可能为严重焦虑；总分≥21分，肯定有明显焦虑；≥14分，肯定有焦虑；超过7分，可能有焦虑；如小于7分，便没有焦虑症状。

附表6 状态-特质焦虑问卷（state-trait anxiety inventory，STAI）

指导语：请在下表中在符合您此时此刻最恰当的感觉的分数上打"√"。

项目	完全没有	有些	中等程度	非常明显
1. 我感到心情平静	1	2	3	4
2. 我感到安全	1	2	3	4
3. 我是紧张的	1	2	3	4
4. 我感到紧张束缚	1	2	3	4
5. 我感到安逸	1	2	3	4
6. 我感到烦乱	1	2	3	4
7. 我现在正烦恼，感到这种烦恼超过了可能的不幸	1	2	3	4
8. 我感到满意	1	2	3	4
9. 我感到害怕	1	2	3	4
10. 我感到舒适	1	2	3	4
11. 我有自信心	1	2	3	4
12. 我觉得神经过敏	1	2	3	4
13. 我极度紧张不安	1	2	3	4
14. 我优柔寡断	1	2	3	4

项目	完全没有	有些	中等程度	非常明显
15. 我是轻松的	1	2	3	4
16. 我感到心满意足	1	2	3	4
17. 我是烦恼的	1	2	3	4
18. 我感到慌乱	1	2	3	4
19. 我感到镇定	1	2	3	4
20. 我感到愉快	1	2	3	4
21. 我没有感到愉快	1	2	3	4
22. 感到神经过敏和不安	1	2	3	4
23. 我感到自我满足	1	2	3	4
24. 我希望能像别人那样高兴	1	2	3	4
25. 我感到我像衰竭一样	1	2	3	4
26. 我感到很宁静	1	2	3	4
27. 我是平静的、冷静的和泰然自若的	1	2	3	4
28. 我感到困难——堆集起来，因此无法克服	1	2	3	4
29. 我过分忧虑一些事，实际这些事无关紧要	1	2	3	4
30. 我是高兴的	1	2	3	4
31. 我的思想处于混乱状态	1	2	3	4
32. 我缺乏自信心	1	2	3	4
33. 我容易做出决断	1	2	3	4
34. 我感到不合适	1	2	3	4
35. 我是满足的	1	2	3	4
36. 一些不重要的思想总缠绕着我，并打扰我	1	2	3	4
37. 我产生的沮丧是如此强烈，以致我不能从思想中排除它们	1	2	3	4
38. 我是一个镇定的人	1	2	3	4
39. 当我考虑我目前的事情和利益时，我就陷入紧张状态	1	2	3	4

结果解读：题目1、2、5、8、10、11、15、16、19、20、21、23、24、26、27、30、33、34、36、39需按反序计分。分别计算出状态焦虑和特质焦虑量表的累加分值，某量表上的得分越高，反映了受试者在该方面的焦虑水平越高。

附表 7　汉密尔顿抑郁量表（Hamilton depression scale，HAMD）

项目	评分	得分
1. 抑郁情绪	0 没有 1 只在问到时才叙述 2 在访谈中自发地表述 3 不用言语也可以从表情、姿势、声音或欲哭中流露出这种情绪 4 患者的自发言语和非语言表达几乎完全表现为这种情绪	
2. 有罪感	0 没有 1 责备自己，感到自己已连累他人 2 认为自己犯了罪，或反复思考以往的过失和错误 3 认为目前的疾病，是对自己错误的惩罚，或有罪恶妄想 4 罪恶妄想伴有指责或威胁性幻觉	
3. 自杀	0 没有 1 觉得活着没有意义 2 希望自己已经死去，或常想到与死有关的事 3 消极观念自杀念头 4 有严重自杀行为	
4. 入睡困难（初段失眠）	0 没有 1 主诉有入睡困难，上床 30min 后仍不能入睡（要注意平时患者入睡的时间） 2 主诉每晚均有入睡困难	
5. 睡眠不深（中断失眠）	0 没有 1 睡眠浅，多噩梦 2 半夜（晚 12 时以前）曾醒来（不包括如厕）	
6. 早醒（末端失眠）	0 没有 1 有早醒，比平时早醒 1h，但能重新入睡，应排除平时习惯 2 早醒后无法重新入睡	
7. 工作和兴趣	0 没有 1 提问时才陈述 2 自发地直接或间接表达对活动、工作或学习失去兴趣，如感到无精打采、犹豫不决、不能坚持或需强迫自己去工作或活动 3 活动时间减少或成效下降，住院患者每天参加病房劳动或娱乐不满 3h 4 因目前的疾病而停止工作，住院者不参加任何活动或者没有他人帮助便不能完成病室日常事务，注意不能凡住院就打 4 分	
8. 阻滞（指思维和言语缓慢，注意力难以集中，主动性减退）	0 没有 1 精神检查中发现轻度阻滞 2 精神检查中发现明显阻滞 3 精神检查进行困难 4 完全不能回答问题	

项目	评分	得分
9. 激越	0 没有 1 检查时有些心神不定 2 明显心神不定或小动作多 3 不能静坐，检查中曾起立 4 搓手、咬手指、扯头发、咬唇	
10. 精神性焦虑	0 没有 1 问及时陈述 2 自发地表达 3 表情和言谈流露出明显忧虑 4 明显惊恐	
11. 躯体性焦虑（指焦虑的生理症状，包括口干、腹胀、腹泻、呃逆、腹绞痛、心悸、头痛、过度换气和叹气，以及尿频和出汗）	0 没有 1 轻度 2 中度，有肯定的上述症状 3 重度，上述症状严重，影响生活或需要处理 4 严重影响生活和活动	
12. 胃肠道症状	0 没有 1 食欲缺乏，但不需要他人鼓励便自行进食 2 进食需他人催促或请求和需要服用泻药或助消化药	
13. 全身症状	0 没有 1 四肢，背部或颈部沉重感，背痛、头痛、肌肉疼痛、全身乏力或疲倦 2 症状明显	
14. 性症状（指性欲减退、月经紊乱等）	0 没有 1 轻度 2 重度 3 不能肯定，或该项对被评者不适合（不计入总分）	
15. 疑病	0 没有 1 对身体过分关注 2 反复考虑健康问题 3 有疑病妄想 4 伴幻觉的疑病妄想	
16. 体重减轻（按病史评定）	0 没有 1 患者诉说可能有体重减轻 2 肯定体重减轻。按体重记录评定：①一周内体重减轻超过 0.5kg；②一周内体重减轻超过 1kg	
17. 自知力	0 知道自己有病，表现为抑郁 1 知道自己有病，但归咎伙食太差、环境问题、工作过忙、病毒感染或需要休息 2 完全否认有病	

项目	评分	得分
18. 日夜变化（如果症状在早晨或傍晚加重，先指出哪一种，然后按其变化程度评分）	0 早晚情绪无区别 1 早晨或傍晚轻度加重 2 早晨或傍晚严重	
19. 人格解体或现实解体（指非真实感或虚无妄想）	0 没有 1 问及时才诉述 2 自然诉述 3 有虚无妄想 4 伴幻觉的虚无妄想	
20. 偏执症状	0 没有 1 有猜疑 2 有牵连观念 3 有关系妄想或被害妄想 4 伴有幻觉的关系妄想或被害妄想	
21. 强迫症状（指强迫思维和强迫行为）	0 没有 1 问及时才诉述 2 自发诉述	
22. 能力减退感	0 没有 1 仅于提问时才引出主观体验 2 患者主动表示有能力减退感 3 需鼓励、指导和安慰才能完成病房日常事务或个人卫生 4 穿衣、梳洗、进食、铺床或个人卫生均需他人协助	
23. 绝望感	0 没有 1 有时怀疑情况是否会好转，但解释后能接受 2 持续感到没有希望，但解释后能接受 3 对未来感到灰心、悲观和失望，解释后不能解除 4 自动地反复诉述"我的病好不了啦"或诸如此类的情况	
24. 自卑感	0 没有 1 仅在询问时诉说有自卑感不如他人 2 自动地诉说有自卑感 3 患者主动诉说自己一无是处或低人一等 4 自卑感达妄想的程度，如"我是废物"等类似情况	

　　结果解读：HAMD 大部分项目采用 0～4 分的 5 级评分法，少数项目采用 0～2 分的 3 级评分法。总分＜8 分，正常；8～20 分可能有抑郁症；21～35 分可确诊抑郁症；＞35 分，严重抑郁症。

附表 8　老年抑郁筛查量表（geriatric depression scale，GDS）

指导语：请您回顾过去一周的感受，在符合您自己实际感受的选项序号上打"√"。

项目	是	否
1. 对生活基本上满意	1	0
2. 已经放弃了许多活动与兴趣	1	0
3. 觉得生活空虚	1	0
4. 感到厌倦	1	0
5. 觉得未来有希望	1	0
6. 因为脑子里一些想法摆脱不掉而烦恼	1	0
7. 大部分时间精力充沛	1	0
8. 害怕会有不幸的事落到自己头上	1	0
9. 大部分时间感到幸福	1	0
10. 常感到孤立无援	1	0
11. 经常坐立不安，心烦意乱	1	0
12. 希望待在家里而不愿去做些新鲜事	1	0
13. 常会担心未来	1	0
14. 觉得记忆力比以前差	1	0
15. 觉得现在活得很惬意	1	0
16. 常感到心情沉闷、郁闷	1	0
17. 觉得像现在这样活着毫无意义	1	0
18 总为过去的事忧愁	1	0
19. 觉得生活很令人兴奋	1	0
20. 开始一件新的工作很困难	1	0
21. 觉得生活充满活力	1	0
22. 觉得自己的处境已毫无希望	1	0
23. 觉得大多数人比自己强得多	1	0
24. 常为一些小事而伤心	1	0
25. 常觉得想哭	1	0
26. 集中精力有困难	1	0
27. 早晨起来觉得自己很快活	1	0
28. 希望避开聚会	1	0
29. 做决定很容易	1	0
30. 头脑像往常一样清晰	1	0

　　结果解读：其中有 10 个条目（1、5、7、9、15、19、21、27、29、30）是反向计分。在计算总分时，先把这 10 个条目的原始评分转换过来（1 → 0，0 → 1）。然后，再把 30 个条目的得分相加，得到总分。0 ~ 10 分为正常范围，11 ~ 20 分为轻度抑郁，21 ~ 30 分为中度抑郁。

附表 9　Barry 角色评估量表

问题	回答
1. 你的职业是什么?	
2. 你做这项工作多少年?	
3. 你认为这次患病会影响你的工作能力吗?	
4. 你与谁住在一起?	
5. 谁在你生活中最重要?	
6. 你感到社交孤独吗?	
7. 你有社交孤独或障碍吗?	
8. 你有交流能力受限或障碍吗?	

附表 10　角色功能评估量表

问题	回答
1. 你从事的职业及担任什么职务或已退休?	
2. 目前在家庭、单位、社会所承担的角色和任务有哪些?	
3. 你觉得这些角色是否真实、合理? 你是否感到角色任务过重或不足? 你感到太闲还是休闲娱乐的时间不够?	
4. 你对自己的角色期望有哪些,他人对你的角色期望又有哪些?	
5. 你认为你的角色发生了哪些变化,对你有影响吗? 是否感到期望的角色受挫?	
6. 你感到社交孤独吗?	

附表 11　情绪和社会功能障碍量表

指导语:请在符合您自己实际感受的选项序号上打"√"

维度	项目	没有	很少	一般	经常	总是
愤怒	1. 您很容易生气吗?	1	2	3	4	5
	2. 您会无缘无故地大发雷霆吗?	1	2	3	4	5
	3. 您对身边的人有攻击性行为吗?	1	2	3	4	5
情绪失控	4. 您会毫无缘由地哭或笑吗?	1	2	3	4	5
	5. 您很容易哭泣吗?	1	2	3	4	5
	6. 您曾经是否无法控制情绪,从而导致痛苦和难堪?	1	2	3	4	5
	7. 您会轻易地动情吗? 如对略带伤感的事情变得过度悲伤或对幼稚的笑话大笑	1	2	3	4	5
	8. 您会觉得无法控制您的情绪吗?	1	2	3	4	5

续表

维度	项目	没有	很少	一般	经常	总是
无助	9. 您会突然无缘无故地感到沮丧吗？	1	2	3	4	5
	10. 您会觉得毫无希望吗？	1	2	3	4	5
	11. 您会感到无助吗？	1	2	3	4	5
惰性和疲劳	12. 您对于开始做一件事，或将去完成一件事有困难吗？	1	2	3	4	5
	13. 您做事一定要别人来提醒吗？	1	2	3	4	5
	14. 您缺乏兴趣和爱好吗？	1	2	3	4	5
	15. 您白天需要更多的睡眠吗？	1	2	3	4	5
	16. 您会感到头晕吗？	1	2	3	4	5
	17. 您会感到疲惫和无精打采吗？	1	2	3	4	5
淡漠	18. 您对周围发生的事情缺乏兴趣吗？	1	2	3	4	5
	19. 您对曾经引起您关注的事情漠不关心吗？	1	2	3	4	5
	20. 您对周围的人或事物不敏感吗（如对外界反应慢）？	1	2	3	4	5
	21. 您对自己的健康不在乎吗？	1	2	3	4	5
	22. 您对涉及家庭或朋友的事情不感兴趣吗？	1	2	3	4	5
精神兴奋	23. 您会担心自己太兴奋（激动）以致无法控制吗？	1	2	3	4	5
	24. 您会变得多话（喋喋不休）吗？	1	2	3	4	5
	25. 您和别人说话时会做出不恰当的评论吗？	1	2	3	4	5
	26. 别人会说您在人际关系方面有困难，然而您并不觉得吗？	1	2	3	4	5
	27. 别人会说您在某些功能表现有困难，然而您并不觉得吗？	1	2	3	4	5

结果解读：量表总分为各条目得分之和，总分为 27～135 分，得分越高，表明患者情绪和社会功能障碍程度越高。

附表 12　社会支持评定量表（social support rating scale，SSRS）

指导语：下面的问题用于反映您在社会中所获得的支持，请按各个问题的具体要求，根据您的实际情况来回答。

1. 您有多少关系密切，可以得到支持和帮助的朋友？（只选一项）

（1）一个也没有　　　　　　（2）1～2 个　　　　　　（3）3～5 个　　　　　　（4）6 个或 6 个以上

2. 近一年来您：（只选一项）

（1）远离家人，且独居一室　　　　　　（2）住处经常变动，多数时间和陌生人住在一起

（3）与同学、同事或朋友住在一起　　　　　　（4）与家人住在一起

3. 您与同事或邻居：（只选一项）

（1）相互之间从不关心，只是点头之交　　　　　　（2）遇到困难可能稍微关心

（3）有些室友很关心您　　　　　　（4）大多数室友很关心您

4. 您与同学：（只选一项）

（1）相互之间从不关心，只是点头之交　　　　（2）遇到困难可能稍微关心

（3）有些同学很关心您　　　　（4）大多数同学都很关心您

5. 从家庭成员得到的支持和照顾（在合适的框内画"√"）

	无	极少	一般	全力支持
夫妻（恋人）				
父母				
兄弟姐妹				
其他成员				

6. 过去，在您遇到急难情况时，曾经得到的经济支持和解决实际问题的帮助的来源

（1）无任何来源

（2）下列来源：（可选多项）

A. 配偶（恋人）　　　　B. 其他家人　　　　C. 朋友　　　　D. 亲戚

E. 同事　　　　F. 工作单位　　　　G. 党团工会等官方或半官方组织

H. 宗教、社会团体等非官方组织　　　　I. 其他（请列出）

7. 过去，在您遇到紧急情况时，曾经得到的安慰和关心的来源

（1）无任何来源

（2）下列来源：（可选多项）

A. 配偶（恋人）　　　　B. 其他家人　　　　C. 朋友　　　　D. 亲戚

E. 同事　　　　F. 工作单位　　　　G. 党团工会等官方或半官方组织

H. 宗教、社会团体等非官方组织　　　　I. 其他（请列出）

8. 您遇到烦恼时的倾诉方式：（只选一项）

（1）从不向任何人诉述　　　　（2）只向关系极为密切的 1～2 个人诉述

（3）如果朋友主动询问您会说出来　　　　（4）主动诉说自己的烦恼，以获得支持和理解

9. 您遇到烦恼时的求助方式：（只选一项）

（1）只靠自己，不接受别人帮助　　　　（2）很少请求别人帮助

（3）有时请求别人帮助　　　　（4）有困难时经常向家人、亲友、组织求援

10. 对于团体（如党团组织、宗教组织、工会、学生会等）组织活动，您：（只选一项）

（1）从不参加　　　　（2）偶尔参加　　　　（3）经常参加　　　　（4）主动参加并积极活动

附表 13　Barthel 指数评定量表（Barthel index，BI）

指导语：请选择符合您实际情况的评分填在得分栏中。

项目	评分	标准	得分
大便	0	失禁或昏迷	
	5	偶有失禁（每周＜1 次）	
	10	可受控制	
小便	0	失禁或昏迷或需由他人导尿	
	5	偶有失禁（每 24 小时＜1 次）	
	10	可受控制	

续表

项目	评分	标准	得分
修饰	0	需要帮助	
	5	可以自理（洗脸、梳头、刷牙、剃须）	
如厕	0	依赖他人	
	5	需部分帮助	
	10	可以自理（去和离开厕所、使用厕纸、穿脱裤子）	
进食	0	绝对或完全依赖	
	5	需部分帮助（切面包、抹黄油、夹菜、盛饭）	
	10	全面自理（能进各种食物，但不包括取饭、做饭）	
转移	0	完全依赖他人，无坐位平衡	
	5	需大量帮助（1～2人，身体帮助），能坐	
	10	需少量帮助（言语或身体帮助）	
	15	自理	
步行	0	不能步行	
	5	在轮椅上能独立行动	
	10	需1人帮助步行（言语或身体帮助）	
	15	独立步行（可用辅助器，在家及附近）	
穿衣	0	依赖他人	
	5	需一半帮助	
	10	自理（自己系、解纽扣，关、开拉锁和穿鞋）	
上下楼梯	0	不能	
	5	需帮助（言语、身体、手杖帮助）	
	10	独立上下楼梯	
洗澡	0	依赖	
	5	自理（无指导能进出浴池并自理洗澡）	
总得分			

结果解读：总分0～100分。评分＜20分为极严重功能缺陷，生活完全需要依赖；20～40分为生活需要很大帮助；40～60分为生活需要帮助；评分＞60分为生活基本自理。

附表14　家庭关怀度指数量表（family adaptation，partnership，growth，affection，resolve，APGAR）

指导语：请根据您的实际情况在相应的选项上打"√"。

维度	项目	几乎很少	有时	经常
适应度	1. 当我遇到问题时，可以从家人处得到满意的帮助	0	1	2
	补充说明：			
合作度	2. 我很满意家人与我讨论各种事情及分担问题的方式	0	1	2
	补充说明：			

维度	项目	几乎很少	有时	经常
成熟度	3. 我当希望从事新的活动或发展时，家人都能接受且给予支持	0	1	2
	补充说明：			
情感度	4. 我很满意家人对我表达感情的方式及对我情绪（如愤怒、悲伤、爱）的反应	0	1	2
	补充说明：			
亲密度	5. 我很满意家人与我共度时光的方式	0	1	2
	补充说明			

结果解释：每个项目均采用 0～3 分进行赋分。总分 7～10 分提示家庭功能良好，4～6 分提示家庭功能中度障碍，0～3 分提示家庭功能严重障碍。

附表 15　家庭照护能力量表（family caregiver task inventory，FCTI）

指导语：请根据您的实际情况在相应的选项上打"√"。

维度	条目	不困难	困难	极困难
适应照顾角色	1. 观察患者情况及评估病情的变化	0	1	2
	2. 在患者有制动的限制下，协助其正常生活	0	1	2
	3. 照顾患者的日常起居生活	0	1	2
	4. 增加该疾病知识	0	1	2
	5. 要应付家庭面对未来的损失/限制	0	1	2
应变及提供协助	6. 向患者提供及时的协助	0	1	2
	7. 监督患者遵从医嘱	0	1	2
	8. 评估患者的能力及资源	0	1	2
	9. 处理患者做出的困扰行为	0	1	2
	10. 适当考虑患者的意见和偏爱	0	1	2
处理个人情绪需要	11. 消除对患者有负面感觉的愧疚感	0	1	2
	12. 为自己的现状及患者病况找埋怨借口	0	1	2
	13. 区分对病况的感受和对患者的感受	0	1	2
	14. 消除对于个人技能不肯定的感觉	0	1	2
	15. 舒缓对患者的紧张	0	1	2
评估家人及社区资源	16. 预估未来所需的协助和服务	0	1	2
	17. 家庭成员是首要求助对象	0	1	2
	18. 处理对不能定时给予协助的家人的感受	0	1	2
	19. 长期维持家庭是做出有效决定的整体	0	1	2
	20. 联系专业人士包括医护及社会专业人士	0	1	2

续表

维度	条目	不困难	困难	极困难
调整生活以满足照顾需要	21. 生活有创意 / 抵消日常烦琐事情	0	1	2
	22. 避免严重消耗体力	0	1	2
	23. 避免损失对未来的计划和前途做出限制	0	1	2
	24. 调整个人日常生活	0	1	2
	25. 弥补被打扰的睡眠	0	1	2

结果解读：均采用 Likert3 级评分，从"不困难"到"非常困难"分别赋予 0～2 分，总分范围 0～50 分，得分越高，说明照顾者承担被照顾者职务的困难越多，家庭照顾者综合照顾能力越低。

附表 16　家庭环境量表汉化版（family environment scale-Chinese version, FES-CV）

指导语：该问卷包括 90 个关于家庭情况的问题，请您决定哪些问题符合您家里的实际情况，哪些问题不符合您家里的实际情况。如果您认为某一问题符合或基本上符合，请在相应方格内打"√"；如果不符合或基本上不符合，请在相应方格内打"×"。

测试题目	是	否
1. 我们家庭成员都总是互相给予最大的帮助和支持		
2. 家庭成员总是把自己的感情藏在心里不向其他家庭成员透露		
3. 家中经常吵架		
4. ★在家中我们很少自己单独活动		
5. 家庭成员无论做什么事情都是尽力而为的		
6. 我们家经常谈论政治和社会问题		
7. 大多数周末和晚上家庭成员都是在家中度过，而不外出参加社交和娱乐活动		
8. 我们都认为不管有多大的困难，子女应该首先满足老人的各种需求		
9. 家中较大的活动都是经过仔细安排的		
10. ★家里人很少强求其他家庭成员遵守家规		
11. 在家里我们感到很无聊		
12. 在家里我们想说什么就可以说什么		
13. ★家庭成员彼此之间很少公开发怒		
14. 我们都非常鼓励家里人具有独立精神		
15. 为了有好的前途，家庭成员都花了几乎所有的精力		
16. ★我们很少外出听讲座、看电影或去博物馆及看展览		
17. 家庭成员常外出到朋友家去玩并在一起吃饭		
18. 家庭成员都认为做事应顺应社会风气		
19. 一般来说，我们大家都注意把家收拾得井井有条		

测试题目	是	否
20. ★家中很少有固定的生活规律和家规		
21. 家庭成员愿意花很大的精力做家里的事		
22. 在家中诉苦很容易使家人厌烦		
23. 有时家庭成员发怒时摔东西		
24. 家庭成员都独立思考问题		
25. 家庭成员都认为使生活水平提高比其他任何事情都重要		
26. 我们都认为学会新的知识比其他任何事都重要		
27. ★家中没人参加各种体育活动		
28. 家庭成员在生活上经常帮助周围的老年人和残疾人		
29. 在我们家里，当需要用某些东西时却常找不到		
30. 在我们家吃饭和睡觉的时间都是一成不变的		
31. 在我们家里有一种和谐一致的气氛		
32. 家中每一个人都可以诉说自己的困难和烦恼		
33. ★家庭成员之间极少发脾气		
34. 我们家的每个人的出入是完全自由的		
35. 我们都相信在任何情况下竞争是好事		
36. ★我们对文化活动不那么感兴趣		
37. 我们常看电影或体育比赛、外出郊游等		
38. 我们认为行贿受贿是一种可以接受的现象		
39. 在我们家很重视做事要准时		
40. 我们家做任何事都有固定的方式		
41. ★家里有事时，很少有人自愿去做		
42. 家庭成员经常公开地表达相互之间的感情		
43. 家庭成员之间常互相责备和批评		
44. ★家庭成员做事时很少考虑家里其他人的意见		
45. 我们总是不断反省自己，强迫自己尽力把事情做得一次比一次好		
46. ★我们很少讨论有关科技知识方面的问题		
47. 我们家每个人对1~2项娱乐活动特别感兴趣		
48. 我们认为无论怎么样，晚辈都应该接受长辈的劝导		
49. 我们家的人常改变他们的计划		
50. 我们家非常强调要遵守固定的生活规律和家规		
51. 家庭成员都总是衷心地互相支持		
52. 如果在家里说出对家事的不满，会有人觉得不舒服		
53. 家庭成员有时互相打架		

测试题目	是	否
54. 家庭成员都依赖家人的帮助去解决他们遇到的困难		
55. ★家庭成员不太关心职务升级、学习成绩等问题		
56. 家中有人玩乐器		
57. ★家庭成员除工作学习外，不常进行娱乐活动		
58. 家庭成员都自愿维护公共环境卫生		
59. 家庭成员认真地保持自己房间的整洁		
60. 家庭成员夜间可以随意外出，不必事先与家人商量		
61. ★我们家的集体精神很少		
62. 我们家里可以公开地谈论家里的经济问题		
63. 家庭成员的意见产生分歧时，我们一直都回避它，以保持和气		
64. 家庭成员希望家里人独立解决问题		
65. ★我们家里人对获得成就并不那么积极		
66. 家庭成员常去图书馆		
67. 家庭成员有时按个人爱好或兴趣参加娱乐性学习		
68. 家庭成员都认为要死守道德教条去办事		
69. 在我们家每个人的分工是明确的		
70. ★在我们家没有严格的规则来约束我们		
71. 家庭成员彼此之间都一直合得来		
72. 家庭成员之间讲话时都很注意避免伤害对方的感情		
73. 家庭成员常彼此想胜过对方		
74. 如果家庭成员经常独自活动，会伤家里其他人的感情		
75. 先工作后享受是我们家的老习惯		
76. 在我们家看电视比读书更重要		
77. 家庭成员常在业余时间参加家庭以外的社交活动		
78. 我们认为无论怎么样，离婚是不道德的		
79. ★我们家花钱没有计划		
80. 我们家的生活规律或家规是不能改变的		
81. 家庭的每个成员都一直得到充分的关心		
82. 我们家经常自发地谈论家人很敏感的问题		
83. 家人有矛盾时，有时会大声争吵		
84. 在我们家确实鼓励成员都自由活动		
85. 家庭成员常常与别人比较，看谁的学习工作好		
86. 家庭成员很喜欢音乐，艺术和文学		
87. 我们娱乐活动的主要方式是看电视、听广播而不是外出活动		

续表

测试题目	是	否
88. 我们认为提高家里的生活水平比严守道德标准还要重要		
89. 我们家饭后必须立即有人去洗碗		
90. 在家里违反家规者会受到严厉的批评		

结果解读：90 个项目按选择的答案来评分，若回答"是"评"1"分，若回答"否"评"2"分。然后按下列方法计算分量表得分（QX 表示第"X"项题目的得分）：

1. 亲密度 = (Q1-1) + (Q41-1) + (Q61-1) -[(Q1-2) + (Q21-2) + (Q31-2) + (Q51-2) + (Q7I-2) + (Q81-2)]；
2. 情感表达 = (Q2-1) + (Q22-1) + (Q52-1) + (Q71-1) -[(Q12-2) + (Q32-2) + (Q42-2) + (Q62-2) + (Q82-2)]；
3. 矛盾性 = (Q13-1) + (Q33-1) + (Q63-1) -[(Q3-2) + (Q23-2) + (Q43-2) + (Q53-2) + (Q73-2) + (Q83-2)]；
4. 独立性 = (Q4-1) + (Q54-1) +[(Q14-2) + (Q24-2) + (Q34-2) + (Q44-2) + (Q64-2) + (Q74-2) + (Q84-2)]；
5. 成功性 = (Q55-1) + (Q65-1) -[(Q5-2) + (Q15-2) + (Q25-2) + (Q35-2) + (Q45-2) + (Q75-2) + (Q85-2)]；
6. 文化性 = (Q16-1) + (Q36-1) + (Q46-1) + (Q76-1) -[(Q6-2) + (Q26-2) + (Q56-2) + (Q66-2) + (Q86-2)]；
7. 娱乐性 = (Q7-1) + (Q27-1) + (Q57-1) + (Q87-1) -[(Q17-2) + (Q37-2) + (Q47-2) + (Q67-2) + (Q77-2)]；
8. 道德宗教观 = (Q18-1) + (Q38-1) + (Q88-1) -[(Q8-2) + (Q28-2) + (Q48-2) + (Q58-2) + (Q68-2) + (Q78-2)]；
9. 组织性 = (Q29-1) + (Q49-1) + (Q79-1) -[(Q9-2) + (Q19-2) + (Q39-2) + (Q59-2) + (Q69-2) + (Q89-2)]；
10. 控制性 = (Q10-1) + (Q20-1) + (Q60-1) + (Q70-1) -[(Q30-2) + (Q40-2) + (Q50-2) + (Q80-2) + (Q90-2)]。

划界标准：见各项因子划界标准表。

得分说明：见各项因子正常范围表。

各项因子划界标准表（分）

因子名称	低分	中等	高分
亲密度	0 ～ 5	6 ～ 8	9
情感表达	0 ～ 4	5 ～ 7	8 ～ 9
矛盾性	0 ～ 1	2 ～ 5	6 ～ 9
独立性	0 ～ 3	4 ～ 7	8 ～ 9
成功性	0 ～ 5	6 ～ 8	9
文化性	0 ～ 3	4 ～ 7	8 ～ 9
娱乐性	0 ～ 3	4 ～ 6	7 ～ 9
道德宗教观	0 ～ 4	5 ～ 7	8 ～ 9
组织性	0 ～ 5	6 ～ 8	9
控制性	0 ～ 2	3 ～ 5	6 ～ 9

各项因子正常范围表（分）

因子名称	正常范围分值
亲密度	5.8 ～ 9
情感表达	4.1 ～ 7.5
矛盾性	0.3 ～ 4.1
独立性	4.4 ～ 7.2
成功性	5.1 ～ 8.5
知识性	3.5 ～ 7.7

续表

因子名称	正常范围分值
娱乐性	2.9～6.9
道德宗教观	3.9～6.7
组织性	4.9～8.5
控制性	1.8～5.4

附表 17 领悟社会支持量表（perceived social support scale，PSSS）

指导语：请在符合您实际情况的选项上打"√"。

项目	极不同意	很不同意	稍不同意	中立	稍同意	很同意	极同意
1. 在我遇到问题时，有些人（老师、亲戚、同学）会出现在我身旁	1	2	3	4	5	6	7
2. 我能够与有些人（老师、亲戚、同学）共享快乐与忧伤	1	2	3	4	5	6	7
3. 我的家庭能够切实具体地给我帮助	1	2	3	4	5	6	7
4. 在需要时，我能够从家庭获得感情上的帮助和支持	1	2	3	4	5	6	7
5. 当我有困难时，有些人（老师、亲戚、同学）是安慰我的真正源泉	1	2	3	4	5	6	7
6. 我的朋友能真正地帮助我	1	2	3	4	5	6	7
7. 在发生困难时，我可以依靠我的朋友们	1	2	3	4	5	6	7
8. 我能与自己的家庭谈论我的难题	1	2	3	4	5	6	7
9. 我的朋友们能与我分享快乐和忧伤	1	2	3	4	5	6	7
10. 在我的生活中，有些人（老师、亲戚、同学）关心着我的心情	1	2	3	4	5	6	7
11. 我的家庭能心甘情愿协助我做出各种决定	1	2	3	4	5	6	7
12. 我能与朋友们讨论自己的难题	1	2	3	4	5	6	7

结果解读：得分越高，说明被试者的领悟社会支持水平越高。